Gestão Organizacional

com ênfase nas organizações hospitalares

www.editorasaraiva.com.br

OSNI MOURA RIBEIRO
NATÁLIA MOURA RIBEIRO

Gestão Organizacional

com ênfase nas organizações hospitalares

saraiva uni

SOMOS EDUCAÇÃO | saraiva uni

Av. das Nações Unidas, 7221, 1º Andar, Setor B
Pinheiros – São Paulo – SP – CEP: 05425-902

SAC
0800-0117875
De 2ª a 6ª, das 8h às 18h
www.editorasaraiva.com.br/contato

Presidente	Eduardo Mufarej
Vice-presidente	Claudio Lensing
Diretora editorial	Flávia Alves Bravin
Gerente editorial	Rogério Eduardo Alves
Planejamento editorial	Rita de Cássia S. Puoço
Aquisições	Fernando Alves Julia D'Allevo
Editores	Ana Laura Valerio Ligia Maria Marques Patricia Quero Thiago Fraga
Produtoras editoriais	Alline Garcia Bullara Amanda M. Loyola Daniela Nogueira Secondo
Suporte editorial	Juliana Bojczuk Fermino

Revisão	Cláudia Cantarin Lilian Queiroz
Diagramação	2 estúdio gráfico
Capa	Guilherme P. Pinto
Impressão e acabamento	Bartira

401.630.001.001

ISBN 978-85-472-1843-0

DADOS INTERNACIONAIS DE CATALOGAÇÃO NA PUBLICAÇÃO (CIP)
BIBLIOTECÁRIA RESPONSÁVEL: ALINE GRAZIELE BENITEZ CRB-1/3129

R37g Ribeiro, Osni Moura
1.ed. Gestão organizacional: com ênfase nas organizações hospitalares / Osni Moura Ribeiro, Natália Moura Ribeiro. – 1.ed. – São Paulo: Saraiva, 2017.

Inclui bibliografia.
ISBN 978-85-472-1843-0

1. Gestão organizacional. 2. Gestão hospitalar. 3. Perfil do gestor. 4. Ferramentas de gestão. 5. Stakeholders. I. Ribeiro, Natália Moura. II. Título.

CDD-658.4
CDU-658.3

Índices para catálogo sistemático:
1. Gestão organizacional: administração de empresa 658.4

1ª edição

EDITAR 15915 CL 651241 CAE 620401

SOBRE OS AUTORES

Osni Moura Ribeiro é bacharel em Ciências Contábeis e professor de Contabilidade Geral, Comercial, Intermediária, de Custos, Pública, Avançada, Técnicas Comerciais, Auditoria e Análise de Balanços. É contador e agente fiscal de rendas da Secretaria da Fazenda do Estado de São Paulo (aposentado). Atua também como analista contábil, auditor e consultor de vários órgãos públicos e empresas particulares. Além de palestrante, é autor de diversas obras publicadas pela Saraiva. São elas: *Contabilidade básica fácil* – 29ª edição, *Contabilidade comercial (Série em Foco)* – 19ª edição, *Contabilidade de custos fácil* – 9ª edição, *Estrutura e Análise de Balanços fácil* – 11ª edição, *Contabilidade geral fácil* – 9ª edição, *Auditoria fácil* – 2ª edição (coautor), *Contabilidade fundamental* – 4ª edição, *Contabilidade básica*, versão universitária – 3ª edição, *Contabilidade intermediária* – 4ª edição, *Contabilidade avançada* – 5ª edição, *Demonstrações financeiras* – 3ª edição, *Contabilidade de custos*, versão universitária – 4ª edição, *Introdução à contabilidade gerencial* – 2ª edição (coautor), *Introdução à contabilidade tributária* – 2ª edição (coautor), *Contabilidade para concursos* – 2ª edição (coautor), *Princípios de contabilidade comentados* – 1ª edição (coautor) e *Gestão organizacional*: com ênfase nas organizações hospitalares – 1ª edição (coautor).

Natália Moura Ribeiro é médica formada pela UniFOA (Centro Universitário de Volta Redonda e Fundação Oswaldo Aranha/Escola de Ciências Médicas de Volta Redonda).

APRESENTAÇÃO

A proposta desta obra é apresentar sugestões capazes de orientar profissionais das mais variadas especialidades, quando forem incumbidos da importante missão de gerenciar uma organização ou parte dela.

A arte de gerenciar requer que o profissional seja, acima de tudo, um líder capaz de manter comportamento harmonioso entre todas as pessoas que trabalham na organização, independentemente dos cargos que ocupam ou das funções que exercem, para que, em suas negociações, consiga convencer e envolver a todos no que diz respeito às necessidades de implantação não só daquilo que ele valoriza como também das inovações necessárias para ajudar a organização a alcançar suas metas.

Gerenciar não significa exclusivamente inovar, destruir e abandonar velhos costumes. Gerenciar é, também, reorganizar, aprimorar, redimensionar, otimizar e reaproveitar ações e procedimentos, objetivando melhor utilização dos recursos humanos, físicos, tecnológicos e financeiros em benefício do empreendimento.

Os temas tratados neste livro objetivam dotar o gestor dos conhecimentos necessários para gerenciar, com firmeza e determinação, qualquer tipo de organização, independentemente das atividades que caracterizem seu ramo de negócio. Contudo, pela especialidade da coautora, minha filha Natália Moura Ribeiro, que é médica, preferimos dar ênfase à gestão de organizações hospitalares. Cumpre no entanto destacar que, mesmo nos momentos em que tratamos de assuntos específicos apropriados às organizações de saúde, as informações e orientações são também aplicáveis a todo tipo de organização.

O conteúdo do livro atende aos currículos dos principais cursos que tratam de gestão organizacional e está estruturado em 15 capítulos.

O Capítulo 1 trata do conceito de gestão, do perfil do gestor organizacional e das atribuições do gestor hospitalar.

O Capítulo 2 aborda as ferramentas de gestão. Apresenta, além do conceito e de exemplos das principais ferramentas que auxiliam o gestor nas suas tomadas de decisão, comentários sobre os procedimentos necessários para a avaliação de desempenho e sobre os sinais de advertência e de diagnóstico, indicadores importantes para o bom gerenciamento de qualquer tipo de organização.

O Capítulo 3 trata da estrutura das organizações. Apresenta o conceito e a classificação das organizações, também denominadas entidades econômico-administrativas. Define e classifica as organizações prestadoras de serviços de saúde segundo o Instituto Brasileiro de Geografia e Estatística (IBGE) e apresenta informações sobre o Sistema Único de Saúde (SUS). Este capítulo discute ainda: a organização como sistema de atividades; as organizações e seus clientes; a organização como sequência de atividades ou cadeia de valor; os objetivos da organização; e conclui as discussões enfocando a missão da organização.

O Capítulo 4 abarca o patrimônio das organizações. Comenta com detalhes os elementos componentes do patrimônio, possibilitando o pleno conhecimento da estrutura das organizações, com ênfase no patrimônio das organizações hospitalares. Discute também: os aspectos qualitativo e quantitativo; a representação gráfica; as situações líquidas patrimoniais possíveis; a equação básica do patrimônio; e o Patrimônio Líquido. Apresenta ainda os conhecimentos sobre a origem e as aplicações de recursos no ambiente organizacional, bem como a formação do patrimônio e suas variações por meio de balanços sucessivos.

O Capítulo 5 enfoca os custos como ferramenta de gestão. Dedica-se aos conceitos de custos e à diferenciação entre custos, despesas e investimentos. Esclarece por que as informações de custos são importantes para o gerenciamento de qualquer tipo de organização. Detalha o custo de fabricação, apresentando o conceito, a classificação sob vários aspectos e seus elementos componentes. Abarca conceitos de custo direto, indireto, fixo e variável de produtos e serviços. Apresenta, também, um modelo de demonstração do custo dos produtos vendidos, ferramenta que possibilita ao gestor visualizar e conhecer vários conceitos de custos, além de se apropriar do modo como esses custos são calculados. Há também a fórmula própria para apuração simplificada do custo de fabricação, bem como os conceitos e as explicações sobre o cálculo do custo das mercadorias vendidas e dos serviços prestados. No final deste capítulo, há importantes esclarecimentos sobre o custo de oportunidade e sobre os custos e benefícios da informação.

O Capítulo 6 trata dos sistemas de custeio. Nele, além da análise dos custos indiretos de fabricação, são discutidos os principais sistemas que as organizações podem utilizar para custear produtos e serviços, como o custeio por ordem de serviço; o custeio departamental; o custeio baseado em atividades (sistema ABC); o custeio direto; e o custeio-padrão.

O Capítulo 7 aborda o Ponto de Equilíbrio. São discutidos: o conceito do Ponto de Equilíbrio e a sua importância na atividade hospitalar; a margem de segurança; e a alavancagem operacional. O capítulo evidencia, ainda, os Pontos de Equilíbrio Contábil, Econômico, Financeiro e *Mix*.

O Capítulo 8 trata da Análise de Balanços. Discute as Análises Interna e Externa; as etapas do processo de análise; a análise por quocientes; a análise vertical e horizontal, bem como aspectos relacionados ao relatório de análise. Neste capítulo, são detalhados os conceitos e as interpretações dos quocientes mais importantes para o conhecimento da situação econômica e financeira da organização, como os quocientes de estrutura de capitais, de liquidez, de rentabilidade e quocientes-padrão.

O Capítulo 9 explora o planejamento estratégico e operacional. Além dos conceitos e dos procedimentos necessários para elaborar o planejamento, é discutida a influência dos *stakeholders* no planejamento organizacional.

O Capítulo 10 trata do orçamento organizacional. São discutidos o conceito de orçamento, os processos orçamentários, bem como os tipos de orçamento existentes. São estudados, também, aspectos relacionados ao orçamento público e ao orçamento de capital e o que os proprietários das organizações esperam dos orçamentos de capital. Finalmente, é evidenciado o orçamento nas organizações prestadoras de serviços. Ao final, também é apresentado um modelo de orçamento doméstico.

O Capítulo 11 aborda a gestão financeira. São discutidos assuntos relacionados à terminologia, às fontes de entradas de recursos financeiros na organização, devidamente segregadas nas respectivas atividades operacionais, de investimento e de financiamento. São analisadas também as saídas de recursos financeiros da organização derivadas das três atividades supramencionadas.

São discutidos, ainda, o conceito e o gerenciamento do capital de giro e são apresentados os cinco saldos e as duas previsões úteis no monitoramento do desempenho das finanças da organização.

O Capítulo 12 trata da gestão de suprimentos. Apresenta as definições de suprimentos e de materiais destinados ao uso, à venda, ao consumo e à aplicação nos processos de fabricação e de prestação de serviços, inclusive de serviços de saúde. São discutidos assuntos como o gerenciamento de compras e de estoques e a decisão de prestar o serviço ou terceirizar. São apresentados os conceitos de almoxarifado, farmácia, medicamentos, drogas, insumos farmacêuticos e correlatos. Há comentários sobre os principais sistemas e critérios de controle e avaliação de estoques, sobre os tipos de inventários e divergências nos estoques. São apresentados, também, comentários sobre ferramentas apropriadas para o controle de estoques e sobre o gerenciamento de contratos.

O Capítulo 13 estuda a gestão de pessoas. Apresenta o conceito de gestão de pessoas e as enfoca como parceiras da organização. Discute os seis processos de gestão de pessoas: agregar, aplicar, recompensar, desenvolver, manter e monitorar pessoas.

O Capítulo 14 trata da gestão da qualidade. Discute os padrões de qualidade e suas quatro fontes: governo, instituições nacionais, instituições internacionais e a própria organização. Examina também aspectos relacionados às normas ISO e em especial as da série 9000.

O Capítulo 15 aborda a fixação do preço de vendas de mercadorias, produtos e serviços. Revisa conceitos de custos, despesas e margem de lucro como componentes do preço de venda. Trata ainda do cálculo do preço de venda e da taxa de marcação (*markup*) e apresenta um modelo de ficha técnica apropriada para o cálculo do preço de venda de mercadorias, produtos e serviços.

Gestão organizacional: com ênfase nas organizações hospitalares aborda os principais temas exigidos pelos currículos dos mais importantes cursos de graduação e de pós-graduação em gestão organizacional, portanto é ideal para dotar o profissional, independentemente de sua formação acadêmica, da capacidade de exercer o gerenciamento de qualquer tipo de organização em sua totalidade ou de parte dela, seja qual for o seu ramo de negócio.

Professor Osni Moura Ribeiro

SUMÁRIO

capítulo 1

A GESTÃO ORGANIZACIONAL

OBJETIVOS

Lendo este capítulo, você:

- compreenderá o que é gestão organizacional;
- entenderá o que é gestão hospitalar;
- conhecerá o perfil do gestor hospitalar, bem como suas atribuições.

1.1 INTRODUÇÃO

Para sobreviver, todo ser humano precisa satisfazer a uma série de necessidades que envolvem alimentação, habitação, vestuário, saúde, transporte, higiene, segurança, lazer e muitas outras.

O homem primitivo vivia da caça, da pesca, da coleta de frutos e raízes, vestia peles de animais e habitava cavernas. Hoje, para satisfazer às suas necessidades básicas, ele utiliza bens e serviços que são produzidos, comercializados ou prestados pelas **organizações**. Em outras palavras, as organizações são constituídas para atender a seus clientes. Elas existem porque os clientes existem.

Na relação comercial, fornecedores e clientes – que tanto podem ser pessoas físicas quanto jurídicas – não sobrevivem sozinhos. Os clientes precisam comprar bens e serviços que são produzidos, comercializados e prestados pelos fornecedores; os fornecedores, por sua vez, precisam de clientes que adquiram seus produtos e serviços.

Sabendo que bens e serviços destinam-se aos clientes, e que as organizações não sobrevivem sem eles, todo processo de fabricação, comercialização e de prestação de serviços deve visar à plena satisfação dos clientes. Cliente insatisfeito não compra; procura outro fornecedor. E se a organização não vender seus produtos e serviços, ela não sobreviverá. Ainda que não tenha finalidade lucrativa, sua continuidade será inviável se não houver pessoas que queiram ser beneficiadas com seus produtos e serviços.

Tendo em vista que a meta principal do gestor é o sucesso do empreendimento, focar a satisfação do cliente é a chave para alcançar essa meta.

nota

No desenvolvimento das suas atividades, as organizações podem ou não ter finalidade lucrativa. Aquelas que têm finalidade lucrativa, isto é, visam ao lucro, também consideradas **organizações econômicas** ou **empresas**, alcançam esse fim no relacionamento com seus clientes, fornecendo-lhes bens ou prestando-lhes serviços em troca de determinado valor monetário.

Nas organizações hospitalares, foco deste livro, os clientes são os pacientes.

Estes procuram as organizações hospitalares para consultas médicas (de rotina ou não), para fazer exames ou *check-ups* ou quando são acometidos por alguma enfermidade, situação que difere a procura por uma organização hospitalar da busca por organizações que prestam outros tipos de serviços.

Ocorre que, na procura por serviços não relativos à saúde, os clientes têm muitas opções e podem escolher entre os melhores serviços, os menores preços, ou o melhor custo-benefício; podem até postergar a compra do bem ou do serviço. No entanto, quando se refere à saúde e o paciente está enfermo, nem sempre ele tem uma grande oferta de hospitais para escolher.

Tendo em vista que a saúde é uma necessidade imprescindível, os gestores hospitalares devem ter consciência de que seja o hospital público (que não visa ao lucro) ou particular (que visa ou não ao lucro), a qualidade dos serviços deve ser aprimorada diariamente, pois a satisfação do paciente na maioria dos casos é resultado da cura para retomar a convivência familiar e as atividades profissionais.

As organizações hospitalares, embora se assemelhem às demais organizações – sejam elas industriais, comerciais ou de prestação de outros tipos de serviços que não os ligados à saúde humana –, exatamente porque seus serviços estão ligados à saúde, devem tratar o seu produto final (bem ou serviço) com a máxima dedicação e zelo, pois esses bens e serviços que lhes proporcionarão lucro (ou a realização dos seus compromissos com a coletividade – quando se tratar de hospitais públicos ou privados sem fins lucrativos) destinam-se a preservar a vida do ser humano.

Há uma diversidade muito grande de serviços que podem ser prestados por um hospital, por exemplo: consultas, internações para acompanhamento de enfermidades, exames em laboratórios, cirurgias, partos e muitos outros, realizados pelo próprio hospital ou por outras pessoas ou empresas contratadas pelo hospital para a realização desses serviços (terceirização).

São exemplos de serviços que podem ser terceirizados pelas organizações hospitalares: fornecimento de alimentos para pacientes; fornecimento de alimentos para visitantes em lanchonetes; serviços de limpeza, conservação, lavanderia, hotelaria, segurança, estacionamento etc.

É nesse ambiente que fornecedor (hospital) e cliente (paciente) cuidam de seus interesses: o fornecedor/empresa busca lucratividade e o fornecedor/instituição pública ou privada sem fins lucrativos, a realização do seu compromisso com a população cuidando da saúde de seus pacientes. O cliente busca satisfação, simplesmente.

Para alcançar seus objetivos, o fornecedor procura constantemente reduzir custos, aprimorar e redimensionar o uso dos recursos financeiros disponíveis e melhorar a qualidade de seus produtos e serviços; o cliente, por sua vez, procura preço inferior e qualidade superior dos produtos e serviços que irá consumir.

Conhecendo as suas finalidades e os interesses dos clientes, para manter solidez no mercado, os fornecedores devem trabalhar permanentemente no aprimoramento dos seus processos produtivos, comerciais e de prestação de serviços.

1.2 CONCEITO DE GESTÃO

Nos dicionários de língua portuguesa, a palavra "gestão" significa "ato de gerir" e "gerir", por sua vez, significa "administrar".

Em uma definição tradicional, "administrar" significa *planejar*, *organizar*, *dirigir* e *controlar*. Observe os significados de cada um destes verbos:

- **planejar**: fazer o planejamento de algo, elaborar um plano ou roteiro, projetar, traçar, conjeturar;
- **organizar**: criar, preparar, dispor para funcionar, arranjar, ordenar, preparar;
- **dirigir**: dar direção a algo, encaminhar, guiar, comandar, governar;
- **controlar**: exercer o controle de algo, manter-se sob controle.

Portanto, o gestor de uma organização é o profissional responsável pelo planejamento, pela organização, pela direção e pelo controle de todos os atos realizados pela organização com a finalidade de alcançar as metas desejadas.

1.3 SAÚDE FINANCEIRA DA ORGANIZAÇÃO

Na busca de oferecer a melhor qualidade a seus clientes, o gestor de hospital privado com finalidade lucrativa, na qualidade de fornecedor de serviços, encontra, na contabilidade financeira, na contabilidade de custos e na contabilidade gerencial, detalhes e informações úteis que o auxiliam nas suas tomadas de decisão.

Para a organização atingir suas metas, portanto, é preciso incentivar a manutenção de um eficiente sistema de informações com dados extraídos dos registros contábeis da organização. O gestor deve trabalhar em constante harmonia com todas as áreas ou departamentos da organização hospitalar, uma vez que os planejamentos, sejam eles estratégicos ou operacionais, devem ser elaborados de acordo com a realidade vivida em todas as dependências da organização.

Os mais renomados tratadistas de administração de empresas são unânimes em afirmar que, para obter êxito na gestão de uma organização, o gestor deve atuar em quatro frentes distintas, embora interdependentes: finanças, RH (pessoas), operações (produção, comercialização e prestação de serviços) e marketing.

Julgamos que a primeira providência que um gestor deve tomar, ao ser chamado para administrar uma organização hospitalar, ou qualquer outro tipo de organização, será examinar a situação financeira da organização para promover o equilíbrio de suas contas.

As contas de uma organização estarão equilibradas quando o montante das receitas superar o montante das despesas ou quando o montante das receitas for pelo menos suficiente para cobrir o montante das despesas. Esse é o ponto de partida para o gerenciamento consciente, saudável e acima de tudo sustentável.

Tratando-se de organizações hospitalares públicas, que prestam serviços à coletividade sem finalidade de lucro, o equilíbrio das contas é obtido no cotejo entre os recursos financeiros repassados a elas pelo governo com as despesas necessárias para a realização dos serviços.

É evidente que, para equilibrar receitas e despesas, certamente o gestor necessitará gerenciar outras atividades além das finanças. Contudo, o conhecimento prévio da saúde financeira do empreendimento é fator de grande importância na largada de uma boa administração.

Antes de tomar alguma decisão, seja ela ambiciosa ou corriqueira, estudos precisam ser realizados no sentido de se conhecer a realidade vivida pela organização, para evitar que o projeto fique engavetado pela falta de recursos financeiros ou mesmo pela inviabilidade devido a outros fatores de natureza operacional que não foram considerados por ocasião do planejamento.

As informações derivadas da área contábil são imprescindíveis. Os profissionais que atuam nessa área são responsáveis pelo registro da história da entidade e, por esse motivo, estão sempre capacitados a oferecer informações de natureza financeira, econômica, patrimonial, física e de produtividade. Essas informações representam a realidade vivida pela organização na data em que foram elaboradas.

As informações derivadas da contabilidade financeira e da contabilidade de custos fundamentam-se em registros mantidos em livros ou em arquivos magnéticos, devidamente elaborados com a observância das técnicas contábeis, das leis e das normas de contabilidade.

Assim, periodicamente, o setor de contabilidade apresenta para a administração da organização informações fundamentadas nos registros contábeis, por meio de relatórios.

Alguns relatórios são obrigatórios e decorrem de exigências das próprias normas contábeis, de órgãos reguladores ou da legislação vigente no país; outros têm cunho gerencial e são elaborados para os estudos e tomadas de decisão internas.

Os relatórios obrigatórios elaborados pela contabilidade por exigências de normas contábeis ou legais visam apresentar ao usuário externo informações exclusivamente monetárias de natureza econômica, financeira e patrimonial.

As informações de natureza econômica evidenciam a capacidade da organização em gerar riquezas, com destaque para os resultados por meio do fluxo de receitas e de despesas, responsável pelo resultado final: lucro ou prejuízo.

As informações de natureza financeira constituem os fluxos de caixa (entradas e saídas de dinheiro), o capital de giro e a situação de liquidez da organização.

As informações de natureza patrimonial referem-se ao conjunto dos bens, direitos e obrigações, além do Patrimônio Líquido, que integram o patrimônio da organização.

O setor de contabilidade gerencial, ou seja, aquele cujos registros são elaborados não para atender às normas contábeis ou legais, mas sim para atender aos interesses da organização, elabora relatórios com informações que são mais úteis para as tomadas de decisão dos seus gestores. Isso não significa que os relatórios derivados da contabilidade financeira não sejam importantes. Ocorre que o gestor deve analisar não só as informações oficiais como aquelas derivadas do controle interno da organização, pois elas não se limitam a dados monetários, contendo também dados relativos ao desenvolvimento operacional da organização.

Dessa forma, os relatórios derivados da contabilidade gerencial, além de informações de natureza monetária, apresentam informações de natureza física e de produtividade.

As informações de natureza física incluem as quantidades produzidas, o número de empregados utilizados em uma atividade, o tempo de máquina/hora de uma atividade, o volume ou peso de matéria-prima aplicada no processo de fabricação ou de prestação de serviços, os equipamentos disponíveis em uso ou não, o número de pacientes etc.

As informações de produtividade contêm um misto entre informação monetária e física, como o faturamento e o lucro bruto por produto e por grupo de produtos, ou, ainda, dependendo da natureza das atividades da organização, do lucro bruto por serviço ou por grupo de serviços prestados.

1.4 O PERFIL DO GESTOR ORGANIZACIONAL

O perfil do contador gerencial definido pela International Federation of Accountants (Ifac) – a Federação Internacional dos Contadores dos Estados Unidos – pode ser aplicado também ao gestor de qualquer tipo de organização.

Para a Ifac, o contador gerencial é o profissional que *identifica*, *avalia*, *analisa*, *interpreta* e *relata* informações (tanto financeiras como operacionais) para uso da administração de uma empresa, nas funções de planejamento, avaliação e controle de suas atividades, e para assegurar o uso apropriado e a responsabilidade abrangente de seus recursos. Leia a seguir a descrição dessas tarefas.

- **Identificar uma informação:** consiste na localização de um problema que esteja prejudicando ou que possa prejudicar o processo produtivo, ou mesmo de um evento externo à organização que esteja ameaçando ou possa ameaçar a qualidade e a competitividade de seus produtos e serviços.
- **Avaliar uma informação:** consiste no estudo de sua relevância e no reconhecimento de sua abrangência, para medir a intensidade de sua influência no processo operacional.
- **Analisar uma informação:** consiste em estudar causas e efeitos, interpretando e comparando os dados em análise com padrões, para que as razões do problema sejam identificadas de forma cristalina e as ações que incentivem tomadas de decisão imediatas sejam propostas, em médio ou em longo prazos, visando à solução dos problemas.
- **Interpretar uma informação:** consiste em explicar, isto é, traduzir a informação para linguagem acessível aos diversos usuários dessa informação.
- **Relatar uma informação:** significa preparar informes consistentes para que as decisões sejam tomadas adequadamente no estágio operacional, gerencial ou executivo da organização.

As informações e/ou sugestões para as tomadas de decisão devem ser preparadas pelo gestor da organização. As decisões são tomadas no estágio organizacional requerido pela situação – nas áreas de produção, de prestação de serviços (quando se tratar de organização hospitalar: ambulatórios, enfermarias, centros cirúrgicos, laboratórios de análises etc.), de comercialização e nas áreas administrativas (diretorias e presidência).

As decisões podem ser tomadas por empregados, chefes, diretores, gerentes ou altos executivos da organização, baseando-se sempre nas informações apresentadas pelo gestor geral (que gerencia a organização como um todo) ou pelos gestores que, subordinados ao gestor geral,[1] cuidam do gerenciamento de partes específicas da organização, como suprimentos, finanças, pessoal etc.

Conjugando informações de natureza econômica, financeira, patrimonial, física e de produtividade extraídas dos relatórios (originados do setor de contabilidade) com outras informações especialmente de natureza operacional

[1] Quando a organização é composta por várias unidades, localizadas no mesmo município ou em outras localidades, inclusive em vários países, é comum manter um gestor corporativo, para gerenciar todas as unidades da corporação (grupo). Nesse caso, pode haver um gestor corporativo para tratar de todos os assuntos envolvendo todas as unidades da organização ou poderá haver vários gestores corporativos que se especializam em determinados segmentos, por exemplo, um gestor corporativo para cuidar de suprimentos, outro para cuidar de pessoas, outro para cuidar das finanças, outro para cuidar da qualidade etc. O gestor corporativo normalmente é revestido do cargo de diretor e sempre tem como subordinados outros gestores ocupando cargos de gerência, chefia ou supervisão espalhados pelas dependências da corporação.

(obtidas com os funcionários, gerentes ou executivos), o gestor identifica, avalia, analisa e oferece interpretações em forma de relatórios para tomadas de decisão.

Essas interpretações visam ao aperfeiçoamento operacional pelo melhor aproveitamento dos recursos humanos, físicos, financeiros e de produtividade.

Diante desse cenário, evidencia-se que, para gerenciar uma organização – seja ela do ramo extrativo, agrícola, pecuarista, industrial, comercial, de prestação de serviços hospitalares ou outros, com ou sem finalidade lucrativa –, é indispensável que o profissional seja experiente e versátil, com bom conhecimento de administração, e que conheça detalhadamente as rotinas internas e os objetivos da organização; apenas assim ele poderá desempenhar com desembaraço as funções que lhe forem confiadas e atingir as metas desejadas. É preciso também que seja criativo, audacioso, com mente sempre aberta para inovações, e goze de bom relacionamento com todas as pessoas, em todos os escalões da organização. É requerido ainda do gestor equilíbrio político capaz de articular ações de planejamento que sejam facilmente acatadas pelas pessoas envolvidas em todas as atividades operacionais e administrativas da entidade.

É evidente que um profissional dotado de todos os atributos necessários para gerenciar uma organização ou partes dela nem sempre está disponível no mercado. Contudo, aquele que se propõe exercer tão importante função em uma entidade, seja essa função corporativa ou específica (envolvendo parte da organização), deve estudar e pesquisar constantemente para buscar novas ferramentas de gestão que lhe permitam ampliar seus conhecimentos, os quais serão aplicados em benefício da saúde patrimonial, econômica e financeira da organização.

Na visão dos especialistas em gestão organizacional, existem duas funções gerenciais básicas: decisória e operacional. Para esses tratadistas, gestor ideal é o profissional que demonstra habilidade para lidar com estas duas funções:

- **habilidade decisória:** capacidade de escolher a ação mais adequada em cada circunstância;
- **habilidade operacional:** capacidade de executar ou coordenar de forma correta a ação escolhida.

Os especialistas afirmam ainda que, para o desempenho de uma gestão eficaz, pelo menos três pré-requisitos são exigidos do gestor: preparação técnica, capacidade de liderança e discernimento conceitual.

A **preparação técnica** compreende o conhecimento acumulado pelo profissional ao longo do tempo, como consequência de sua formação acadêmica, de muito treinamento e do exercício das suas atividades profissionais.

A **capacidade de liderança** pode ser nata ou adquirida por meio de treinamento. Para administrar de forma eficiente, é imprescindível que o gestor seja capaz de coordenar grupos heterogêneos de pessoas sem que suas ideias precisem ser impostas. O líder reconhece as diferenças individuais decorrentes da maturidade de cada membro da equipe. Comanda sempre considerando que a maturidade é a capacidade que cada pessoa tem para dirigir e controlar o próprio comportamento e por isso sabe reconhecer e administrar as diferenças e limitações de cada um, conseguindo, em contrapartida, um grupo coeso em pensamentos e atitudes. A liderança, portanto, é indispensável para que o gestor possa aspirar a um desempenho de máxima eficácia.

O **discernimento conceitual** consiste no pleno conhecimento da estrutura organizacional. Para liderar uma equipe em busca da eficácia do empreendimento, conforme já afirmamos, o gestor precisa ter capacidade para se inteirar e conhecer toda a complexidade da organização, principalmente da sua missão e de todos os seus propósitos.

Gestor ideal, portanto, é aquele capaz de identificar e anular os pontos críticos do processo para que a organização alcance seus objetivos.

Da mesma forma que todo profissional que pretende evoluir deve procurar o aprimoramento constante de seus conhecimentos, também o gestor hospitalar deve cuidar para que seus conhecimentos sejam ampliados a cada dia. Encontrando novas técnicas e expandindo seus conhecimentos em outras áreas (e o gestor selecionará as áreas em que mais precisa se aprimorar), estará cada vez mais apto a desempenhar as suas tarefas com desembaraço, em benefício do crescimento da organização para a qual trabalha.

Não restam dúvidas de que todo gestor deve possuir amplos conhecimentos de administração e ter conhecimentos, ainda que básicos, de economia, contabilidade, matemática e estatística; estar sempre aprimorando seus conhecimentos em todas as áreas de gestão; e focar áreas ligadas à organização ou à parte da organização onde trabalha.

Quando o gestor não for dotado, ainda que de forma incipiente, dos conhecimentos de todas as ciências que influenciam na gestão da organização para a qual trabalha, ele poderá buscar consultorias nas áreas que domina menos e, assim, organizar-se adequadamente para poder executar com dedicação e zelo as tarefas que lhes forem confiadas.

Veja algumas dicas que podem ajudá-lo a gerenciar um hospital quando você ainda não o conhece. Logo após a contratação, você deve:

1. **conhecer a estrutura do hospital.** Para isso, solicite o organograma da organização e em seguida visite todas as dependências;
2. **inteirar-se da missão da organização** e dos propósitos da alta cúpula, bem como do que pretendem com a sua contratação;
3. **conhecer como funciona o hospital.** Caso seja contratado para gerenciar parte do hospital (suprimentos, finanças, contas a pagar etc.), então precisará dominar bem as rotinas da respectiva área. Caso tenha sido contratado para gerenciar o hospital como um todo, precisa conhecer todas as rotinas de todas as áreas do hospital. Não se esqueça: para alcançar êxito no gerenciamento, você precisa conhecer a fundo a realidade da entidade que irá gerenciar e compreender sua dinâmica administrativa;
4. **constituir uma equipe de trabalho.** Essa equipe pode ser composta por pessoas do próprio hospital ou por pessoas de fora da organização. É essencial cercar-se sempre de profissionais competentes, de preferência que sejam iguais ou melhores que você. É preciso, também, que haja coerência em seus pensamentos e ação, pois o sucesso do gerenciamento depende do desempenho de cada um;
5. **planejar os trabalhos.** Quando sua missão for complexa, o planejamento deve ser feito em várias etapas. É imprescindível discutir todas as tarefas a ser executadas com os membros da equipe e sempre em consonância com a alta cúpula da organização.
6. **trabalhar sempre fundamentado nos quatro pilares da administração** (planejar, organizar, dirigir e controlar).

1.5 ATRIBUIÇÕES DO GESTOR HOSPITALAR

O trabalho do gestor hospitalar deve visar sempre à satisfação e ao bem-estar das pessoas que diariamente procuram as organizações hospitalares em busca de cura dos seus problemas de saúde física ou mental.

O gestor especializado em organizações hospitalares pode ser contratado para gerenciar o hospital como um todo ou para gerenciar parte dele. Dependendo da complexidade da organização, poderá haver um gestor para cuidar do hospital como um todo e outros gestores para cuidar de áreas específicas, como suprimentos, finanças, pessoas, ensino, pesquisa etc.

O gestor deve manter estreito relacionamento com o pessoal que atua na área contábil, pois esses profissionais oferecem informações úteis para as suas tomadas de decisão.

A contabilidade geral ou financeira, por meio de técnicas próprias, controla a movimentação do patrimônio das organizações, fornecendo informações, principalmente de natureza econômica, patrimonial e financeira. A contabilidade gerencial consolida os dados contidos nos relatórios elaborados pela contabilidade financeira ou geral com informações de natureza operacional colhidas com os trabalhadores, diretores e executivos da organização; em seguida, prepara informações que serão utilizadas para as tomadas de decisão, visando ao melhor aproveitamento dos recursos humanos, físicos, financeiros e de produtividade.

Segundo Atkinson e outros,[2] o estudo de uma organização deve estar focado em três aspectos:

a) na natureza e nas metas da organização (objetivos, propósitos);
b) no cliente (fonte geradora de recursos financeiros; quem consumirá os produtos e serviços da organização);
c) nas atividades (fontes geradoras de custos).

Para a organização atingir seus objetivos, ela precisa de um sistema de informações que possibilite conhecer seus propósitos, os anseios e as necessidades de seus clientes, bem como os pontos críticos que poderão ser eliminados ou amenizados para que as atividades consumam menos recursos financeiros e, com isso, reduzam os custos de fabricação, comercialização ou de prestação de serviços.

A redução de custos deve ser meta permanente de qualquer gestor, seja ele responsável pela administração de entidades públicas ou particulares. Contudo, a redução de custos não pode prejudicar a qualidade dos produtos e serviços.

Nas organizações particulares, a redução de custos sem causar perda na qualidade pode resultar em aumento de lucratividade e de competitividade em decorrência do barateamento dos produtos ou serviços para os clientes. Já nas organizações públicas, a redução de custos, também sem a perda da qualidade, resulta na melhor otimização dos recursos financeiros, que podem ser direcionados para outros serviços, ampliando os benefícios oferecidos aos pacientes usuários desses serviços públicos.

---

2 ATKINSON, Anthony A. et al. *Contabilidade gerencial*. 4. ed. São Paulo: Atlas, 2015.

Na realidade, o gestor de qualquer tipo de organização deve buscar sempre o equilíbrio das contas da organização, ou seja, o equilíbrio das suas finanças.

A situação de uma organização será considerada equilibrada quando o ingresso de recursos financeiros for suficiente para cobrir todos os compromissos assumidos.[3] Quando se tratar de empresas particulares, por exemplo, a situação será considerada equilibrada quando o total das receitas auferidas for suficiente para cobrir o total das despesas e ainda possibilitar a existência de uma margem de lucro.

Acompanhe o seguinte raciocínio: vamos assumir que você trabalha e recebe mensalmente R$ 1.000,00 de salário líquido e as suas despesas mensais não atingem ou são iguais a esse montante. Nesse caso, podemos dizer que a sua situação financeira está equilibrada. Contudo, se o montante das suas despesas mensais superar os R$ 1.000,00 de receitas, podemos dizer que você estará em situação de desequilíbrio.

E como gerenciar a situação de desequilíbrio? A resposta é simples: considerando que você trabalha com dois tipos de dados (receita em uma ponta e despesa na outra), você terá dois caminhos para buscar o equilíbrio das suas finanças:

a) aumentar a receita; ou
b) reduzir a despesa.

Essa solução é lógica tanto nas finanças pessoais quanto nas finanças das organizações, tenham elas ou não finalidade lucrativa, sejam públicas ou particulares, pois, em qualquer uma delas, a busca do equilíbrio financeiro é semelhante.

Quando o aumento da receita for viável, ou o aumento das dotações derivadas do governo (nos casos de organizações públicas) for possível, então essa será a alternativa a seguir; contudo, quando não houver possibilidade de aumentar a receita nem a dotação derivada do governo, a solução será o corte de despesas, para evitar o colapso financeiro.

Na sua vida particular, o aumento da receita derivará da mudança de emprego (buscando trabalhar para outro empregador que lhe pague mais) ou do aumento da jornada de trabalho fazendo horas extras na mesma empresa ou trabalhando para mais de um empregador.

[3] É importante conhecer o Ponto de Equilíbrio, assunto abordado no Capítulo 7.

Nas empresas particulares, o aumento de receita poderá derivar de várias operações e é exatamente aí que entra o trabalho do gestor. Considerando sempre a influência de fatores internos e externos, ele poderá: aumentar a produção (se os equipamentos e o contingente humano possibilitarem e o mercado absorver mais produtos ou serviços além daqueles que já disponibiliza); diversificar a produção (quando houver mercado para novos produtos e serviços, ou quando for viável novos investimentos); ou reduzir custos e despesas, enxugando o quadro de empregados, renegociando preços de compra com fornecedores, substituindo fornecedores, ou, quando se tratar de empresas industriais, reduzindo custos com materiais e mão de obra. Nesse último caso, a redução de custos pode derivar inclusive de melhor redimensionamento dos processos de produção, substituindo máquinas antigas por modernas, evitando desperdícios, treinando melhor o pessoal operacional ou mesmo incentivando o aumento da produtividade pela ação dos empregados, oferecendo-lhes vantagens como a participação nos lucros ou concedendo outros benefícios, conforme for possível em cada caso, ou ainda tomando outras medidas com base na realidade da organização, quando a economia do país ou da região possibilitar.

Portanto, a manutenção de uma situação de equilíbrio na vida de uma organização, conforme explanado, está diretamente ligada ao equilíbrio de suas contas, seja por meio de aumento de receitas, de redução de custos e despesas ou, ainda, como resultado de uma mescla entre o aumento de receitas e a redução de custos e despesas.

ATIVIDADES TEÓRICAS[4]

1. Responda:

1.1 Por que as organizações são constituídas?

1.2 O que os processos de fabricação, comercialização e prestação de serviços objetivam?

1.3 Qual é a principal meta do gestor organizacional?

1.4 Cite quatro serviços que são prestados por organizações hospitalares.

[4] As respostas das Atividades Teóricas constam no Material de Apoio.

1.5 Cite três serviços que normalmente são terceirizados por organizações hospitalares.

1.6 Quais são os interesses que os hospitais (como fornecedores de serviços de saúde) e os pacientes (como beneficiários dos serviços hospitalares) buscam?

1.7 Qual é a importância da contabilidade financeira, de custos e gerencial no gerenciamento de um hospital?

1.8 Cite as quatro áreas que, segundo renomados tratadistas de administração, o gestor deve trabalhar para obter êxito no empreendimento.

1.9 Por que o equilíbrio financeiro é importante em uma organização?

1.10 Qual é o ponto de partida para o gerenciamento consciente, saudável e sustentável?

1.11 Em que são fundamentadas as informações fornecidas pelo setor de contabilidade do hospital?

1.12 O que evidenciam as informações de natureza econômica estampadas nos relatórios contábeis?

1.13 O que evidenciam as informações de natureza financeira estampadas nos relatórios contábeis?

1.14 Em que consistem as informações de natureza patrimonial estampadas nos relatórios contábeis?

1.15 Por que os relatórios derivados da contabilidade gerencial são mais importantes para o gestor do que aqueles elaborados pela contabilidade financeira?

1.16 Em que consistem as informações de natureza física?

1.17 O que são informações de produtividade?

1.18 O que é administrar?

1.19 Quais são as responsabilidades do gestor organizacional?

1.20 No gerenciamento de uma organização, o que significa "analisar"?

1.21 No gerenciamento de uma organização, o que significa "relatar"?

1.22 Cite quatro atributos requeridos de um gestor organizacional.

1.23 Quais são as funções gerenciais básicas na visão dos especialistas em gestão organizacional?

1.24 O que é a habilidade decisória requerida do gestor empresarial?

1.25 O que é a habilidade operacional requerida do gestor empresarial?

1.26 Os especialistas afirmam que, para o desempenho de uma gestão eficaz, pelo menos três pré-requisitos são exigidos. Quais são?

1.27 Segundo Atkinson e outros, o estudo de uma organização deve estar focado em três aspectos. Quais são eles?

1.28 Quando a situação financeira de uma organização que visa ao lucro pode ser considerada equilibrada?

1.29 Sabemos que uma das alternativas para evitar o colapso financeiro é o aumento das receitas. Quando isso não for possível, qual será a solução?

2. Julgue se as afirmativas a seguir são falsas (F) ou verdadeiras (V):

2.1 ( ) Alimentação, habitação, vestuário e saúde são exemplos de necessidades humanas; contudo, transporte, segurança e lazer são necessidades econômicas.

2.2 ( ) As organizações são constituídas para atender a seus clientes que são somente pessoas físicas.

2.3 ( ) Para sobreviver, as organizações precisam vender bens e serviços.

2.4 ( ) A qualidade é um benefício que tanto os hospitais como os pacientes valorizam nos serviços de saúde.

2.5 ( ) O gestor deve trabalhar em constante harmonia com todas as áreas ou departamentos da organização hospitalar.

2.6 ( ) As informações derivadas da contabilidade financeira e da contabilidade de custos fundamentam-se em registros mantidos em livros ou em arquivos magnéticos, devidamente elaborados com a observância das técnicas contábeis, das leis e das normas de contabilidade.

2.7 ( ) Gestão é o mesmo que administração.

2.8 ( ) Avaliar uma informação consiste na localização de um problema que esteja prejudicando ou que possa prejudicar o processo produtivo.

2.9 ( ) Identificar uma informação consiste no estudo da relevância e no reconhecimento da grandeza para medir a intensidade de sua influência no processo operacional.

2.10 ( ) As informações e/ou sugestões para as tomadas de decisão devem ser preparadas pelo gestor da organização, sendo que as decisões são tomadas no estágio organizacional requerido pela situação.

2.11 ( ) É requerido do gestor o equilíbrio político capaz de articular ações de planejamento que sejam facilmente acatadas pelas pessoas envolvidas em todas as atividades da organização.

2.12 ( ) Para liderar uma equipe em busca de eficácia do empreendimento, o gestor precisa ter capacidade para se inteirar e conhecer toda a complexidade da organização, principalmente da sua missão e de todos os seus propósitos.

2.13 ( ) Todo gestor deve possuir amplos conhecimentos de administração, economia, contabilidade, matemática e estatística.

2.14 ( ) Para que a organização atinja seus objetivos, é irrelevante preocupar-se com os clientes, uma vez que eles não fazem parte da organização e têm seus próprios anseios.

2.15 ( ) Para manter a competitividade, as organizações procuram constantemente a redução dos seus custos. Essa prática deve ser consistente, ainda que interfira na qualidade de seus produtos ou serviços.

2.16 ( ) Fornecedores e clientes valorizam preços baixos e qualidade.

capítulo 2

FERRAMENTAS DE GESTÃO

OBJETIVOS

Lendo este capítulo, você:

- » compreenderá o que é ferramenta de gestão;
- » saberá como proceder para avaliar o desempenho de uma organização;
- » estará apto a interpretar os sinais de advertência e de diagnóstico na gestão organizacional para auxiliar nas tomadas de decisão;
- » conhecerá as principais ferramentas de gestão.

2.1 CONCEITO

Ferramenta de gestão é qualquer medida, instrumento ou recurso utilizado pelo gestor no desenvolvimento das suas atividades profissionais.

O sucesso de uma boa gestão decorre não só da escolha da ferramenta adequada como também da manutenção de um sistema de controle que possibilite contínuo acompanhamento do desempenho da organização ou de parte dela.

Existe uma infinidade de ferramentas de gestão, também denominadas instrumentos, recursos, medidas, modelos ou padrões, que os gestores devem selecionar criteriosamente para alcançar as metas desejadas. O grande desafio do gestor está na escolha da ferramenta certa para produzir bens e prestar serviços.

As organizações, com finalidade lucrativa ou não, devem buscar sempre a satisfação dos seus clientes, produzindo bens e prestando serviços com eficiência, isto é, alcançando a máxima qualidade com o menor esforço possível.

Na verdade, o que se espera de um gestor, seja ele o responsável por toda a organização ou por parte dela (departamentos, setores ou seções), é que ele faça a organização, o departamento, o setor ou a seção atingir com eficiência as metas planejadas.

2.2 AVALIAÇÃO DE DESEMPENHO

A **avaliação de desempenho** na organização deve ser frequente, pois é por meio do acompanhamento do desempenho que os gestores sabem se a organização está ou não atingindo as metas fixadas, isto é, se sua missão está sendo cumprida satisfatoriamente.

A comparação entre o planejamento e a execução evidencia o sucesso ou as deficiências do sistema de controle organizacional. A análise das divergências revela os motivos que levaram a organização a cumprir ou não as metas fixadas, possibilitando a intervenção dos gestores para reparar as falhas ou aprimorar cada vez mais o seu desempenho.

No processo de controle organizacional, as expectativas dos clientes influenciam sobremaneira na seleção do melhor modelo de medida de desempenho que possa ser aplicado. Contudo, é importante salientar que a organização deve monitorar seu desempenho em todas as operações que realiza para alcançar da melhor maneira possível as metas propostas, seja para a satisfação dos proprietários (remuneração e retorno do capital investido), dos funcionários (certeza da manutenção do emprego), dos fornecedores (cumprimento dos contratos) ou da comunidade (obediência à legislação sobre meio ambiente).

Para cada tipo de atividade ou meta desejada pela organização, deve-se selecionar uma ou mais ferramentas de gestão. O custo é a mais antiga e, sem dúvida, a mais importante das medidas de desempenho utilizadas nas organizações industriais. A avaliação do desempenho utilizando custos era denominada **gerenciamento por meio de números**.

Como as organizações econômicas visam ao lucro, qualquer mudança que se proceda na composição dos custos dos produtos, das mercadorias ou dos serviços impacta diretamente nos resultados.

Gerenciar utilizando custos parece ser uma tarefa relativamente simples: depois de decidido o volume dos custos a ser cortado, faz-se o planejamento desse corte com reduções nos orçamentos de cada departamento. Entretanto, para que o gerenciamento por meio de custos apresente resultados satisfatórios, embora em muitos casos seja por si só eficaz, haverá sempre a necessidade de que a análise seja acompanhada de um *mix* de indicadores, especialmente aqueles que dizem respeito aos clientes e ao mercado.

Há que se considerar, ainda, que o corte de custos, mesmo quando necessário, não pode ser efetuado aleatoriamente. Deve resultar principalmente da análise da eficácia e da eficiência das atividades que consomem custos. Assim, os cortes nos custos estarão justificados pela eliminação das atividades desnecessárias ou pela melhoria daquelas necessárias, porém ineficientes.

Os quocientes de estrutura de capitais, de liquidez e de rentabilidade, por exemplo, que serão estudados no Capítulo 8, são indicadores financeiros que podem ser utilizados como ferramentas eficientes para medir o desempenho da organização em relação à correta utilização dos capitais próprios e de terceiros, a existência ou não de solidez financeira que garanta o pagamento dos compromissos assumidos com terceiros, o grau de êxito econômico obtido pelo capital investido na organização etc. Contudo, a maior preocupação, sem dúvida, deve ser dedicada ao monitoramento do desempenho da organização em relação aos clientes, porque são eles que dão sustentação à organização com ou sem fins lucrativos.

No monitoramento de qualquer atividade desenvolvida pela organização, a gerência deve analisar a eficácia e a eficiência do processo envolvido. O processo é eficiente quando possibilita a realização da tarefa desejada com o menor esforço possível.

Para aumentar o lucro, nem sempre é necessário elevar o volume da produção e das vendas. Tome como exemplo um profissional especializado em gestão empresarial que foi contratado por uma indústria do ramo de confecções. O sócio que o contratou disse: “A empresa dá bons lucros, mas sabemos que tem muita coisa errada”. Após três meses de trabalho, com poucas mudanças e mantendo o mesmo volume de produção e de faturamento, e, ainda, sem alterar o preço de venda, o lucro da organização aumentou em aproximadamente 30%. Esse lucro foi alcançado devido à implementação das seguintes medidas: controle dos estoques de matérias-primas (evitou compras desnecessárias e reduziu custos com estocagem); melhor planejamento da seção de corte (evitou desperdício de materiais); dispensa de pessoal ocioso (reduziu custos com salários e encargos); e melhor planejamento na transferência de materiais entre as seções produtivas (agilizou o processo produtivo). Note que o gestor, sem precisar aumentar os recursos materiais, humanos e tecnológicos, conseguiu maior eficiência no processo industrial.

Na avaliação de desempenho, é comum decidir pelo corte de serviços para reduzir custos. Essa prática deve ser evitada, especialmente se o corte for realizado em serviços que o cliente valoriza. Na correta preocupação de atender às exigências dos clientes, o desempenho da organização deve ser medido para verificar se os benefícios que os clientes valorizam e que são prometidos estão sendo cumpridos satisfatoriamente.

Na organização hospitalar, diferentemente do que ocorre em outros tipos de organizações, não há como maquiar a qualidade dos serviços prestados, pois sua meta principal é a cura do paciente enfermo. O paciente curado é o maior *feedback* que se pode alcançar. Contudo, é preciso considerar que, especificamente na prestação de serviços de saúde, em algumas situações essa meta não pode ser atingida, ainda que todos os esforços requeridos para o caso sejam adotados. Porém, essa realidade não justifica o abandono dos procedimentos requeridos exatamente quando o objeto dos serviços é o ser humano.

Nas organizações que não têm por objeto a prestação de serviços de saúde, o gestor deve estar sempre atento ao fato de que grande parte dos clientes, em determinadas circunstâncias, valoriza muito mais os serviços pós-venda do que a qualidade e o preço. Os serviços pós-venda compreendem um conjunto de benefícios que é prometido ao cliente em torno da mercadoria oferecida.

O desempenho da organização relacionado ao atendimento aos clientes externos pode ser medido em relação a:

- número de clientes existentes no início e no final de um período;
- compras por cliente;
- tempo de atendimento ao cliente nos momentos de pico;
- tempo de atendimento dos pedidos dos clientes;
- tempo de demora para solucionar reclamações dos clientes;
- percentual de reclamações em relação ao número de pedidos;
- percentual das entregas pontuais etc.

O monitoramento do desempenho da organização, em especial naquelas não prestadoras de serviços de saúde, deve ser feito também em relação ao cliente interno, para medir a satisfação em relação à qualidade e à pontualidade da entrega, conforme o planejamento.

2.3 SINAIS DE ADVERTÊNCIA E DE DIAGNÓSTICO

Na análise do comportamento da organização pela aplicação das medidas de desempenho, os tomadores de decisões deparam com dois tipos de sinais: uma advertência sobre a existência de um problema e um diagnóstico que identifica o problema.

O **sinal de advertência** exige investigações para identificar e corrigir o problema detectado. O **sinal de diagnóstico**, além de evidenciar a causa, pode sugerir meios para a solução ou o controle do problema.

A febre é um indicador de que algo não vai bem no organismo humano (sinal de advertência). Na investigação, o médico pode encontrar desde uma simples infecção na garganta do paciente, facilmente curável com pequenas doses de anti-inflamatório ou de antibiótico, até uma infecção mais generalizada, por exemplo, uma apendicite aguda que requer intervenção cirúrgica de urgência.

Na análise do desempenho financeiro de uma empresa comercial, constatou-se a falta de solvência para cumprir compromissos de curto prazo, evidenciada por meio do quociente de liquidez corrente. Diante desse sinal de advertência, foi feita uma investigação na qual constatou-se que o problema decorria do fato de que a empresa concedia, em média, prazo de 90 dias para o recebimento das vendas a prazo e obtinha de seus fornecedores prazo médio de pagamento de 60 dias para saldar seus compromissos. Uma vez detectado o problema, foi feita a correção com a redução do prazo médio de recebimento para 45 dias. Nesse caso, o sinal de diagnóstico poderia ser obtido pela aplicação de outros quocientes, como os de rotação.

É importante destacar, ainda, que a organização poderia buscar a solução do problema mediante a renegociação dos prazos de pagamento com seus fornecedores.

O exemplo que acabamos de apresentar baseia-se em informações financeiras. É evidente que, dependendo do problema detectado, os sinais de diagnósticos podem sugerir: substituição de matéria-prima, máquinas e ferramentas; intensificação de treinamento de pessoal; reestruturação ou modernização do processo de produção; substituição de serviços de terceiros; renegociação com fornecedores etc.

2.4 PRINCIPAIS FERRAMENTAS DE GESTÃO

2.4.1 CONTABILIDADE

nota

Cumpre esclarecer que a contabilidade não é uma simples ferramenta de gestão. Contudo, decidimos incluí-la no rol destas por ser excelente fonte de informações absolutamente necessárias para o trabalho do gestor organizacional, seja qual for sua área de atuação (finanças, suprimentos, estoques, vendas, pessoas etc.).

A **contabilidade** é uma ciência social que tem por objeto o patrimônio das organizações.

Sua principal finalidade é fornecer informações sobre o patrimônio; essas informações de ordem econômica e financeira facilitam as tomadas de decisão por parte de gestores e proprietários e daqueles que direta ou indiretamente se relacionam com a organização, como investidores, fornecedores, clientes, estabelecimentos bancários, governo etc.

As informações de ordem econômica dizem respeito à movimentação das compras e vendas de bens e serviços, das despesas e das receitas, evidenciando os lucros ou os prejuízos apurados nas transações realizadas pela empresa. Essas informações são apresentadas na Demonstração do Resultado do Período (DRP), um dos produtos finais da contabilidade.

As informações de ordem financeira referem-se aos fluxos de entradas e saídas de dinheiro da entidade e revelam, também, a capacidade que a entidade tem para pagar suas obrigações de curto e de longo prazos. Essas informações são apresentadas na Demonstração dos Fluxos de Caixa e no Balanço Patrimonial, ambos elaborados pela contabilidade.

Para dar suporte a tais informações, a contabilidade registra, por meio de uma técnica denominada **escrituração**, em livros próprios (Diário, Razão, Caixa etc.), todos os acontecimentos que ocorrem no dia a dia da organização e que provocam modificações no patrimônio, como compras, vendas, prestação de serviços, pagamentos, recebimentos etc.

A contabilidade é dinâmica e acompanha o desenvolvimento tecnológico. É uma ciência presente em todos os setores das atividades humanas, seja pela sua função histórica, registrando a vida das organizações, seja como instrumento de controle, fornecendo informações de ordem econômica e financeira acerca das variações que ocorrem no patrimônio das entidades.

Para gerenciar uma organização ou parte dela, o gestor não precisa ser um exímio conhecedor da ciência contábil. Contudo, precisa possuir conhecimentos básicos de contabilidade para entender o mecanismo que provoca modificações no patrimônio da organização e saber interpretar com presteza as informações contidas nos relatórios contábeis.

Para suprir essas necessidades, apresentaremos nos Capítulos 3 e 4 as informações sobre a estrutura e sobre o patrimônio das organizações em geral, com ênfase nas organizações hospitalares. Havendo necessidade ou interesse por parte do gestor em se aprofundar um pouco mais nos conhecimentos sobre as noções de contabilidade, sugerimos a leitura do livro *Contabilidade fundamental*[1] ou dos Capítulos 1 a 8 do livro *Contabilidade básica fácil*,[2] ambos de autoria de Osni Moura Ribeiro.

2.4.2 CUSTOS

Para que se possa desempenhar adequadamente o gerenciamento de qualquer tipo de organização, é imprescindível o conhecimento não só da estrutura organizacional como também da composição dos **custos** da atividade que se pretende gerenciar.

É fácil compreender por que as organizações exigem que os responsáveis pelas tomadas de decisão, além de estarem sempre bem informados, tenham bons conhecimentos de custos. Não restam dúvidas de que os agentes internos não devem medir esforços no sentido de buscar sempre o aumento da lucratividade, com a redução de custos, sem, no entanto, prejudicar a qualidade dos produtos fabricados e dos serviços prestados. É por esse motivo que, na gestão empresarial, os gerentes costumam sempre embasar suas justificativas em dados numéricos que evidenciem a situação dos custos das atividades que pretendem implantar, incrementar, reduzir ou descontinuar, e até para incentivar os trabalhadores a atingir metas visando garantir, em contrapartida, direito de participação nos resultados.

1 RIBEIRO, Osni Moura. *Contabilidade fundamental*. 4. ed. São Paulo: Saraiva, 2013.
2 RIBEIRO, Osni Moura. *Contabilidade básica fácil*. 29. ed. São Paulo: Saraiva, 2014a.

Os gestores, em harmonia com o setor de contabilidade, devem estar sempre alertas e incentivar que todos os agentes internos tenham conhecimento dos custos das atividades pelas quais sejam responsáveis, apurados não só pelo sistema oficial por absorção, como também calculados por outros critérios e sistemas que possibilitem o estudo comparativo para os fins que precisarem, especialmente para a fixação do preço de venda de um produto ou de um *mix* de produtos e ou serviços.

O gestor de uma organização hospitalar deve se preocupar, principalmente, com o **controle** tanto dos custos de aquisição de medicamentos e de outros materiais como dos custos incorridos na prestação dos serviços de saúde; esses conhecimentos possibilitam o estabelecimento de padrões e orçamentos para comparar o quanto custou para prestar determinado serviço de saúde (valor real) com o quanto deveria custar (previsão ideal), a fim de analisar as variações e reduzir o máximo possível os custos da prestação dos seus serviços.

A análise dos custos incorridos na prestação dos serviços ajuda o gestor a tomar importantes decisões, como: Qual é a quantidade mínima de serviços que se deve prestar para não ter prejuízo? Qual serviço é mais rentável para estimular sua prestação? Qual serviço se deve cortar para aumentar a rentabilidade da organização? É melhor prestar determinado serviço ou terceirizá-lo? Qual é o preço adequado para cada serviço? Sobre qual item de custos se deve exercer melhor controle? Como reduzir custos?

Todas essas questões e outras são respondidas facilmente quando o gestor domina os conceitos de custos e dos sistemas de custeio implantados na organização. Portanto, nos Capítulos 5 e 6, você encontrará os principais conceitos de custos e de sistemas de custeio, que, conforme vimos, são conhecimentos indispensáveis para o bom gerenciamento de qualquer tipo de organização.

2.4.3 PONTO DE EQUILÍBRIO

Ponto de Equilíbrio (em inglês, *break-even point*) é o estágio alcançado pela empresa, no momento em que as Receitas Totais se igualam aos Custos e Despesas Totais. Nesse estágio, a situação econômica da empresa está em pleno equilíbrio, isto é, o volume de vendas é suficiente para cobrir os custos e as despesas totais, não havendo lucro nem prejuízo.

Quando a empresa trabalha com volume de vendas abaixo do seu Ponto de Equilíbrio, significa que não está conseguindo cobrir seus custos e despesas totais. Nesse caso, tecnicamente, dizemos que a empresa encontra-se no campo de prejuízo; quando seu volume de vendas supera o estágio do Ponto de Equilíbrio, está no campo de lucro.

O Ponto de Equilíbrio alcançado por uma empresa não é um estágio fixo que se aplica a todas as empresas e em todos os momentos. Cada empresa terá seu Ponto de Equilíbrio, o qual poderá referir-se ao movimento global da empresa ou apenas a uma de suas atividades, produto ou serviço.

O Ponto de Equilíbrio pode receber outras denominações, como "ponto de nivelamento", "ponto neutro", "ponto de ruptura", entre outras.

O Ponto de Equilíbrio em uma organização hospitalar pode ser calculado em relação à receita total (total dos serviços prestados pela organização) ou em relação a cada serviço prestado. Tem por finalidade revelar o volume mínimo de serviços que a organização deve prestar para que consiga pelo menos cobrir os seus custos e despesas totais ou os custos e despesas necessários à prestação do referido serviço.

O conhecimento do Ponto de Equilíbrio para cada tipo, grupo ou família de serviço prestado ajuda o gestor na decisão sobre o incremento, a redução ou até a exclusão de um grupo ou família de serviços.

No Capítulo 7, você encontrará mais detalhes que revelam como o conhecimento do Ponto de Equilíbrio ajuda os gestores das organizações hospitalares a tomar suas decisões.

2.4.4 ANÁLISE DE BALANÇOS

A **análise de demonstrações contábeis**, tradicionalmente conhecida por **Análise de Balanços**, é uma técnica contábil que consiste no exame e na interpretação dos dados contidos nas demonstrações contábeis, com o fim de transformá-los em informações úteis aos diversos usuários da contabilidade. Constitui ferramenta de grande valia nas tomadas de decisão, especialmente por possibilitar o conhecimento da situação econômica e financeira da organização.

Quem analisa as demonstrações contábeis nas organizações são os analistas de demonstrações contábeis, tradicionalmente conhecidos por **analistas de balanços**. A esses profissionais cabem, dentre outras, as tarefas de coletar dados, transformá-los em quocientes, compará-los com padrões, interpretá-los e elaborar relatórios nos quais expressam as suas opiniões, suportadas sempre em seus papéis de trabalho.

Aos gestores das organizações cabe a tarefa de tomar decisões fundamentadas nesses relatórios de análise.

Dessa forma, para que possa interpretar adequadamente as informações contidas nos relatórios elaborados pelos analistas de balanços, os gestores precisam de conhecimentos básicos envolvendo especialmente os cálculos dos quocientes.

Portanto, as informações apresentadas no Capítulo 8 são suficientes e necessárias para que o gestor da organização hospitalar se familiarize com termos e expressões técnicas utilizados na Análise de Balanços e possam extrair dos relatórios de análise dados realmente úteis para as suas tomadas de decisão, visando alcançar o equilíbrio das contas da organização.

2.4.5 ORÇAMENTO

O **orçamento** também é considerado uma ferramenta de gestão porque é por meio dele que são formalizadas as ações que deverão ser executadas para alcançar as metas desejadas pela organização. Essas metas podem ser globais (estratégicas ou de longo prazo) ou restritas (operacionais ou de curto prazo), referentes à ação na organização como um todo ou em parte dela (departamento, setor ou seção).

O processo orçamentário em uma organização é realizado em três etapas: planejamento (previsão), formalização do orçamento e controle. O estudo do orçamento é de grande importância para quem pretende gerenciar um hospital, porque, além de apresentar as diretrizes a serem tomadas pela organização, o orçamento pode revelar a existência de problemas potenciais e indicar caminhos para solução. Veja mais detalhes no Capítulo 9.

2.4.6 *BALANCED SCORECARD*

Balanced scorecard (BSC) é um sistema de gestão que utiliza indicadores de desempenho baseados em variáveis capazes de interferir direta e indiretamente nas ações da organização. Trata-se de uma metodologia de gestão estratégica que possibilita a estruturação de objetivos e a mensuração de desempenho.

> "O *Balanced Scorecard* ou também conhecido como painel equilibrado de indicadores é um conceito desenvolvido por Robert Kaplan, professor da Harvard Business School, e David Norton, presidente do Renaissance Worldwide Strategy Group, que constataram a incapacidade dos indicadorescontábeis financeiros de medir as atividades criadoras de valor relacionadas principalmente com os ativos intangíveis como as habilidades, competências e tecnologia da informação."[3]

[3] CREPALDI, Silvio Aparecido. *Contabilidade gerencial* – teoria e prática. 4 ed. São Paulo: Atlas, 2008, p.322.

Para eles, os focos exclusivamente financeiros dos diversos sistemas de gestão não espelham a real situação do empreendimento porque evidenciam os desempenhos passados, com o impacto a curto prazo, e o curto prazo, contempla somente o desempenho operacional e não o estratégico.

Para suprir essa deficiência, desenvolveram o BSC como instrumento de gestão capaz de integrar a visão de curto, médio e longo prazos, contemplando ao mesmo tempo o desempenho operacional e o estratégico. Portanto, o BSC facilita a gestão do desempenho estratégico e isso contribui para o sucesso da organização.[4]

A implantação do BSC é dividida em três partes:

a) definição dos objetivos e das estratégias da organização e o alinhamento entre estes e os componentes da organização;
b) revisão de processos internos ineficazes para o alcance e o atendimento dos objetivos estabelecidos; e
c) definição de indicadores controláveis e quantificáveis e a realização de seu controle sistemático.

2.4.7 METODOLOGIA 5S

A **metodologia 5S** é uma ferramenta de gestão que objetiva o alcance da qualidade total por meio da mobilização, motivação e conscientização de toda a empresa, em decorrência da organização e da disciplina no local de trabalho.

Essa metodologia surgiu no Japão e seu nome deriva das primeiras letras destas cinco palavras japonesas: *Seiri*, *Seiton*, *Seisou*, *Shitsuke* e *Seiketsu*.[5]

1. *Seiri* (Utilização)

» Consiste em separar o necessário do desnecessário; eliminar do espaço de trabalho o que seja inútil.

2. *Seiton* (Arrumação)

» Consiste em colocar cada coisa em seu devido lugar; organizar o espaço de trabalho de forma eficaz.

---

4 Outras informações sobre essa ferramenta podem ser encontradas em: <http://www.balancedscorecard.org>. Acesso em: 1º dez. 2016.

5 Para maiores informações acesse: < http://5s.com.br/2/o-que-e-5s.php>; <http://www.japaoemfoco.com/os-5-pilares-das-empresas-japonesas/>; <http://www.administradores.com.br/artigos/negocios/o-4-s-dos--5ss-senso-de-higiene-ou-seiketsu/55794/>. Acesso em: 29 mar. 2017.

3. ***Seisou* (Limpeza)**

» Consiste em limpar e cuidar do ambiente de trabalho; melhorar o nível de limpeza.

4. ***Shitsuke* (Disciplina)**

» Todos ajudam; incentivar melhoria contínua.

5. ***Seiketsu* (Higiene)**

» Consiste em criar normas/"*standards*"; criar normas claras para triagem/arrumação/limpeza.

Principais benefícios alcançados com a aplicação dessa metodologia:

- maior produtividade pela redução da perda de tempo procurando por objetos. Só ficam no ambiente os objetos necessários e ao alcance da mão;
- redução de despesas e melhor aproveitamento de materiais. A acumulação excessiva de materiais estimula a desorganização;
- melhoria da qualidade de produtos e serviços;
- redução de acidentes do trabalho; e
- maior satisfação das pessoas com o trabalho.

2.4.8 OUTRAS FERRAMENTAS DE GESTÃO

Conforme já comentamos, existe uma infinidade de ferramentas de gestão à disposição dos gestores e elas devem ser selecionadas de acordo com as características de cada uma, bem como das necessidades do gestor.

Veja mais alguns exemplos: Economic Value Added (EVA); Modelo da Teoria das Restrições (TOC – Theory of Constraints), de Goldratt; Modelo Quantum de Medição de Desempenho, de Hronec; Modelo dos Três Níveis do Desempenho, de Rummler e Branche; Sistema de Custeio-meta; Sistema de Custeio Kaizen; Sistema de Custeio da Qualidade; Espiral de Projeto; Fluxograma de Blocos; Roteiro de Levantamento de Dados, Análise SWOT etc.

ATIVIDADES TEÓRICAS

1. Responda:

1.1 O que você entende por ferramenta de gestão?

1.2 Além da escolha de uma boa ferramenta de gestão, o que mais é necessário para alcançar sucesso no gerenciamento de uma organização?

1.3 Como as organizações, com ou sem finalidade lucrativa, devem buscar a satisfação dos seus clientes?

1.4 Qual é a importância da avaliação de desempenho das organizações?

1.5 Para que serve a análise das divergências realçadas no confronto entre o que foi planejado e o que foi executado?

1.6 Qual é a mais antiga das medidas de desempenho utilizadas nas organizações industriais?

1.7 Como era denominada a avaliação do desempenho utilizando custos?

1.8 O que proprietários, fornecedores, clientes, empregados e comunidade esperam das organizações?

1.9 O que é necessário para que o gerenciamento utilizando custos apresente resultados satisfatórios?

1.10 Por que a maior preocupação do monitoramento do desempenho das organizações deve ser dedicada à sua relação com os clientes?

1.11 Em que circunstância o processo de controle de uma organização é considerado eficaz?

1.12 Em que circunstância o processo de controle de uma organização é considerado eficiente?

1.13 Na avaliação de desempenho da organização em relação aos clientes, qual deve ser a principal preocupação?

1.14 Além do preço e da qualidade, o que mais os clientes valorizam nas organizações não hospitalares?

1.15 Nas organizações não hospitalares, o que são serviços pós-venda?

1.16 Os quocientes financeiros de estrutura de capitais, liquidez e rentabilidade são considerados sinais de advertência ou de diagnóstico?

1.17 Cite cinco ferramentas que o gestor organizacional pode utilizar no gerenciamento de uma organização ou de parte dela.

1.18 Em que consistem as informações de natureza econômica derivadas da contabilidade?

1.19 Em que consistem as informações de ordem financeira derivadas da contabilidade?

1.20 Por que o gestor precisa ter conhecimento de noções de contabilidade?

1.21 Por que o gestor precisa conhecer custos?

1.22 Em que a análise dos custos incorridos na prestação dos serviços de saúde ajuda o gestor a tomar decisões?

1.23 O que é Ponto de Equilíbrio?

1.24 Por que o estudo do Ponto de Equilíbrio ajuda os gestores nas suas tomadas de decisão?

1.25 Em relação ao Ponto de Equilíbrio, o que significa "campo de lucro" e "campo de prejuízo"?

1.26 Nas organizações hospitalares, qual é a finalidade do Ponto de Equilíbrio?

1.27 O que é uma análise de demonstrações contábeis?

1.28 Qual é a finalidade da análise de demonstrações contábeis?

1.29 Quais são os conhecimentos necessários para que o gestor organizacional possa interpretar adequadamente as informações contidas nos relatórios elaborados pelos analistas de balanços?

1.30 Por que o orçamento também é considerado uma ferramenta de gestão?

1.31 O processo orçamentário em uma organização é realizado em três etapas. Quais são elas?

1.32 Por que o estudo do orçamento é de grande importância para quem pretende gerenciar um hospital?

1.33 O que é o *balanced scorecard*?

1.34 Em que consiste a metodologia 5S?

1.35 Na ferramenta 5S, em que consiste a Utilização?

1.36 Na ferramenta 5S, em que consiste a Arrumação?

1.37 Na ferramenta 5S, em que consiste a Limpeza?

1.38 Na ferramenta 5S, em que consiste a Higiene?

1.39 Na ferramenta 5S, em que consiste a Disciplina?

2. Julgue se as afirmativas a seguir são falsas (F) ou verdadeiras (V):

2.1 ( ) As ferramentas de gestão são também denominadas instrumentos, recursos, medidas, modelos ou padrões.

2.2 ( ) O sucesso ou as deficiências do sistema de controle organizacional é obtido mediante a comparação entre o que foi planejado e o que foi executado.

2.3 ( ) É correto afirmar que, no processo de controle organizacional, somente as expectativas dos clientes influenciam na seleção do melhor modelo de medida de desempenho que possa ser aplicado.

2.4 ( ) Fornecedores e empregados esperam das organizações: cumprimento da legislação sobre meio ambiente e cumprimento dos contratos.

2.5 ( ) Para aumentar o lucro, basta aumentar o volume da produção e das vendas.

2.6 ( ) Nas organizações hospitalares, o paciente curado é o maior *feedback* que se pode alcançar em relação à qualidade dos serviços prestados.

2.7 ( ) O monitoramento do desempenho da organização, em especial naquelas não prestadoras de serviços de saúde, deve ser feito também em relação ao cliente interno, para medir a satisfação em relação à qualidade e pontualidade da entrega conforme o planejamento.

2.8 ( ) O sinal de advertência é um indicador que chama atenção do gestor para a existência de alguma irregularidade na organização.

2.9 ( ) O sinal de diagnóstico identifica a causa de um problema.

2.10 ( ) A contabilidade é considerada instrumento de gestão porque fornece informações úteis para tomadas de decisão sobre o patrimônio das organizações.

2.11 ( ) A escrituração é uma técnica contábil que consiste no registro em livros próprios de todos os acontecimentos que modificam o patrimônio das organizações.

2.12 ( ) Para gerenciar qualquer tipo de organização, é requerido que o gestor seja um exímio conhecedor da ciência contábil.

2.13 ( ) Ponto de Equilíbrio é uma expressão utilizada para indicar que o desempenho da organização está exatamente igual ao desempenho das suas concorrentes.

2.14 ( ) Quem analisa as demonstrações contábeis para fins gerenciais são os gestores da organização.

2.15 ( ) Aos gestores das organizações cabe a tarefa de tomar decisões fundamentadas nos relatórios de análise.

2.16 ( ) *Balanced scorecard* é uma metodologia de gestão estratégica que possibilita a estruturação de objetivos e a mensuração de desempenho.

2.17 ( ) É correto afirmar que desempenho estratégico é de curto prazo e que desempenho operacional é de longo prazo.

2.18 ( ) *Balanced scorecard* é um instrumento de gestão capaz de integrar a visão de curto, médio e longo prazos contemplando ao mesmo tempo o desempenho operacional e o estratégico.

capítulo 3

A ESTRUTURA ORGANIZACIONAL

OBJETIVOS

Lendo este capítulo, você:

- conhecerá o conceito de organização;
- ficará sabendo que organização é o mesmo que entidade ou entidade econômico-administrativa;
- conhecerá a classificação das organizações quanto ao fim, à natureza do capital e ao porte;
- estará apto a definir organizações prestadoras de serviços de saúde;
- conhecerá a classificação das organizações prestadoras de serviços de saúde, segundo o Instituto Brasileiro de Geografia e Estatística (IBGE);
- compreenderá o que é o Sistema Único de Saúde (SUS);
- estará apto a discutir a organização como sistema de atividades;
- entenderá o relacionamento entre as organizações e seus clientes;
- compreenderá a necessidade do entendimento entre fornecedores e clientes, para que ambos possam alcançar seus objetivos;
- estará apto a discutir a organização como sequência de atividades ou cadeia de valor;
- conhecerá os objetivos das organizações;
- compreenderá a visão e a missão das organizações prestadoras de serviços de saúde.

3.1 ORGANIZAÇÕES OU ENTIDADES ECONÔMICO-ADMINISTRATIVAS

Há uma infinidade de organizações econômico-administrativas – lojas, casas comerciais, clubes de futebol, bancos, indústrias, postos de gasolina, escolas, cinemas, teatros, emissoras de rádio e de televisão, lanchonetes, restaurantes, hospitais, igrejas etc. – que o ser humano constitui para atingir algum objetivo, seja de ordem econômica ou social.

Podemos imaginar vários tipos de entidades: instituições governamentais; empresas públicas; particulares e mistas; instituições com finalidades sociais ou socioeconômicas. Todas elas devem ser adequadamente organizadas, bem gerenciadas e controladas para que possam atingir seus objetivos da melhor maneira possível.

3.1.1 CONCEITO

Organizações são entidades econômico-administrativas que reúnem os seguintes elementos: titular, capital, patrimônio, pessoas, ações administrativas e fim determinado.

Titular é o proprietário da organização, ou seja, aquele que investiu capital para a constituição do empreendimento. Uma organização pode ter um único proprietário, quando é denominada empresa individual, ou simplesmente empresário, ou mais de um, quando é denominada sociedade ou sociedade empresária.

Capital é o montante de recursos que o titular ou os sócios investem na organização. Esse montante pode ser composto somente por dinheiro ou por uma mescla de dinheiro e outros elementos patrimoniais, como móveis, imóveis, veículos, computadores etc.

Patrimônio é a organização em si. Veja detalhes no Capítulo 4.

Pessoas são todos os seres humanos que trabalham na organização.

Ações administrativas são as atuações das pessoas que dão vida à organização, planejando, dirigindo, controlando, movimentando máquinas, equipamentos, efetuando compras, pagamentos, produzindo bens, promovendo vendas, prestando serviços etc.

Fim determinado é a meta que impulsionou o titular ou os sócios a constituírem a organização. Se a organização for econômica, seu fim é o lucro. Há, porém, organizações que são constituídas sem fins lucrativos, como aquelas que têm finalidades recreativas, filantrópicas, religiosas etc.

3.1.2 CLASSIFICAÇÃO

3.1.2.1 Quanto ao fim

Considerando-se o fim a que se destinam, as organizações podem ser classificadas como:

a) **Instituições:** entidades econômico-administrativas com finalidades sociais ou socioeconômicas. As instituições com finalidades sociais são aquelas cuja administração tem por objetivo o bem-estar social da coletividade, como as associações recreativas e esportivas, os hospitais beneficentes, os asilos etc. As instituições com finalidades socioeconômicas são aquelas cuja administração tem interesse no aspecto econômico da entidade, porém este se reverte em benefício da coletividade a que pertencem. São exemplos os institutos de aposentadorias, pensões, previdência etc.
b) **Empresas:** entidades econômico-administrativas que têm finalidade econômica, isto é, visam ao lucro. Desenvolvem os mais variados ramos de atividades – como comércio, indústria, agricultura, pecuária – e uma infinidade de serviços – como transporte, telecomunicações, turismo, assistência à saúde e muitos outros.

3.1.2.2 Quanto à natureza do capital

Quanto à natureza do capital com o qual são constituídas, as organizações podem ser:

a) **Públicas:** constituídas com capital do governo.
b) **Particulares (privadas):** constituídas com capital de particulares.
c) **Mistas:** constituídas com capital do governo e de particulares ao mesmo tempo.

3.1.2.3 Quanto ao porte

Tradicionalmente, as organizações são classificadas como de pequeno, de médio e de grande porte.

A legislação tributária brasileira, para fins de arrecadação de tributos, em especial do Imposto de Renda, classifica as empresas (organizações que visam ao lucro), em cinco categorias:

a) Microempreendedor Individual (MEI);
b) Microempresa (ME);
c) Empresa de Pequeno Porte (EPP);
d) Empresas tributadas com base no lucro presumido; e
e) Empresas tributadas com base no lucro real.

O governo brasileiro fixa periodicamente os limites do faturamento para fins de enquadramento das empresas nessas cinco categorias.

Especificamente em relação às organizações hospitalares, renomados tratadistas costumam classificá-las como segue:

a) **Pequeno porte:** com até 50 leitos.
b) **Médio porte:** de 51 a 150 leitos.
c) **Grande porte:** de 151 a 500 leitos.
d) **Extragrande porte:** mais de 500 leitos.

3.2 ORGANIZAÇÕES PRESTADORAS DE SERVIÇOS DE SAÚDE

3.2.1 DEFINIÇÃO

Para o IBGE, estabelecimento de saúde é aquele que presta assistência à saúde individual ou coletiva, com um mínimo de técnica apropriada, segundo critérios estabelecidos pelo Ministério da Saúde, para atendimento rotineiro à população, quer seja ele público ou privado, com ou sem fins lucrativos, em regime ambulatorial ou de internação, incluindo os estabelecimentos que realizam exclusivamente serviços de apoio à diagnose e terapia e controle regular de zoonoses, tais como: posto de saúde; centro de saúde; clínica ou posto de assistência médica; pronto-socorro; unidade mista; hospital; unidade de complementação diagnóstica e/ou terapêutica; clínica odontológica; clínica radiológica; clínica de reabilitação; e laboratório de análises clínicas.

É importante destacar que o IBGE publica periodicamente a Pesquisa de Assistência Médico-Sanitária (AMS), que investiga todos os estabelecimentos de saúde do país e traça um perfil da oferta desses serviços.

O Ministério da Saúde classifica os estabelecimentos prestadores de serviços de saúde brasileiros, considerando a natureza das atividades e serviços que prestam, nas seguintes categorias: postos de saúde, centros e unidades básicas de saúde, policlínicas, hospital geral, especializado e dia isolado, unidades mistas, pronto-socorro geral e especializado, consultório isolado, clínica/ambulatório especializado, unidade de serviço e apoio à diagnose e terapia, unidade móvel terrestre ou fluvial, unidade de nível pré-hospitalar na área de urgência e emergência, farmácia, unidade de vigilância em saúde, cooperativa, centro de parto normal isolado, centro de regulação de serviços de saúde, laboratório central de saúde pública ou secretaria de saúde.

3.2.2 CLASSIFICAÇÃO DOS ESTABELECIMENTOS DE SAÚDE SEGUNDO O IBGE

Para nortear seus trabalhos de pesquisa, o IBGE classifica os estabelecimentos prestadores de serviços de saúde em várias categorias:

> Estabelecimento de saúde geral: aquele capacitado a prestar assistência de saúde, com ou sem internação, nas cinco clínicas básicas (clínica médica, cirurgia, ginecologia, obstetrícia e pediatria); ou aquele que atende nas cinco clínicas básicas de forma generalizada, sem contar com serviços diferenciados por especialidades.
>
> Estabelecimento de saúde com especialidades: é o estabelecimento, com ou sem internação, que tem mais de uma especialidade.
>
> Estabelecimento de saúde especializado: é o estabelecimento, com ou sem internação, que tem somente uma especialidade, dispondo de profissional qualificado e equipamento básico para tal finalidade, podendo oferecer subespecialidades ou especialidades de apoio, por exemplo: hospital de cardiologia, hospital de ortopedia, clínica de oftalmologia, hospital infantil etc.
>
> Estabelecimento de saúde com internação: possui instalações físicas específicas destinadas à acomodação de pacientes para permanência por um período mínimo de 24 horas. Contudo, para o IBGE, os hospitais-dia não são considerados unidades com internação.
>
> Estabelecimento de saúde sem internação: possui instalações físicas específicas destinadas ao atendimento de pessoas em tipo de não internação (atendimento ambulatorial ou de emergência).
>
> Estabelecimento de saúde único: funciona sem nenhuma empresa que preste serviços de saúde terceirizados em suas instalações.

> Estabelecimento de saúde terceirizado: presta serviço terceirizado nas instalações de outro estabelecimento de saúde.
>
> Estabelecimento de saúde com terceirização: funciona com empresas que prestam serviços de saúde terceirizados em suas instalações.[1]

É importante destacar ainda que as especialidades presentes nos estabelecimentos de saúde foram classificadas de três formas na Pesquisa de Assistência Médico-Sanitária realizada em 2009:[2]

> Ambulatorial/hospitalar: corresponde às especialidades médicas e outros atendimentos feitos por profissionais de nível superior, como nutricionista, farmacêutico, fonoaudiólogo, odontólogo etc.;
>
> Serviços de apoio à diagnose e terapia: atendimento feito para elucidação de diagnósticos (ultrassonografia, eletrocardiograma, anatomia patológica etc.) e realização de tratamentos específicos, como quimioterapia, diálise etc.; e
>
> Atenção básica: são as especialidades dos estabelecimentos de saúde de menor complexidade, podendo o atendimento ser feito com ou sem médico. Como exemplos, têm-se atenção ao parto por parteiras, imunização, médico de família, entre outros.

Quanto à esfera administrativa na qual estão enquadrados, o Ministério da Saúde classifica os estabelecimentos de saúde em públicos federal, estadual ou municipal e privados com ou sem fins lucrativos.

3.2.3 SISTEMA ÚNICO DE SAÚDE (SUS)

Veja o que dispõem os artigos 196 a 200 da Constituição de 1988:[3]

Art. 196. A saúde é direito de todos e dever do Estado, garantido mediante políticas sociais e econômicas que visem à redução do risco de doença e de outros agravos e ao acesso universal e igualitário às ações e serviços para sua promoção, proteção e recuperação.

Art. 197. São de relevância pública as ações e serviços de saúde, cabendo ao Poder Público dispor, nos termos da lei, sobre sua regulamentação, fiscalização e controle,

---

1 IBGE. *Pesquisa de Assistência Médico-Sanitária*. Rio de Janeiro: IBGE, 2009. Disponível em: <http://www.ibge.gov.br/english/estatistica/populacao/condicaodevida/ams/2009/ams2009.pdf>. Acesso em 2 dez. 2016.

2 IBGE, 2009.

3 BRASIL. *Constituição Federal de 1988*. Promulgada em 5 de outubro de 1988. Disponível em: <http://www.planalto.gov.br/ccivil_03/constituicao/constituicaocompilado.htm>. Acesso em: 2 dez. 2016.

devendo sua execução ser feita diretamente ou através de terceiros e, também, por pessoa física ou jurídica de direito privado.

Art. 198. As ações e serviços públicos de saúde integram uma rede regionalizada e hierarquizada e constituem um sistema único, organizado de acordo com as seguintes diretrizes:

I – descentralização, com direção única em cada esfera de governo;

II – atendimento integral, com prioridade para as atividades preventivas, sem prejuízo dos serviços assistenciais;

III – participação da comunidade.

§ 1º O sistema único de saúde será financiado, nos termos do art. 195, com recursos do orçamento da seguridade social, da União, dos Estados, do Distrito Federal e dos Municípios, além de outras fontes. (Parágrafo único renumerado para § 1º pela Emenda Constitucional n. 29, de 2000)

§ 2º A União, os Estados, o Distrito Federal e os Municípios aplicarão, anualmente, em ações e serviços públicos de saúde recursos mínimos derivados da aplicação de percentuais calculados sobre: (Incluído pela Emenda Constitucional n. 29, de 2000)

I – no caso da União, a receita corrente líquida do respectivo exercício financeiro, não podendo ser inferior a 15% (quinze por cento); (Redação dada pela Emenda Constitucional n. 86, de 2015)

II – no caso dos Estados e do Distrito Federal, o produto da arrecadação dos impostos a que se refere o art. 155 e dos recursos de que tratam os arts. 157 e 159, inciso I, alínea a, e inciso II, deduzidas as parcelas que forem transferidas aos respectivos Municípios; (Incluído pela Emenda Constitucional n. 29, de 2000)

III – no caso dos Municípios e do Distrito Federal, o produto da arrecadação dos impostos a que se refere o art. 156 e dos recursos de que tratam os arts. 158 e 159, inciso I, alínea b e § 3º (Incluído pela Emenda Constitucional n. 29, de 2000)

§ 3º Lei complementar, que será reavaliada pelo menos a cada cinco anos, estabelecerá: (Incluído pela Emenda Constitucional n. 29, de 2000)

I – os percentuais de que tratam os incisos II e III do § 2º; (Redação dada pela Emenda Constitucional n. 86, de 2015)

II – os critérios de rateio dos recursos da União vinculados à saúde destinados aos Estados, ao Distrito Federal e aos Municípios, e dos Estados destinados a seus respectivos Municípios, objetivando a progressiva redução das disparidades regionais; (Incluído pela Emenda Constitucional n. 29, de 2000)

III – as normas de fiscalização, avaliação e controle das despesas com saúde nas esferas federal, estadual, distrital e municipal; (Incluído pela Emenda Constitucional n. 29, de 2000)

IV – (revogado). (Redação dada pela Emenda Constitucional n. 86, de 2015)

§ 4º Os gestores locais do sistema único de saúde poderão admitir agentes comunitários de saúde e agentes de combate às endemias por meio de processo seletivo público, de acordo com a natureza e complexidade de suas atribuições e requisitos específicos para sua atuação. (Incluído pela Emenda Constitucional n. 51, de 2006)

§ 5º Lei federal disporá sobre o regime jurídico, o piso salarial profissional nacional, as diretrizes para os Planos de Carreira e a regulamentação das atividades de agente comunitário de saúde e agente de combate às endemias, competindo à União, nos termos da lei, prestar assistência financeira complementar aos Estados, ao Distrito Federal e aos Municípios, para o cumprimento do referido piso salarial. (Redação dada pela Emenda Constitucional n. 63, de 2010) Regulamento

§ 6º Além das hipóteses previstas no § 1º do art. 41 e no § 4º do art. 169 da Constituição Federal, o servidor que exerça funções equivalentes às de agente comunitário de saúde ou de agente de combate às endemias poderá perder o cargo em caso de descumprimento dos requisitos específicos, fixados em lei, para o seu exercício. (Incluído pela Emenda Constitucional n. 51, de 2006)

Art. 199. A assistência à saúde é livre à iniciativa privada.

§ 1º – As instituições privadas poderão participar de forma complementar do sistema único de saúde, segundo diretrizes deste, mediante contrato de direito público ou convênio, tendo preferência as entidades filantrópicas e as sem fins lucrativos.

§ 2º – É vedada a destinação de recursos públicos para auxílios ou subvenções às instituições privadas com fins lucrativos.

§ 3º – É vedada a participação direta ou indireta de empresas ou capitais estrangeiros na assistência à saúde no País, salvo nos casos previstos em lei.

§ 4º – A lei disporá sobre as condições e os requisitos que facilitem a remoção de órgãos, tecidos e substâncias humanas para fins de transplante, pesquisa e tratamento, bem como a coleta, processamento e transfusão de sangue e seus derivados, sendo vedado todo tipo de comercialização.

Art. 200. Ao sistema único de saúde compete, além de outras atribuições, nos termos da lei:

I – controlar e fiscalizar procedimentos, produtos e substâncias de interesse para a saúde e participar da produção de medicamentos, equipamentos, imunobiológicos, hemoderivados e outros insumos;

II – executar as ações de vigilância sanitária e epidemiológica, bem como as de saúde do trabalhador;

III – ordenar a formação de recursos humanos na área de saúde;

IV – participar da formulação da política e da execução das ações de saneamento básico;

V – incrementar, em sua área de atuação, o desenvolvimento científico e tecnológico e a inovação; (Redação dada pela Emenda Constitucional n. 85, de 2015)

VI – fiscalizar e inspecionar alimentos, compreendido o controle de seu teor nutricional, bem como bebidas e águas para consumo humano;

VII – participar do controle e fiscalização da produção, transporte, guarda e utilização de substâncias e produtos psicoativos, tóxicos e radioativos;

VIII – colaborar na proteção do meio ambiente, nele compreendido o do trabalho.

3.3 ORGANIZAÇÃO COMO SISTEMA DE ATIVIDADES

Atividades são um conjunto de tarefas decorrentes da combinação de recursos humanos, financeiros, materiais e tecnológicos, que visa à produção e à comercialização de bens ou à prestação de serviços. Considerar a entidade como **sistema de atividades** é entender que as atividades representam o centro da gestão empresarial. São elas as responsáveis pelo fluxo de caixa positivo ou negativo (entradas e saídas de dinheiro), e não há produção, comercialização, nem prestação de serviços que não envolvam atividades.

O estudo das atividades ajuda o gestor a conhecer melhor o desempenho global da organização, facilitando as tomadas de decisão. Veja mais detalhes sobre o sistema de custeio baseado em atividades no Capítulo 6.

3.4 ORGANIZAÇÕES E SEUS CLIENTES

Conforme vimos no Capítulo 1, focar a satisfação do cliente é a chave para o sucesso do empreendimento. Assim, a organização deve estar sempre comprometida com a plena satisfação do cliente, não só por estratégia da gerência de vendas, mas, principalmente, porque o próprio mercado condiciona a organização a esse comprometimento.

É sempre importante repetir que tanto o fornecedor precisa do cliente quanto o cliente do fornecedor. Nessa via de mão dupla, especialmente nas relações comerciais entre pessoas jurídicas, deve prevalecer a lealdade tanto nas exigências dos clientes como no comprometimento dos fornecedores.

Mas é preciso cautela: não é prudente colocar o cliente como o único centro das preocupações. A organização que trabalhar exclusivamente para atender às exigências dos clientes poderá desvirtuar seus procedimentos dos seus propósitos e, com isso, encontrar muitas dificuldades para cumprir sua missão.

No gerenciamento dos contratos de compras e vendas, é muito importante que haja valorização das partes envolvidas. É preciso que sejam respeitados direitos e obrigações tanto do fornecedor quanto do cliente. O fato de o cliente ser um componente importante para o sucesso da organização não garante a submissão do fornecedor aos desejos impostos por ele.

As indústrias montadoras de veículos aprenderam, no final do século XX, a colocar os fornecedores de peças e equipamentos dos seus produtos diretamente nas linhas de produção.[4] Com isso, as montadoras – como clientes – passaram a exigir comportamentos que até então os fornecedores de peças e equipamentos, normalmente produtores, não praticavam.

Não se pode negar que há muitas tarefas e situações em que o próprio mercado direcionará fornecedores e clientes a exigir uns dos outros o cumprimento de suas vontades para a realização de seus interesses. No entanto, ainda que necessitem dos clientes, os fornecedores jamais poderão justificar a prática de atos ilícitos, antiéticos ou ainda prejudiciais ao meio ambiente ou expor seus empregados a situações desumanas ou vexatórias alegando pressões de clientes inescrupulosos.

Não se trata de discutir a importância do cliente para a organização, pois, sem ele, ela não terá para quem vender seus produtos e serviços e, consequentemente, não realizará o lucro desejado para obter o retorno do investimento e remunerar o capital aplicado.

O ideal para uma boa estrutura organizacional é que a administração consciente, conforme vimos, foque não só os interesses do cliente mas também o desempenho de suas atividades, buscando, contudo, alcançar as metas planejadas.

Melhores resultados, portanto, alcançará a organização que souber adotar comportamento ético e equilibrado, possibilitando o desenvolvimento das atividades voltadas a satisfazer aos anseios tanto da própria organização quanto dos seus clientes.

O entendimento entre fornecedores e clientes é necessário para ambos alcançarem seus objetivos, ou seja: o fornecedor quer vender seus produtos e

[4] Ver Seção "Gerenciando Estoque Zero" do Capítulo 12.

serviços com o menor custo possível e o maior preço para alcançar seus lucros; por outro lado, o cliente quer comprar qualidade e pagar o menor preço possível.

É importante destacar que, independentemente do ramo de atividade do fornecedor e das características dos clientes, é imprescindível manter a **ética nas relações comerciais** nas relações fornecedor/cliente e cliente/fornecedor. Isso é especialmente importante quando se trata de organizações hospitalares, as quais os clientes buscam para a cura de suas enfermidades.

Nas relações comerciais normais, quando fornecedores não estão satisfeitos com seus clientes, eles têm a oportunidade de procurar clientes diferentes ou de outras regiões. Os clientes, por sua vez, quando são favorecidos por uma economia sem monopólio, podem perfeitamente deixar de comprar de determinado fornecedor e procurar outro. Contudo, essa situação fica prejudicada tanto para fornecedores quanto para clientes quando se trata de saúde.

Os gestores das organizações que cuidam da saúde das pessoas, além da ética comum no relacionamento comercial, têm o dever de cuidar da ética relacionada ao bem-estar e à saúde de seus pacientes. Não se pode admitir que, para justificar a satisfação de parceiros, um hospital permita que médicos inescrupulosos antecipem o óbito de pacientes, ainda que em estado terminal, com a finalidade de receber vantagens pecuniárias das organizações funerárias ou comercializar órgãos ilicitamente; ou, ainda, que se aproveitem de sua posição, colocando pacientes em situações vexatórias para tirar algum proveito, em detrimento da saúde daqueles que os procuram.

Por outro lado, não se pode admitir também que pacientes inescrupulosos queiram obter vantagens exigindo serviços que os hospitais não estejam capacitados a realizar.

3.5 ORGANIZAÇÃO COMO SEQUÊNCIA DE ATIVIDADES OU CADEIA DE VALOR

Fornecedores buscam:

a) eficiência;[5]
b) qualidade;
c) lucratividade.

[5] Aprimoramento do processo produtivo.

Clientes buscam:

a) qualidade;
b) preço;
c) serviço.[6]

Embora a organização não deva sujeitar-se às regras impostas por seus clientes, conforme discutimos na seção anterior, é importante considerar que melhores resultados alcançarão os gestores quando procurarem desenhar seus processos de produção e de prestação de serviços, pensando sempre na satisfação e no bem-estar do cliente. Afinal, todo esforço necessário para fabricar o melhor produto e prestar o melhor serviço com o menor custo possível somente será compensado se o produto e o serviço agradarem o cliente, principalmente em se tratando de organização hospitalar, em que o cliente vai em busca da cura de suas enfermidades e não de uma mercadoria para consumir ou para presentear alguém.

Nelson, exímio marceneiro, com conduta exemplar nos trabalhos de manutenção de uma grande indústria de fiação e tecelagem de juta, justifica seu sucesso profissional com a seguinte explicação: "Faço tudo o que me pedem como se fosse para mim".

Quando a administração é capaz de conscientizar o funcionário de que a sua tarefa agregará valor ao produto e/ou ao serviço, que direta ou indiretamente influenciará na satisfação do cliente e que ele, funcionário, será também recompensado por isso, seu desempenho melhora.

Em uma organização hospitalar, esse procedimento vale não só para o corpo médico e de enfermagem, como também para os demais trabalhadores do hospital, independentemente do cargo ou da função que exerçam (atendentes, telefonistas, faxineiros, motoristas, auxiliares de enfermagem etc.).

Júlio, escriturário de uma repartição pública, antes do advento do computador, tinha duas importantes missões diárias: no período da manhã, ele abria os malotes e distribuía documentos para as oito seções que compunham aquela unidade contábil; no período da tarde, coletava documentos em todas as seções e preparava o malote que seria arrecadado por uma empresa especializada. Júlio se considerava um dos mais importantes funcionários daquela divisão contábil. Dizia com muito orgulho: "Se eu não distribuir os documentos no

---

6 Serviço, neste caso, deve ser entendido como tudo o que é prometido pelo fornecedor e valorizado pelo cliente, tal como: desempenho, gosto, funcionalidade, pontualidade na entrega e na prestação de serviços, bem como no tratamento ao cliente antes, durante e após a venda ou a prestação dos serviços.

início do dia, os contadores não terão como trabalhar. Portanto, sem minha ação, a repartição não tem como desempenhar suas atividades".

O funcionário precisa ser conscientizado de que toda função exercida na organização tem a sua importância para que ocorra a movimentação do patrimônio e de que ele é uma das "peças da engrenagem" responsável pela vida da entidade – exerça ele o cargo de presidente, diretor, gestor, médico, telefonista, faxineiro, vigia ou outro. Na verdade, todo funcionário tem a sua importância na organização e precisa ter consciência disso, pois, quanto mais esta prosperar, mais ele será recompensado (além do salário e dos benefícios que a própria legislação lhe garante, terá a certeza e a tranquilidade de que seu emprego será mantido).

A lição deixada pelo marceneiro Nelson revela o capricho que dedicava às tarefas que lhes eram confiadas. O termômetro indicativo de sucesso da organização no mercado não se limita apenas à atitude rigorosa do funcionário como se ele fosse consumir aquilo que fabrica ou se beneficiar pelo serviço que presta; é preciso, também, conhecer bem os propósitos dos clientes, para que, além do capricho, o produto ou o serviço atendam às exigências e necessidades de quem vai consumi-los ou se beneficiar deles.

Nas organizações hospitalares, há pacientes que procuram os serviços médicos apenas para consultas de rotina e são dispensados logo na primeira consulta; contudo, há pacientes que, após serem consultados pelo clínico-geral, são encaminhados para outros profissionais especializados, para laboratórios de exames do próprio hospital ou mesmo para internação.

Assim, os serviços prestados pelo médico ao paciente que é dispensado após sua primeira consulta podem ser comparados ao produto que, para ser fabricado, passa apenas por uma etapa de fabricação; já aqueles pacientes que, para terem o atendimento completo, precisam passar por vários especialistas dentro de um mesmo hospital e também por vários departamentos (ambulatório, enfermaria, centro cirúrgico etc.), até que sejam curados e recebam alta médica para voltar para casa livres da enfermidade, podem ser comparados ao produto que, para ser fabricado, precisa passar por várias etapas no processo de fabricação.

Os processos de fabricação, na maior parte das organizações industriais, são complexos. Grande parte dos produtos, para serem fabricados, passa por várias etapas de industrialização, e em cada uma delas um ou mais valores são agregados ao produto.

Da mesma forma, um paciente que é examinado por vários especialistas e passa por vários departamentos em um hospital recebe, em cada uma dessas etapas, valores que vão sendo agregados até que o seu problema seja solucionado.

Imagine uma organização que atua no ramo de confecções. Uma jaqueta feminina, por exemplo, para ser fabricada, passa por várias etapas, em diferentes departamentos, como: almoxarifado (estoque de tecidos e aviamentos), corte, costura, tinturaria, bordado, caseado e acabamento.

Se o departamento de corte considerar que o departamento seguinte da cadeia de produção devolverá os tecidos cortados que apresentarem defeito, procurará melhorar a eficiência para evitar o retrabalho ou o desperdício; da mesma forma, o departamento de costura, levando em conta que o departamento de bordado devolverá as peças com defeito, também procurará evitar falhas para que os produtos não sejam devolvidos e, com isso, toda a cadeia produtiva seja prejudicada com cargas de custos de retrabalho e da "ociosidade", como os desperdícios de materiais e a mão de obra que se torna improdutiva.

Esses procedimentos devem ser observados também em uma organização hospitalar. Nessas organizações, o retrabalho pode não só aumentar o custo dos serviços prestados como também prejudicar o processo da cura, pois, conforme a enfermidade, a demora do diagnóstico pode retardar a aplicação de medicamentos ou a intervenção cirúrgica, podendo até levar o paciente a óbito.

Veja mais detalhes sobre o custo da ociosidade no Capítulo 5.

Retornando o raciocínio ao processo produtivo de uma indústria de confecções, alcançarão maior eficiência os departamentos que considerarem o departamento seguinte da cadeia produtiva como se fosse seu cliente. O departamento fornecedor deverá se preocupar em conhecer as necessidades do departamento cliente para que possa atender a seus anseios da melhor maneira possível. Esse procedimento é válido também na relação da entidade com seu cliente externo. Com esse enfoque, em cada etapa do processo, haverá grande empenho para que o produto seja fabricado com alta qualidade e para que as atividades consumam a menor quantidade de recursos possível, barateando o custo da produção.

Transportando esses procedimentos para uma organização hospitalar, o gestor deve ter em mente que o funcionário consciente de sua participação no processo e que exerce sua função com dedicação e zelo contribuirá para a qualidade dos serviços e isso refletirá na tarefa principal da organização, que, no caso do hospital, é a cura e o bem-estar dos seus pacientes.

Com esse pensamento, o responsável pela fabricação e pelo fornecimento de alimentos procurará usar sempre ingredientes de excelente qualidade e exigirá de seus auxiliares a higiene e limpeza necessária para evitar contaminação, de modo que o alimento seja consumido pelos pacientes sem lhes causar dano algum; o responsável pela lanchonete do hospital também cuidará para que sejam fornecidos lanches de boa qualidade; o pessoal responsável pela manutenção e limpeza cuidará para que o hospital esteja sempre impecável, evitando ou colaborando para diminuir os riscos com infecções hospitalares; os médicos procurarão ampliar cada vez mais os seus conhecimentos na busca de tecnologias modernas aplicáveis aos serviços de saúde, para que sejam cada vez mais úteis aos pacientes; os responsáveis pelo armazenamento de remédios, seja nas farmácias dos hospitais, seja nos almoxarifados de medicamentos, cuidarão para que a armazenagem seja feita dentro dos padrões de higiene, evitando que pacientes ingiram medicamentos vencidos ou deteriorados etc.

Enfim, o gestor hospitalar, além de se preocupar sempre com a redução de custos e despesas para aumentar a lucratividade do hospital e baratear o custo dos serviços aos seus clientes, precisa ter consciência de que a organização cuida da saúde de seres humanos e, por esse motivo, deve prezar e exigir que cada profissional faça a sua parte sempre visando melhorar cada vez mais a qualidade dos serviços que repercutirão na cura e no bem-estar dos seus pacientes.

Assim, pensando sempre na satisfação do cliente, em uma cadeia produtiva na qual cada elo agrega valor ao produto ou ao serviço, haverá menos desperdício e melhora na qualidade quando o colaborador de uma etapa da cadeia considerar o colaborador da etapa seguinte como se fosse seu cliente. Agindo dessa forma, ao findar o processo produtivo, o produto ou o serviço – que durante as várias etapas de fabricação agradou cada um dos clientes internos – estará pronto a satisfazer adequadamente às necessidades do cliente externo.

A organização, portanto, deverá se preocupar com a satisfação tanto do cliente interno quanto do externo. O cliente interno agrega valor ao produto e ao serviço, e o cliente externo compra os produtos e serviços, possibilitando o ingresso de recurso financeiro na organização.

Desde o momento em que o cliente passa pelos atendentes que providenciam o devido registro, encaminhando-o para o profissional ou departamento adequado, até que esse paciente, precisando de internação ou não, conclua seu processo e receba alta, sua satisfação será maior se, em cada elo dessa cadeia, ele tiver recebido os cuidados adequados em decorrência do fato de que cada funcionário, seja qual for a sua função, trabalhou com a consciência de que a sua participação é importante no resultado almejado pelo paciente.

3.6 OBJETIVOS DA ORGANIZAÇÃO

Objetivos são as metas que a organização se propõe alcançar. Quem define os objetivos para a organização são os proprietários ou os altos executivos. Quando uma organização é constituída, seus objetivos são fixados pelo proprietário (organização constituída por uma só pessoa física, o empresário) ou pelos sócios, acionistas ou fundadores (sociedades empresárias ou instituições sem fins lucrativos). Contudo, embora as organizações sejam constituídas com seus objetivos devidamente declarados em seus atos constitutivos,[7] é possível que surjam, na gestão diária do patrimônio, outras metas a serem atingidas.

É comum, por exemplo, organizações que têm por objetivo o lucro, como indústrias e bancos, adotarem políticas sociais sem fins lucrativos, como a preservação do meio ambiente, o incentivo ao estudo, ao esporte etc.

O principal objetivo das organizações econômicas é, sem dúvida, o lucro. Esse lucro deve ser capaz de promover o retorno e a remuneração do capital investido por seus proprietários. Entretanto, para alcançar esse objetivo maior, além de propostas de caráter social que também geram importantes pontos para a organização no cenário mundial, elas têm outras metas fundamentais para cumprir, como atender às exigências de clientes, de funcionários e da própria comunidade.

Assim, o sucesso de uma organização pode ser medido na forma do tratamento que ela dispensa a tudo o que é valorizado:

a) **pelos clientes:** serviços, qualidade e preço;
b) **pelos empregados:** segurança e satisfação;
c) **pelos sócios e proprietários:** retorno e remuneração adequada do capital investido; e
d) **pela comunidade:** cumprimento às leis.

A avaliação do desempenho de todas as atividades desenvolvidas na organização é feita exatamente com fundamento nos seus objetivos.

É analisando permanentemente o desempenho da organização (meios utilizados e resultados conquistados em função das metas fixadas) que se pode verificar não só a existência de autossuficiência no total ou em parte das

[7] Os atos constitutivos dos hospitais revestidos da forma jurídica de sociedade anônima são os estatutos e dos hospitais revestidos da forma jurídica de outros tipos de sociedades, como é o caso das sociedades por quotas de responsabilidade limitada, são os contratos.

atividades como também os pontos fracos que exigirão tomadas de decisão para o aprimoramento de todo o processo organizacional.

A discussão sobre os objetivos da organização não pode ficar represada às propostas principais de geração de lucros ou do bem-estar de uma coletividade ou ainda à melhoria na qualidade ambiental.

No seu dia a dia, a administração depara com um patrimônio partilhado em inúmeras metas que precisam ser atendidas em particular, dentro do que foi planejado para o sucesso do negócio.

Tendo em vista que inúmeras atividades são desenvolvidas pela organização para alcançar seus objetivos e que essas atividades não devem frustrar as expectativas dos clientes, uma vez que a satisfação deles contribui decisivamente para o sucesso da organização, frequentemente os gestores devem avaliar o desempenho de todas as atividades e em especial daquelas relacionadas à satisfação dos clientes, para verificar se as metas planejadas estão sendo alcançadas.

Alcançam melhores resultados as organizações que se preocupam em detalhar suas propostas com todos os seus empregados, seja qual for seu grau de importância no contexto operacional.

Responderá melhor às expectativas da organização o funcionário que tiver consciência de quanto seu trabalho contribuirá na formação do produto final.

Quando o auxiliar de carpinteiro estiver selecionando madeiras para preparar embalagens e for conscientizado de que elas serão utilizadas no acondicionamento de materiais a serem transportados até outra cidade onde está sendo construído um imóvel para a instalação da nova filial, que, depois de entrar em operação, possibilitará o aumento de 100% no faturamento da organização, certamente ele melhorará seu empenho – pois pensará no valor que seu trabalho agregará aos objetivos da "sua" empresa, além dos benefícios que ele e também toda a comunidade receberão com essa expansão.

Quanto mais sólida for uma organização, maior certeza seus funcionários terão de que seus empregos estarão garantidos por um longo tempo.

3.7 VISÃO E MISSÃO DA ORGANIZAÇÃO

É recomendável que sejam colocados em legras garrafais, nas paredes da organização, em quadros de avisos ou em murais, os pressupostos de **visão e missão da organização**.

Quando os textos forem extensos demais, o ideal será resumi-los em pequenas frases para facilitar a leitura e a mentalização. Imagine que você trabalha em um hospital e todos os dias lê em vários lugares nas paredes dele uma placa com os seguintes dizeres: “Nossa missão é cuidar da sua saúde”.

Isso funcionará como uma mensagem de ânimo e otimismo não só aos funcionários, que passarão a ter essa missão como bandeira do seu trabalho, mas também aos pacientes, que terão a certeza de que escolheram a organização certa para cuidar da sua saúde.

É muito óbvio que a missão de um hospital é cuidar da saúde das pessoas, certo? Mas você, como gestor, precisa ter em mente que as pessoas não têm a obrigação de saber a missão específica do hospital, por isso é preciso dizer a elas o óbvio e a todo instante.

Portanto, não se esqueça de que é muito importante exibir a missão em pontos estratégicos do hospital. Lembre-se: a missão revela aonde o hospital quer chegar. Ela deve responder pelo menos às seguintes indagações: **o que fazer**, **por que fazer** e **para quem fazer**.

Veja, a seguir, os pressupostos de visão e missão do Instituto do Coração (InCor), extraídos do *Relatório de Gestão* desse Instituto, do ano de 2009:[8]

> VISÃO: Ser um referencial de excelência cardiopulmonar nacional e internacional na assistência, ensino, pesquisa, agregando valor ao cenário mundial por meio do conhecimento gerado em suas pesquisas.
>
> MISSÃO: Prestar assistência hospitalar humanizada a pacientes portadores de doenças cardiopulmonares de alta complexidade; incorporar e desenvolver novas tecnologias em saúde; disseminar o conhecimento científico; desenvolver pesquisas que proporcionem avanços na prevenção, diagnóstico e cura, garantindo a sustentabilidade e uso racional dos recursos.

É importante destacar, conforme consta do relatório mencionado, que o InCor é um instituto do Hospital das Clínicas da Faculdade de Medicina da Universidade de São Paulo e uma autarquia do Governo do Estado de São Paulo, prestadora de serviços de saúde. Na área de ensino, pesquisa e extensão universitária, o hospital é subordinado à Faculdade de Medicina da Universidade de São Paulo, a FMUSP. Desde 1978, o InCor está vinculado também a uma fundação de apoio sem fins lucrativos, a Fundação Zerbini, responsável

[8] INCOR. *Relatório de Gestão, 2010*. Disponível em: <http://www.incor.usp.br/sites/incor2013/docs/relatorios_pngs/Relatorio-PNGS-2009.pdf>. Acesso em: 27 nov. 2016.

por captar, gerenciar e investir na estrutura do próprio InCor os recursos advindos da prestação de serviços do Instituto em assistência, ensino e pesquisa em cardiologia e pneumologia.

ATIVIDADES TEÓRICAS

1. Responda:

1.1 O que são organizações?
1.2 Sob o ponto de vista das organizações, o que é capital?
1.3 Como pode ser composto o capital que é investido para constituir uma organização?
1.4 Em que consistem as ações administrativas como elemento de uma organização?
1.5 O que são instituições?
1.6 O que são empresas?
1.7 O que são organizações públicas?
1.8 O que são organizações privadas?
1.9 O que são organizações mistas?
1.10 Considerando o porte, como podem ser classificadas as organizações?
1.11 O que é Microempreendedor Individual (MEI)?
1.12 O que é microempresa (ME)?
1.13 O que é empresa de pequeno porte (EPP)?
1.14 O que é empresa de médio porte (EMP)?
1.15 O que é empresa de grande porte (EGP)?
1.16 Na visão de renomados tratadistas, em relação ao porte, como são classificadas as organizações hospitalares?
1.17 Cite cinco exemplos de organizações.
1.18 Segundo o IBGE, defina estabelecimento de saúde.
1.19 Cite cinco estabelecimentos de saúde.
1.20 Para nortear seus trabalhos de pesquisa, o IBGE classifica os estabelecimentos prestadores de serviços de saúde em várias categorias. Quais são elas?
1.21 Como o Ministério da Saúde classifica os estabelecimentos de saúde, quanto à esfera administrativa na qual estão enquadrados?

1.22 Quais são as diretrizes que regem o SUS, conforme estabelece o artigo 198 da Constituição Federal?

1.23 Cite três atribuições que competem ao SUS, conforme consta no artigo 200 da Constituição Federal.

1.24 O que você entende por atividades?

1.25 O que fornecedores e clientes buscam nas relações comerciais?

1.26 Em que consistem os serviços que os clientes buscam nas relações com seus fornecedores?

1.27 Qual é a semelhança entre uma indústria de produção complexa com o paciente que ingressa em um hospital, passa pelo clínico-geral e depois é encaminhado para consulta em vários especialistas para realizar exames de laboratório até ser internado para receber cuidados médicos?

1.28 Em que circunstância a organização complexa pode ser vista como cadeia de valor?

1.29 É correto afirmar que a organização deve se preocupar com a satisfação tanto do cliente interno quanto do externo? Por quê?

1.30 Quem define os objetivos de uma organização?

1.31 Como se denominam os atos constitutivos de hospital revestidos da forma jurídica de sociedades anônimas?

1.32 Como pode ser medido o sucesso de uma organização?

1.33 É correto afirmar que alcançam melhores resultados as organizações que se preocupam em detalhar suas propostas com todos os seus empregados? Por quê?

1.34 A missão da organização deve responder pelo menos a três indagações. Quais são?

2. Julgue se as afirmativas a seguir são falsas (F) ou verdadeiras (V).

2.1 ( ) Titular é o proprietário da organização, ou seja, aquele que investiu um capital para a constituição do empreendimento.

2.2 ( ) Fim determinado é a meta que impulsiona o titular ou os sócios a constituírem uma organização. Se a organização for econômica, seu fim é o lucro.

2.3 ( ) Toda empresa é uma organização, mas nem toda organização é uma empresa.

2.4 ( ) Toda instituição é uma organização, mas nem toda organização é uma instituição.

2.5 ( ) As palavras "organização" e "entidade" têm o mesmo significado.

2.6 ( ) As ações e os serviços públicos de saúde integram uma rede regionalizada e hierarquizada e constituem um sistema único, organizado de acordo com as diretrizes contidas no artigo 198 da Constituição Federal.

2.7 ( ) Segundo o artigo 199 da Constituição Federal, a assistência à saúde é livre à iniciativa privada.

2.8 ( ) Na relação entre fornecedores e clientes, os fornecedores devem atender a todas as exigências de seus clientes para manter-se no mercado.

2.9 ( ) Nas relações entre fornecedores e clientes, os fornecedores devem atentar sempre a tudo aquilo que os clientes valorizam, como preço, qualidade e serviço, para manter-se no mercado.

2.10 ( ) Todo gestor, independentemente da amplitude da área de sua atuação, deve ter sempre em mente que é indispensável conscientizar o funcionário de que a sua tarefa agregará valor ao produto e/ou serviço.

2.11 ( ) O termômetro indicativo de sucesso da organização no mercado depende exclusivamente da atitude rigorosa do funcionário, como se ele fosse consumir aquilo que fabrica ou se beneficiar pelo serviço que presta.

2.12 ( ) A tarefa-meta do hospital é a cura e o bem-estar dos seus pacientes.

2.13 ( ) Objetivos são as metas que a organização se propõe alcançar.

2.14 ( ) Os atos constitutivos dos hospitais revestidos da forma jurídica de sociedade por quotas de responsabilidade limitada denominam-se estatutos.

2.15 ( ) A avaliação do desempenho de todas as atividades desenvolvidas na organização é feita exatamente com fundamento nos seus objetivos.

2.16 ( ) A discussão sobre os objetivos da organização tem de ficar represada às propostas principais de geração de lucros ou do bem-estar de uma coletividade, ou, ainda, à melhoria na qualidade ambiental.

capítulo 4

O PATRIMÔNIO DA ORGANIZAÇÃO HOSPITALAR

OBJETIVOS

Lendo este capítulo, você:

» conhecerá o conceito de patrimônio;
» saberá o significado de cada um dos elementos que compõem o patrimônio: bens, direitos e obrigações;
» estará apto a discutir acerca dos aspectos qualitativo e quantitativo do patrimônio;
» saberá o que são e como são compostos o Ativo e o Passivo do Balanço Patrimonial;
» saberá representar o patrimônio graficamente;
» conhecerá as situações líquidas patrimoniais possíveis;
» saberá o significado da expressão “Passivo a descoberto”;
» entenderá a equação básica do patrimônio;
» saberá o que é e como se apura o Patrimônio Líquido;
» saberá como se forma e como varia o patrimônio;
» vivenciará um exemplo de formação do patrimônio e suas variações com balanços sucessivos; e
» estará apto a discutir sobre a origem e a aplicação dos recursos nas organizações.

4.1 CONCEITO

Patrimônio é um conjunto de bens, direitos e obrigações de uma pessoa, avaliado em moeda.

O conceito de patrimônio aplica-se a todo e qualquer tipo de organização, seja ela do setor público ou privado, com ou sem finalidade lucrativa, e que exerça atividade extrativa, agrícola, pecuária, industrial, comercial ou de prestação de qualquer tipo de serviço.

A segregação dos componentes patrimoniais em três grupos – **bens**, **direitos** e **obrigações** – é adotada pela ciência contábil, com a finalidade de possibilitar a mensuração do patrimônio das organizações em geral.

Assim, o patrimônio de qualquer tipo de organização pode ser representado da seguinte maneira:

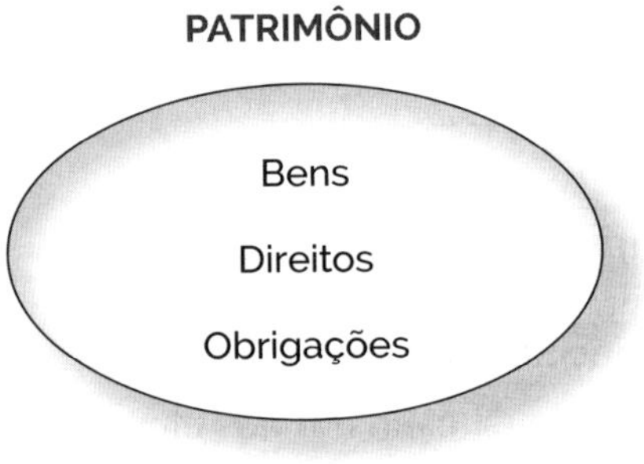

4.1.1 BENS

Bens são objetos suscetíveis de avaliação econômica capazes de satisfazer às necessidades humanas.

Ao entrar em um supermercado, por exemplo, encontramos inúmeros objetos, como balcões, vitrines, equipamentos emissores de cupons fiscais e uma infinidade de mercadorias expostas para venda em gôndolas, prateleiras, *displays* etc. Todos esses objetos são bens que o supermercado possui.

Em um hospital, podem-se encontrar vários tipos de bens que são comuns a diversos tipos de entidade, por exemplo: prédios, sofás, mesas, cadeiras, armários, balcões, refrigeradores, veículos, computadores, aparelhos de ar-condicionado etc. Há, ainda, os bens de uso específico, como: aparelhos de eletroestimulação, berços aquecidos, bombas de cobalto, desfibriladores, eletrocardiógrafos, eletroencefalógrafos, endoscópios das vias respiratórias, endoscópios digestivos, equipamentos de fototerapia, equipamentos para audiometria, equipamentos para gasometria sanguínea, equipamentos para hemodiálise, esfigmomanômetros, estetoscópios, fornos de Bier, incubadoras, leitos para internação, mamógrafos, microscópios cirúrgicos, oftalmoscópios, aparelhos de raios X, tomógrafos computadorizados, ultrassons *doppler* coloridos etc.

Do ponto de vista contábil, bens são todos os objetos que uma organização possui, seja para uso, troca ou consumo. Para exemplificar, tomemos como modelo uma empresa que comercializa calçados, assumindo que ela possua somente os seguintes bens: balcão, prateleira, vitrine, equipamento emissor de cupom fiscal, espelho, calçados para venda (mercadorias), papel para embalagem, material para limpeza da loja, meio quilo de pó de café e uma pequena quantia em dinheiro.

Nesse caso, temos:

» **Bens de uso:** balcão, prateleira, vitrine, equipamento emissor de cupom fiscal e espelho.
» **Bens de troca:** calçados para venda (mercadorias) e uma pequena quantia em dinheiro.
» **Bens de consumo:** papel para embalagem, material para limpeza da loja e meio quilo de pó de café.

Agora, vamos supor que um hospital tenha somente os seguintes bens: leitos, armários, estantes, mesas, cadeiras, sofás, aparelhos de televisão, R$ 20.000,00 em dinheiro, aparelhos de eletroestimulação, berços aquecidos, desfibriladores, eletrocardiógrafos, aparelhos de raios X, material de higiene e limpeza, material de informática e material de expediente.

Nesse caso, temos:

» **Bens de uso:** leitos, armários, estantes, mesas, cadeiras, sofás, aparelhos de televisão, aparelhos de eletroestimulação, berços aquecidos, desfibriladores, eletrocardiógrafos e aparelhos de raios X.
» **Bens de troca:** R$ 20.000,00 em dinheiro.
» **Bens de consumo:** material de higiene e limpeza, material de informática e material de expediente.

Os bens podem ser classificados de várias maneiras, de acordo com o contexto em que se inserem. A classificação que mais nos interessa, neste momento, é a que os divide em **materiais** e **imateriais**.

Os **bens materiais**, como o próprio nome diz, são aqueles que possuem corpo, matéria. São divididos em **bens móveis**, os que podem ser removidos do seu lugar (mesas, veículos, computadores, dinheiro, leitos etc.), e **bens imóveis**, os que não podem ser deslocados de seu lugar natural (terrenos, edifícios, apartamentos etc.).

Os **bens imateriais** correspondem àqueles que, embora considerados bens, não possuem corpo ou matéria. São determinados gastos que a empresa faz e que, por sua natureza, devem ser considerados parte integrante do patrimônio e registrados como bens pela contabilidade. Não tendo muita variedade, os mais comuns são **fundo de comércio**, **marcas** e **patentes**.

BENS IMATERIAIS NOS LIVROS CONTÁBEIS

Fundo de comércio: suponhamos que sua empresa (hospital especializado em ortopedia) tenha decidido ampliar os negócios e abrir uma filial. Para isso, você comprou, à vista, um imóvel onde estava instalado um hospital concorrente por R$ 500.000,00.

Vamos assumir que o antigo proprietário tenha cobrado R$ 300.000,00 pelo valor de mercado do imóvel e R$ 200.000,00 pelo nome comercial (credibilidade que o hospital em aquisição adquiriu pelos bons serviços prestados ao longo de sua existência).

Nesse caso, a sua empresa registrará nos livros contábeis R$ 300.000,00 como bem material com o título de "Imóveis" e R$ 200.000,00 como bem imaterial com o título de "Fundo de Comércio".

Marcas e patentes: são valores gastos com o registro ou a compra de uma marca (nome comercial ou industrial) ou com uma patente de invenção. Para que a empresa possa usufruir com exclusividade de todos os direitos reservados pela legislação para o uso desses bens imateriais, é preciso que a marca ou patente esteja devidamente registrada no Instituto Nacional da Propriedade Industrial (INPI).

Outros exemplos de bens imateriais que podem figurar no patrimônio de uma organização hospitalar são: direitos autorais, direitos sobre filmes cinematográficos, franquias, listas de clientes, sistemas, aplicativos e *softwares* etc.

nota

Existem dois sinônimos que são comuns nos meios comerciais para representar bens materiais e bens imateriais. O bem material é o mesmo que **bem tangível**, enquanto o bem imaterial é o mesmo que **bem intangível**.

4.1.2 DIREITOS

Direitos são os valores que o hospital tem para receber de terceiros, que, nesse caso, correspondem a todas as pessoas que se relacionam com a organização. No caso dos hospitais, terceiros são o governo – quando o hospital recebe verbas do governo, normalmente por atender pacientes do Sistema Único de Saúde (SUS) –, planos de saúde administrados por terceiros, planos de saúde administrados pelo próprio hospital e pacientes particulares.

Os direitos originam-se de serviços prestados a prazo (isto é, para recebimento no futuro); das vendas a prazo de bens de uso ou de consumo (embora sejam raras essas operações); e, ainda, em decorrência de outras transações, como é o caso de aluguel de bens móveis ou imóveis, empréstimos de dinheiro efetuados a terceiros etc.

Os direitos normalmente aparecem registrados nos livros contábeis do hospital com o nome do elemento representativo do respectivo direito, seguido da expressão "a receber". A seguir, um exemplo desse registro.

Elementos	Expressão
Duplicatas	a Receber
Promissórias	a Receber
Aluguéis	a Receber
Planos de saúde	a Receber

4.1.3 OBRIGAÇÕES

Obrigações representam os valores que o hospital tem para pagar a terceiros. Nesse caso, os terceiros são fornecedores de bens ou de serviços, bancos, empregados, governo etc.

Sendo assim, as obrigações podem se originar da utilização de serviços de terceiros para pagamento a prazo; das compras a prazo de medicamentos e de outros bens de uso ou consumo; em decorrência dos serviços prestados por seus empregados (salários e encargos); e, ainda, em decorrência de outras transações, como é o caso de aluguel de bens móveis ou imóveis, de empréstimos de dinheiro captados em estabelecimentos bancários etc.

As obrigações aparecem, habitualmente, registradas nos livros contábeis dos hospitais com o nome do elemento representativo da respectiva obrigação, seguido da expressão "a pagar". A seguir, um exemplo desse registro.

Elementos	Expressão
Duplicatas	a Pagar
Promissórias	a Pagar
Aluguéis	a Pagar
Planos de saúde	a Pagar

4.2 ASPECTOS QUALITATIVO E QUANTITATIVO DO PATRIMÔNIO

Vimos que o patrimônio é um conjunto de bens, direitos e obrigações e que essa segregação dos componentes patrimoniais é feita para atender, principalmente, necessidades da ciência contábil.

A contabilidade estuda o patrimônio em seus aspectos qualitativo e quantitativo. O **aspecto qualitativo** trata dos componentes do patrimônio segundo a espécie de cada um, enquanto o **aspecto quantitativo** se refere ao valor com que cada elemento pode ser expresso em moeda.

Considere um hospital com o seguinte patrimônio:

PATRIMÔNIO

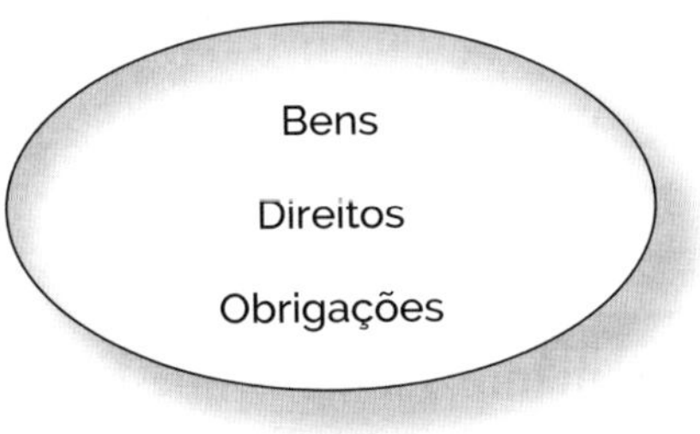

Você consegue imaginar o tamanho do hospital pela forma utilizada para a apresentação do patrimônio? Dificilmente. Então, vamos agora reapresentá-lo, desta vez ressaltando o aspecto qualitativo:

PATRIMÔNIO

Bens
- Dinheiro
- Móveis
- Veículos

Direitos
- Duplicatas a Receber
- Aluguéis a Receber

Obrigações
- Duplicatas a Pagar
- Impostos a Pagar

Fonte: RIBEIRO, Osni Moura. *Contabilidade fundamental*. 4. ed. São Paulo: Saraiva, 2013.

Ressaltado o aspecto qualitativo, os elementos componentes do patrimônio foram devidamente qualificados, ou seja, especificados. Tais informações permitem ter uma noção mais precisa do tamanho do patrimônio do hospital. No entanto, elas ainda não são suficientes, pois algumas perguntas continuam sem respostas: Quanto de dinheiro o hospital possui? Qual é o valor dos veículos do hospital? Quanto de duplicatas o hospital tem para receber? Quanto de duplicatas o hospital tem para pagar? Enfim, qual é o valor do patrimônio?

Daí a necessidade de ressaltar o segundo aspecto, o quantitativo. Veja:

PATRIMÔNIO

Bens	
» Dinheiro	10.000,00
» Móveis	15.000,00
» Veículos	50.000,00
Direitos	
» Duplicatas a Receber	8.000,00
» Aluguéis a Receber	5.000,00
Obrigações	
» Duplicatas a Pagar	20.000,00
» Impostos a Pagar	5.000,00

Fonte: RIBEIRO, 2013.

Finalmente, após ressaltados os aspectos qualitativos e quantitativos, ficou mais fácil avaliar o tamanho do patrimônio do hospital, pois agora sabemos o que e quanto o hospital possui em bens, direitos e obrigações.

Os aspectos qualitativos e quantitativos, levados em conta na apresentação das demonstrações elaboradas a partir dos registros contábeis de uma organização, permitem a mensuração do patrimônio e o conhecimento dos elementos que o compõem.

4.3 REPRESENTAÇÃO GRÁFICA DO PATRIMÔNIO

Para tornar mais fácil e didático o que é patrimônio, vamos representá-lo por meio de um gráfico em forma de "T":

PATRIMÔNIO

O "T", como vemos, tem dois lados: no esquerdo, colocamos os bens e os direitos; no direito, as obrigações. Portanto, a representação gráfica do patrimônio fica assim:

PATRIMÔNIO

Bens	**Obrigações**
Direitos	

Nessa representação gráfica, de um lado temos os bens e os direitos, que formam o grupo dos elementos positivos; e, do outro lado, as obrigações, que formam o grupo dos elementos negativos.

ELEMENTOS POSITIVOS	ELEMENTOS NEGATIVOS
Bens	**Obrigações**
Caixa (dinheiro)	Duplicatas a Pagar
Estoque de Materiais	Aluguéis a Pagar
Móveis e Utensílios	Impostos a Pagar
Direitos	Salários a Pagar
Duplicatas a Receber	
Promissórias a Receber	

O lado esquerdo do gráfico é chamado lado positivo, pois os bens e os direitos representam, para o hospital, a parte positiva do seu patrimônio. Ou seja, é o que ele efetivamente tem (bens) e o que ele tem para receber (direitos).

Já o lado direito é o lado negativo, pois as obrigações representam a parte negativa do patrimônio do hospital, isto é, o que ele tem para pagar.

Os elementos positivos são denominados, ainda, **componentes Ativos**, e seu conjunto forma o **Ativo**. De forma semelhante, os elementos negativos são componentes Passivos e seu conjunto forma o **Passivo**.

PATRIMÔNIO

Ativo	Passivo
Bens	**Obrigações**
Caixa (dinheiro)	Duplicatas a Pagar
Estoque de Materiais	Aluguéis a Pagar
Móveis e Utensílios	Impostos a Pagar
Direitos	Salários a Pagar
Duplicatas a Receber	
Promissórias a Receber	

4.4 SITUAÇÃO LÍQUIDA PATRIMONIAL

A **situação líquida patrimonial** é a diferença entre o Ativo (bens e direitos) e o Passivo (obrigações).

nota

Até agora, conforme nosso propósito, nos limitamos a esclarecer o que é Ativo e Passivo, bem como o posicionamento de bens, direitos e obrigações no gráfico representativo do patrimônio. Deixamos de lado, porém, o aspecto quantitativo, isto é, o valor de cada um desses elementos. Para que a representação gráfica do patrimônio esteja completa, é preciso representar os elementos que o compõem com seus respectivos valores. Isso é o que faremos a seguir.

O estudo das situações líquidas neste momento é importante para atender a um grande objetivo: acrescentar ao seu conhecimento mais um grupo de elementos na representação gráfica do patrimônio.

Esse novo grupo, que se chama Patrimônio Líquido, completará a já conhecida representação gráfica do patrimônio juntamente com os bens, os direitos e as obrigações, permitindo que o total do lado esquerdo seja igual ao total do lado direito e dando ao gráfico uma forma de equação. Entretanto, para compreender melhor esse novo grupo, vamos estudar antes as situações líquidas patrimoniais possíveis.

nota

A partir daqui, passaremos a representar o patrimônio por meio do mesmo gráfico em forma de "T", porém com o título apropriado de **Balanço Patrimonial**. O Balanço Patrimonial é uma das demonstrações contábeis exigidas pela Lei n. 6.404/1976, a lei das sociedades por ações, e deve exprimir, com clareza, a situação do patrimônio da organização em dado momento.

Para efeito didático, neste tópico, deixaremos de especificar os bens, os direitos e as obrigações, apresentando apenas suas somas.

4.4.1 SITUAÇÕES LÍQUIDAS PATRIMONIAIS POSSÍVEIS

Os elementos componentes do patrimônio, representativos dos bens, dos direitos e das obrigações, devidamente equacionados por meio do Balanço Patrimonial, poderão apresentar três tipos de situações líquidas patrimoniais: positiva (Ativo maior que o Passivo); negativa (Ativo menor que o Passivo) e nula (Ativo igual ao Passivo).

nota

No gráfico representativo do patrimônio, a situação líquida patrimonial deve ser colocada sempre do lado direito. Ela é somada ou subtraída das obrigações, de modo que iguale o lado do Passivo ao lado do Ativo para manter o equilíbrio entre os dois lados, dando ao gráfico a forma de equação.

4.4.1.1 Ativo maior que o Passivo

BALANÇO PATRIMONIAL

Ativo		Passivo	
Bens	200	Obrigações	180
Direitos	100	(+) Situação líquida	120
Total	300	Total	300

Observe que a situação líquida de 120 foi apurada pela diferença entre o total do Ativo (300) e o total das obrigações (180), sendo colocada do lado direito para que haja equilíbrio entre o total do lado do Ativo com o total do lado do Passivo.

Neste caso, como o total do Ativo supera o total das obrigações, a situação líquida poderá ser denominada **situação líquida positiva**, **situação líquida ativa** ou **situação líquida superavitária**.

4.4.1.2 Ativo menor que o Passivo

BALANÇO PATRIMONIAL

Ativo		Passivo	
Bens	200	Obrigações	340
Direitos	100	(-) Situação líquida	(40)
Total	300	Total	300

Neste caso, como o total do Ativo é insuficiente para cobrir o total das obrigações, a situação líquida pode ser denominada **situação líquida negativa**, **situação líquida passiva**, **situação líquida deficitária** ou, ainda, **Passivo a descoberto**.

A expressão "Passivo a descoberto" traduz a insuficiência do Ativo (bens e direitos) para cobrir todo o Passivo (obrigações).

4.4.1.3 Ativo igual ao Passivo

BALANÇO PATRIMONIAL

Ativo		Passivo	
Bens	200	Obrigações	300
Direitos	100		
Total	300	Total	300

Neste caso, o Ativo é inteiramente absorvido pelas obrigações e a situação líquida é nula, inexistente.

4.4.1.4 Ativo igual à situação líquida

Quando o Ativo é igual à situação líquida, não há obrigações, apenas elementos positivos. Neste caso, a situação líquida é positiva. Essa situação é comum quando a empresa se encontra na fase de constituição.

BALANÇO PATRIMONIAL

Ativo		Passivo	
Bens	80	Obrigações	0
Direitos	20	(+) Situação líquida	100
Total	100	Total	100

4.4.1.5 Passivo igual à situação líquida

Não há Ativo, apenas obrigações. Neste caso, a situação líquida é negativa.

BALANÇO PATRIMONIAL

Ativo		Passivo	
Bens	0	Obrigações	200
Direitos	0	(+) Situação líquida	(200)
Total	0	Total	0

Essa situação não é comum, mas pode ocorrer, por exemplo, quando uma empresa ainda possui um saldo a pagar na fase de liquidação, após ter realizado (transformado) todo o Ativo em dinheiro e utilizado todo esse dinheiro para pagar as obrigações.

4.5 EQUAÇÃO BÁSICA DO PATRIMÔNIO

A **equação básica do patrimônio**, também conhecida por **equação fundamental do patrimônio**, é a que evidencia o patrimônio em situação normal, ou seja, em situação líquida positiva. Ela é expressa da seguinte maneira:

Ativo = Passivo + situação líquida

4.6 PATRIMÔNIO LÍQUIDO

O Patrimônio Líquido é o quarto grupo de elementos patrimoniais que, juntamente com os bens, com os direitos e com as obrigações, completará a demonstração contábil denominada Balanço Patrimonial. Assim, no Balanço Patrimonial temos os seguintes elementos:

BALANÇO PATRIMONIAL

Ativo	Passivo
Bens Direitos	Obrigacões Patrimônio líquido

Até aqui, estudamos três dos quatro grupos de elementos que integram o patrimônio: bens, direitos e obrigações. Agora, veremos os elementos que compõem o grupo do Patrimônio Líquido, que são o **capital**, as **reservas** e os **lucros** ou **prejuízos acumulados**.

O **capital** é a importância, normalmente em dinheiro, que o proprietário ou grupo de proprietários (sócios) de um hospital possui para iniciar o seu negócio. Esse capital inicial poderá ser composto somente por dinheiro, ou dinheiro e outros bens, como móveis e utensílios, veículos, equipamentos etc.

Durante a vida normal das empresas, o capital pode ser aumentado com novas somas colocadas pelos titulares ou pela incorporação de parte dos lucros auferidos pelo próprio hospital.

As **reservas** são parcelas dos lucros apurados pelos hospitais que ficam retidas (reservadas) no patrimônio para determinados fins, como é o caso da Reserva para Investimentos, que normalmente é utilizada para ampliação das instalações do hospital, abertura de filiais etc.

Os **lucros ou prejuízos acumulados** correspondem ao resultado positivo (lucros) ou negativo (prejuízos) apurados pelo hospital na gestão do patrimônio. Você já sabe que o principal objetivo das empresas é o lucro.[1]

No final de cada exercício social (período em que o hospital que visa ao lucro opera, geralmente igual a um ano), a movimentação do patrimônio poderá resultar em lucro ou em prejuízo.

Quando o resultado apurado no final do exercício social corresponder a lucro, ele terá várias destinações: uma parte vai para o governo (contribuição social e Imposto de Renda); uma parte poderá ser destinada a compensar prejuízos apurados em exercícios anteriores; uma parte poderá ser destinada aos participantes no lucro (empregados, administradores etc.); outra parte poderá ser destinada à constituição de reservas; outra, à distribuição aos titulares ou sócios em forma de dividendos; e outra parte, poderá, ainda, ficar retida no patrimônio para futuras destinações. Neste último caso, essa parcela do lucro figurará no grupo do Patrimônio Líquido com o título de "lucros acumulados" ou de "lucros ou prejuízos acumulados".

1 É importante esclarecer que há hospitais que não visam ao lucro, como é o caso daqueles que têm apenas finalidade filantrópica ou mesmo os hospitais do governo. Contudo, neste livro, o principal enfoque são os hospitais de iniciativa particular, constituídos como organizações que visam ao lucro.

Quando o resultado apurado no final do exercício social corresponder a prejuízo, ele poderá ser amortizado (pago) pelo titular ou pelos sócios, ou, ainda, poderá ser mantido no grupo do Patrimônio Líquido para ser compensado com lucros que serão apurados em exercícios futuros.

Neste caso, o prejuízo poderá figurar no grupo do Patrimônio Líquido com o título de "prejuízos acumulados" ou de "lucros ou prejuízos acumulados".

Quando a empresa optar pela denominação de "lucros ou prejuízos acumulados", ela deverá apresentar esse elemento no Patrimônio Líquido com sinal negativo e o valor entre parênteses (quando for prejuízo) e com sinal positivo (quando for lucro).

Além do capital, das reservas e dos lucros ou prejuízos acumulados, existem outros elementos que integram o grupo do Patrimônio Líquido, os quais são objeto de estudos em livros destinados a estágios mais avançados da contabilidade.

Na seção a seguir, veremos como os acontecimentos diários dos hospitais que visam ao lucro (empresas) interferem no patrimônio, bem como a origem e a movimentação dos bens, dos direitos, das obrigações e do Patrimônio Líquido, além dos seus corretos posicionamentos no Balanço Patrimonial.

nota

A partir deste ponto, em que já ficou definido o Patrimônio Líquido e foi apresentado seu correto posicionamento no gráfico, alertamos para que, quando você for representar graficamente uma situação patrimonial, não escreva bens, direitos, obrigações e situação líquida, apenas especifique esses elementos (aspecto qualitativo). Contudo, terá que ter sempre em mente que no lado do Ativo são colocados os elementos que representam os bens e os direitos e, no lado do Passivo, os elementos que representam as obrigações e o Patrimônio Líquido.

4.7 FORMAÇÃO DO PATRIMÔNIO E SUAS VARIAÇÕES

Para constituir um hospital, é preciso que se tenha, inicialmente, um capital. Quando o hospital está sendo constituído, a palavra "capital" é usada para representar o conjunto de elementos que o proprietário do hospital possui para montar seu negócio e, consequentemente, iniciar as suas atividades.

Imagine que o Dr. Leonardo vai constituir um hospital. Ele possui, para esse fim, R$ 600.000,00 em dinheiro. Logo, esse valor é seu capital. O capital inicial pode ser composto por:

- somente dinheiro;
- parte em dinheiro e parte em outros bens; ou
- parte em dinheiro, parte em outros bens e parte em direitos.

Suponhamos que uma pessoa deseje iniciar suas atividades (constituir um hospital especializado na área de oftalmologia) e possua R$ 300.000,00 em dinheiro e um automóvel no valor de R$ 100.000,00. Neste caso, seu capital inicial é de R$ 400.000,00.

Esse capital, ou seja, a soma dos valores com que o proprietário constitui um hospital, pode receber várias denominações:

- capital;
- capital inicial;
- capital nominal;
- capital subscrito;
- capital social (quando se tratar de sociedades).

4.7.1 EXEMPLO DE FORMAÇÃO DO PATRIMÔNIO E SUAS VARIAÇÕES COM BALANÇOS SUCESSIVOS

Vamos acompanhar a formação do patrimônio de um hospital que visa ao lucro e alguns exemplos de sua movimentação, representando, a cada acontecimento, a situação patrimonial respectiva.

ETAPA 1

O Dr. Maurício constitui um hospital especializado na área de pediatria com um capital inicial, em dinheiro, de R$ 200.000,00. Considerando apenas essa ocorrência, a tabela a seguir demonstra a situação patrimonial do hospital do Dr. Maurício, mediante o Balanço Patrimonial.

BALANÇO PATRIMONIAL

Ativo		Passivo	
Caixa	200.000	Capital	200.000
Total	200.000	Total	200.000

nota

Veja que, na representação gráfica, temos dois elementos: caixa e capital. O elemento caixa foi colocado no lado do Ativo, pois representa bens (você já aprendeu que, no lado do Ativo, devem constar os elementos que representam os bens e os direitos); o elemento capital foi colocado do lado do Passivo, pois se trata de um elemento do grupo do Patrimônio Líquido (você já aprendeu que, no lado do Passivo, devem constar os elementos que representam as obrigações e o Patrimônio Líquido).

Se desejarmos conhecer a situação líquida atual do patrimônio do hospital do Dr. Maurício, como do lado do Passivo consta apenas um elemento do grupo Patrimônio Líquido, concluímos que a situação líquida corresponderá ao valor desse elemento; logo, é positiva de R$ 200.000,00.

Se você preferir aplicar a fórmula já conhecida para encontrar a situação líquida, deverá proceder da seguinte maneira:

- Ativo (bens e direitos) (+) R$ 200.000,00
- (–) Passivo (obrigações) (–) R$ 0,00
- (=) situação líquida (+) R$ 200.000,00

Observe, finalmente, que a situação líquida encontrada é positiva de R$ 200.000,00 e coincide com o total do grupo Patrimônio Líquido, que, neste momento, é representado apenas pelo elemento capital.

ETAPA 2

Em seguida, no exemplo, surgem as seguintes aplicações do capital na compra de bens à vista:

- compra de móveis e utensílios por R$ 50.000,00; e
- compra de um automóvel por R$ 100.000,00.

A seguir, apresenta-se o patrimônio do hospital do Dr. Maurício após essas duas compras.

BALANÇO PATRIMONIAL

Ativo		Passivo	
Caixa	50.000	Capital	200.000
Móveis e Utensílios	50.000		
Veículos	100.000		
Total	200.000	Total	200.000

ETAPA 3

Precisando adquirir medicamentos e sendo o seu capital insuficiente, o Dr. Maurício resolve realizar a seguinte compra a prazo:

- compra de medicamentos no valor de R$ 80.000,00 da Casa de Medicamentos Taubaté, conforme Nota Fiscal n. 521, com aceite de quatro; e
- duplicatas no valor de R$ 20.000,00 cada uma, vencíveis de 30 em 30 dias.

Veja como ficou o patrimônio do Dr. Maurício após essa operação.

BALANÇO PATRIMONIAL

Ativo		Passivo	
Caixa	50.000	Duplicatas a Pagar	80.000
Móveis e Utensílios	50.000	Capital	200.000
Veículos	100.000		
Estoque de Medicamentos	80.000		
Total	280.000	Total	280.000

ETAPA 4

Vamos assumir agora que o hospital do Dr. Maurício tenha efetuado o pagamento, em dinheiro, de uma duplicata no valor de R$ 20.000,00. Veja como ficou o patrimônio após essa operação.

BALANÇO PATRIMONIAL

Ativo		Passivo	
Caixa	30.000	Duplicatas a Pagar	60.000
Móveis e Utensílios	50.000	Capital	200.000
Veículos	100.000		
Estoque de Medicamentos	80.000		
Total	260.000	Total	260.000

nota

A partir desse exemplo prático do hospital montado pelo Dr. Maurício, é possível perceber que cada fato administrativo (ou fato contábil) que ocorre na empresa provoca modificações entre os elementos patrimoniais, as quais resultam em nova situação, que poderá ou não alterar o valor do patrimônio e/ou do Patrimônio Líquido.

4.8 ORIGENS E APLICAÇÕES DOS RECURSOS

Vimos que a palavra "capital" representa um elemento do grupo do Patrimônio Líquido e que, quando da constituição de um hospital, corresponde à soma dos valores com os quais o proprietário inicia suas atividades.

Entretanto, na Contabilidade, quando a palavra "capital" está acompanhada do adjetivo "total", compondo a expressão "capital total", ela representa os recursos totais que o hospital possui. Observe o patrimônio representado a seguir.

BALANÇO PATRIMONIAL

Ativo		Passivo	
Caixa	500	Duplicatas a Pagar	350
Estoque	200	Capital	800
Duplicatas a Receber	50		
Móveis e Utensílios	100		
Total	1.150	Total	1.150

Note que o capital nominal do hospital é de R$ 800,00, enquanto o capital à disposição do hospital ou capital total é de R$ 1.150,00.

Todos os nomes, títulos ou denominações utilizados pela Contabilidade são assim aplicados com muita lógica.

Chegou o momento de você saber por que o patrimônio do hospital é representado pelo Balanço Patrimonial em um gráfico de dois lados e por que ambos os lados possuem o mesmo total; e, ainda, por que o valor do patrimônio não é igual à soma dos dois totais encontrados em cada um dos lados do Balanço Patrimonial.

Para começar, o que a representação gráfica mostra?

O Passivo mostra a origem dos capitais, isto é, como o hospital conseguiu os recursos que possui; e o Ativo mostra a aplicação de capitais; isto é, em que o hospital aplicou os recursos originados, conforme mostra o lado do Passivo.

A seguir, será explicado o que é origem e aplicação dos recursos.

4.8.1 PASSIVO: ORIGEM DOS RECURSOS

No lado do Passivo, como você já sabe, são representados dois grupos de elementos patrimoniais: as obrigações e o Patrimônio Líquido.

As **obrigações** correspondem à parte do patrimônio que o hospital deve a terceiros. Por isso, são também chamadas de capitais de terceiros. No desenvolvimento normal de suas atividades, um hospital efetua diariamente uma série de operações que poderão acarretar obrigações, as quais serão representadas por Duplicatas a Pagar, Salários a Pagar, Impostos a Pagar, Empréstimos a Pagar etc. Essas obrigações terão de ser pagas a fornecedores, empregados, governo, bancos etc.

Por outro lado, o **Patrimônio Líquido** é a parte do patrimônio que pertence ao proprietário do hospital. São os capitais próprios, que podem se originar de duas fontes:

- **Recursos do proprietário:** é o caso do capital inicial e dos aumentos posteriores, quando esses aumentos forem efetuados com recursos do proprietário e oriundos de fora do hospital.
- **Evolução normal do hospital:** a gestão do patrimônio gera acréscimos no Patrimônio Líquido em decorrência dos lucros apurados. Esses lucros poderão estar retidos no patrimônio com alguma finalidade, como é o caso das reservas, ou retidos para futuras destinações, como é o caso dos lucros acumulados.

4.8.2 ATIVO: APLICAÇÃO DOS RECURSOS

Os capitais próprios e de terceiros, cujas origens são demonstradas mediante os elementos que compõem o Passivo, são aplicados no hospital em bens e direitos, conforme mostram os elementos que compõem o Ativo. Portanto, os recursos que o hospital utilizou para ter no seu Ativo os bens e os direitos foram obtidos conforme mostram os elementos do Passivo. Resumindo:

- Passivo (origem dos recursos)
  - Obrigações: capitais de terceiros
  - Patrimônio Líquido: capitais próprios
- Ativo (aplicação dos recursos)
  - Bens
  - Direitos

nota

Julgamos de suma importância que o gestor hospitalar, além de conhecer sob o ponto de vista contábil a composição do patrimônio das organizações hospitalares, como foi tratada neste capítulo, conheça, também, o conceito, a função e o funcionamento das contas e a apuração do resultado do período, além das principais demonstrações contábeis. Esses assuntos podem ser encontrados no livro *Contabilidade fundamental*, 4ª ed., de Osni Moura Ribeiro (Editora Saraiva, 2013).

ATIVIDADES TEÓRICAS

1. Responda:

1.1 O que é patrimônio?

1.2 O que são bens?

1.3 Cite cinco bens que integram o patrimônio de uma organização hospitalar.

1.4 O que são bens materiais? Cite três exemplos.

1.5 O que são bens imateriais? Cite dois exemplos.

1.6 O que são direitos? Cite três exemplos.

1.7 O que são obrigações? Cite três exemplos.

1.8 Em que consiste o aspecto qualitativo do patrimônio?
1.9 Em que consiste o aspecto quantitativo do patrimônio?
1.10 Como se denomina o lado esquerdo do gráfico em "T" representativo do patrimônio e que tipo de elementos figuram nele?
1.11 Como se denomina o lado direito do gráfico em "T" representativo do patrimônio e que tipo de elementos figuram nele?
1.12 Cite cinco elementos representativos de bens.
1.13 Cite três elementos representativos de direitos.
1.14 Cite três elementos representativos de obrigações.
1.15 O que é situação líquida patrimonial?
1.16 O que é Balanço Patrimonial e para que serve?
1.17 Em que circunstância a situação líquida do patrimônio é positiva?
1.18 Em que circunstância a situação líquida do patrimônio é negativa?
1.19 Em que circunstância a situação líquida do patrimônio é nula?
1.20 O que significa "Passivo a descoberto"?
1.21 O que significa a equação básica do patrimônio?
1.22 O que é Patrimônio Líquido? Cite dois elementos que o compõem.
1.23 O que é capital de uma organização hospitalar?
1.24 O que são reservas?
1.25 O que são lucros ou prejuízos acumulados?
1.26 Quais destinos podem ser dados ao lucro líquido apurado no final de cada exercício social pelos hospitais?
1.27 Quando o hospital, no final de um exercício social, apurar prejuízo em suas atividades, o que fazer com ele?
1.28 Como pode ser composto o capital inicial de um hospital?
1.29 O que significa a expressão "capital total à disposição do hospital"?
1.30 Por que o patrimônio é representado em um gráfico em forma de "T", denominado Balanço Patrimonial, e por que os totais de cada lado são iguais?
1.31 Ao olhar para um Balanço Patrimonial de um hospital, é possível saber o tamanho de seu patrimônio, onde ele conseguiu os recursos que tem e, ainda, onde os aplicou? Explique.

2. Julgue se as afirmativas a seguir são falsas (F) ou verdadeiras (V):

2.1 ( ) Bens tangíveis são o mesmo que bens materiais e bens intangíveis são o mesmo que bens imateriais.

2.2 ( ) A palavra "terceiros" é utilizada para identificar as pessoas que se relacionam com a organização hospitalar, como bancos, administradoras de planos de saúde etc.

2.3 ( ) O aspecto quantitativo do patrimônio trata dos componentes do patrimônio segundo a espécie de cada um.

2.4 ( ) O aspecto qualitativo do patrimônio refere-se ao valor com que cada elemento pode ser expresso em moeda.

2.5 ( ) O patrimônio pode ser representado por um gráfico em forma de "T".

2.6 ( ) São bens: dinheiro, duplicatas a receber, mesas, armários, edifícios e capital.

2.7 ( ) São obrigações: duplicatas a pagar, empréstimos a pagar, promissórias a receber e salários a receber.

2.8 ( ) No gráfico representativo do patrimônio, a situação líquida patrimonial deve ser colocada sempre do lado direito. Ela é somada ou subtraída das obrigações.

2.9 ( ) A situação líquida do patrimônio é positiva quando o Ativo (obrigações) supera o Passivo (bens e direitos).

2.10 ( ) A situação líquida do patrimônio é nula quando o Ativo (bens e direitos) é inferior ao Passivo (obrigações).

2.11 ( ) Situação líquida positiva é o mesmo que situação líquida ativa ou superavitária.

2.12 ( ) Situação líquida negativa é o mesmo que situação líquida passiva ou deficitária.

2.13 ( ) Situação líquida nula é o mesmo que Passivo a descoberto.

2.14 ( ) Exercício social é o período de um ano durante o qual o hospital exerce suas atividades e, no final dele, apura seus resultados.

2.15 ( ) Quando o hospital está sendo constituído, a palavra "capital" é usada para representar o conjunto de elementos que o proprietário do hospital possui para montar seu negócio.

2.16 ( ) Capital, capital inicial, capital nominal, capital subscrito e capital social (quando se tratar de sociedades) significam coisas diferentes.

2.17 ( ) No Balanço Patrimonial, o lado do Passivo mostra a origem dos capitais que o hospital tem a sua disposição, enquanto o Ativo mostra em que esses capitais estão aplicados.

2.18 ( ) O Passivo do Balanço Patrimonial evidencia a origem dos recursos que a organização tem a sua disposição.

2.19 ( ) O Ativo do Balanço Patrimonial evidencia em que o hospital aplicou os recursos que tem a sua disposição conforme mostra o Passivo.

2.20 ( ) Os capitais próprios estão evidenciados no grupo do Patrimônio Líquido; os capitais de terceiros, no grupo das obrigações.

capítulo 5

CUSTOS COMO FERRAMENTA DE GESTÃO[1]

OBJETIVOS

Lendo este capítulo, você:

- entenderá por que as informações de custos são importantes na gestão organizacional;
- conhecerá o conceito de custos, despesas e investimentos e suas diferenças;
- saberá o que é custo de fabricação e conhecerá todos os elementos que o compõem;
- conhecerá como deve ser classificado o custo de fabricação em relação aos produtos e ao volume de produção;
- saberá o que são e aprenderá a calcular diferentes custos;
- conhecerá a demonstração do custo dos produtos vendidos e saberá como elaborá-la;
- conhecerá com detalhes as expressões técnicas utilizadas na demonstração do custo dos produtos vendidos;
- conhecerá a fórmula simplificada que pode ser utilizada para o cálculo do custo de fabricação;

[1] Este capítulo baseia-se no Capítulo 2 do livro: RIBEIRO, Moura Osni. *Contabilidade de custos fácil*. 9. ed. São Paulo: Saraiva, 2015.

- saberá o que é e como se calcula o custo das mercadorias vendidas, bem como o custo dos serviços prestados;
- saberá o que é custo da ociosidade;
- entenderá o significado do custo de oportunidade; e
- estará apto a discutir sobre custos e benefícios da informação.

5.1 INTRODUÇÃO

De maneira geral, a **contabilidade de custos**, como a denominação induz, cuida dos custos da organização, não tendo sua atenção voltada para as despesas.

Podemos dizer que a contabilidade de custos tem como primeira preocupação a avaliação de estoques. Todavia, por ocasião das vendas (no caso de empresas comerciais e industriais), esses estoques são baixados do Ativo e lançados como custo das mercadorias ou dos produtos vendidos, possibilitando o conhecimento do lucro bruto.

Nas organizações hospitalares, como não há venda de mercadorias nem de produtos, o custo dos estoques refere-se aos valores pagos aos fornecedores de medicamentos e de outros materiais que serão aplicados na prestação de serviços de saúde, bem como aos valores pagos aos fornecedores de outros materiais de consumo, como os materiais de escritório, informática higiene e limpeza, conservação etc.

Assim, por extensão, a contabilidade de custos está preocupada com a apuração do resultado, isto é, com a identificação do lucro de forma mais adequada. Entretanto, a função da contabilidade de custos não se limita a isso. Ela preocupa-se também com o controle dos custos incorridos na prestação dos serviços de saúde, fornecendo dados para o estabelecimento de padrões e orçamentos, comparando o quanto custou para prestar determinado serviço de saúde (real) com o quanto deveria custar (previsão ideal) e possibilitando a análise das variações com o objetivo de baratear ao máximo os preços das prestações dos seus serviços.

Por fim, nas organizações hospitalares, a contabilidade de custos também está voltada para as tomadas de decisão ao responder a perguntas como: Qual é a quantidade mínima de serviços que se devem prestar para não ter prejuízo? Qual é o serviço mais rentável para estimular sua prestação? Qual é o serviço que devemos cortar para aumentar a rentabilidade da organização? É melhor prestar ou terceirizar certos itens? Qual é o preço adequado para cada serviço? Sobre qual item de custos devemos exercer melhor controle? Como reduzir os custos? Essas questões e outras são respondidas pela contabilidade de custos.

5.2 POR QUE AS INFORMAÇÕES DE CUSTOS SÃO IMPORTANTES?

Para que se possa desempenhar adequadamente o gerenciamento de qualquer tipo de organização, são imprescindíveis as informações não só da estrutura organizacional, como também da composição do custo da atividade que se pretende gerenciar.

É fácil compreender por que as organizações exigem que os responsáveis pelas tomadas de decisão, além de estarem sempre bem informados acerca dos objetivos da organização, tenham bons conhecimentos da composição dos custos necessários para que a organização possa produzir e comercializar bens e também prestar serviços.

Não restam dúvidas de que os agentes internos das entidades hospitalares não devem medir esforços no sentido de buscar sempre o aumento da lucratividade com a redução de custos e a melhoria na eficiência dos processos de prestação de serviços. É por esse motivo que, na gestão empresarial, os gerentes costumam sempre embasar suas justificativas em dados numéricos que evidenciem a situação dos custos das atividades que pretendem implantar, incrementar, reduzir ou descontinuar, e até para incentivar os trabalhadores a atingir metas visando garantir, em contrapartida, não só a permanência em seus cargos, como também o direito de participação nos resultados.

O gestor, em concordância com o contador gerencial, deve estar sempre alerta e incentivar que todos os agentes internos tenham conhecimento dos custos das atividades pelas quais sejam responsáveis, apurados não só pelo sistema oficial por absorção, como também calculados por outros critérios e sistemas que possibilitem o estudo comparativo para os fins a que precisarem, especialmente para a fixação do preço de venda de um ou mais produtos ou serviços.

Neste capítulo e no capítulo seguinte, apresentaremos os principais conceitos de custos e de sistemas de custeio, conhecimentos indispensáveis para o bom gerenciamento de qualquer tipo de organização.

5.2.1 EXEMPLO PRÁTICO

A seguir, analise o fato ocorrido em uma organização comercial que atua no ramo de supermercados.

Por um lapso do motorista de uma organização, 30 toneladas de trigo (embaladas em pacotes de 1 kg cada) foram transportadas do depósito central para uma das unidades do supermercado Original sem a devida documentação fiscal. A ação do fisco ocorreu no momento em que os funcionários começavam a descarregar a mercadoria. Sem piedade, aquela unidade da organização arcou com uma multa no valor de R$ 5.600,00. A organização tinha recebido de seu fornecedor um abatimento de 30% no preço de compra, cuja bonificação seria repassada aos seus clientes varejistas. Considerando:

- Preço de mercado: R$ 18.000,00.
- (–) Bonificação de 30% (R$ 5.400,00).
- (=) Total pago ao fornecedor: R$ 12.600,00.

O quilo do trigo no mercado atacadista era negociado a R$ 0,60 e, no varejista, a R$ 0,85.

Numa carga de 30 toneladas, ou 30.000 kg, o lucro total desejado pela organização alcançaria o montante de R$ 7.500,00. Para chegar a essa lucratividade, o supermercado tencionava vender o produto por R$ 0,67 no varejo, ou seja, R$ 0,18 abaixo de seus concorrentes.

Paulo Garcia, contador gerencial da organização, após tomar conhecimento da multa de R$ 5.600,00, e mesmo antes que o veículo fosse totalmente descarregado, decidiu incluí-la no custo de aquisição para que ela não impactasse negativamente no resultado da organização. O custo de aquisição, então, passou de R$ 12.600,00 para R$ 16.200,00. Assim, para manter a mesma lucratividade desejada, Paulo colocou o produto nas prateleiras a R$ 0,79 por quilo, ou seja, R$ 0,06 abaixo do preço de seus concorrentes. Para fixar o novo preço de venda, o gestor fez o seguinte cálculo:

Custo + multa + lucro desejado dividido por 30.000 kg

R$ 12.600,00 + R$ 5.600,00 + R$ 7.500,00 = R$ 25.700,00

R$ 25.700,00/30.000 kg = R$ 0,79 por quilo

Esse exemplo evidencia como os conhecimentos de cálculos de custos, de margem de contribuição, de fixação do preço de vendas e das metas de lucratividade desejada pela organização, além do comportamento dos concorrentes, podem ajudar o gestor a tomar decisões imediatas, ainda que em situação inusitada. Todavia, isso não significa que a solução encontrada pelo contador gerencial nesse caso possa ser aplicada como padrão. Em casos semelhantes, o mercado poderá não suportar acréscimos no preço de vendas, levando o gestor a buscar outras soluções ou mesmo, em situações mais extremas, a arcar com o prejuízo para não perder posição no mercado.

5.3 CUSTOS, DESPESAS E INVESTIMENTOS

A palavra **custo** possui significado muito abrangente. Em uma empresa comercial, ela pode ser utilizada para representar o custo das compras de mercadorias, o custo das mercadorias disponíveis para venda, o custo das mercadorias vendidas etc. Em uma empresa prestadora de serviços, ela pode ser utilizada para representar o custo dos materiais adquiridos para aplicação na prestação dos serviços, o custo da mão de obra do pessoal que atua na prestação dos serviços, o custo dos serviços prestados etc. Por fim, em uma empresa industrial, ela pode ser utilizada para representar o custo das compras de matérias-primas, o custo das matérias-primas disponíveis, o custo das matérias-primas aplicadas no processo de fabricação, o custo direto e indireto de fabricação, o custo da produção finalizada no período, o custo dos produtos vendidos etc.

Portanto, é preciso ter consciência de que se podem encontrar conceitos distintos de custo. A análise desses conceitos deve ser feita de acordo com o enfoque que estiver sendo dado a cada caso em particular. Essa prática facilitará o raciocínio, tornando os estudos mais agradáveis e precisos.

Sabemos que um dos obstáculos enfrentados pelos estudantes de custos está em saber diferenciar um **gasto** quando ele representa **despesa** e quando ele representa **custo**. Apesar de representarem coisas semelhantes na linguagem comum ou em outras disciplinas, despesa e custo representam coisas diferentes na contabilidade de custos.

Alguns professores e autores preferem iniciar o ensino da contabilidade de custos ressaltando a questão da terminologia como fator de importância na aprendizagem. Na sequência, veremos os significados de algumas palavras que integram a terminologia técnica nas empresas industriais, comerciais e de prestação de serviços.

Toda vez que a empresa industrial, comercial ou de prestação de serviços pretende obter bens (seja para uso, troca, consumo, aplicação no processo de fabricação, para comercialização ou ainda para aplicação no processo de prestação de serviços) ou utilizar algum tipo de serviço prestado por terceiros, ela efetua um gasto.

Os **gastos**, ou dispêndios, podem ser pagos à vista ou a prazo e são classificados como **investimentos**, **despesas** e **custos**. Quando, por exemplo, no momento da obtenção do bem ocorre o respectivo pagamento, dizemos que o gasto foi pago à vista, pois houve desembolso de numerário no momento da sua consumação. Se, no entanto, no momento da compra não ocorrer pagamento, o qual será feito posteriormente, entende-se que o gasto ocorreu para ser pago a prazo, pois não houve desembolso de numerário no momento da compra.

O desembolso é a saída de dinheiro do caixa para efetuar pagamentos. Podemos também utilizar o termo "desencaixe" como sinônimo de desembolso. O desembolso, portanto, pode ocorrer antes (pagamento antecipado), no momento (pagamento à vista) ou depois (pagamento a prazo) da consumação do gasto (compra de um bem ou utilização de um serviço). Entretanto, ele não interfere na classificação do gasto em investimento, custo ou despesa.

Os gastos que se destinam à obtenção de bens de uso da organização (computadores, móveis, máquinas, ferramentas, veículos, equipamentos médico-hospitalares etc.) ou a aplicações de caráter permanente (compra de ações de outras empresas, de imóveis, de ouro etc.) são considerados **investimentos**.

Consideram-se também investimentos os gastos com a obtenção dos bens destinados a: troca (mercadorias e medicamentos), transformação (matérias-primas, materiais secundários, materiais auxiliares, materiais de embalagem etc.), prestação de serviços hospitalares (medicamentos e outros materiais médico-hospitalares) ou consumo (materiais de expediente, higiene e limpeza etc.), enquanto esses bens ainda não forem trocados, aplicados no processo de fabricação ou de prestação de serviços ou consumidos.

Quando os gastos são efetuados para a obtenção de bens e serviços que são aplicados diretamente na produção de outros bens ou na prestação de outros serviços, eles correspondem a custos. Quando os bens que serão aplicados no processo de fabricação ou de prestação de serviços são adquiridos em grandes quantidades e estocados, são classificados como investimentos. Esses bens somente deixarão de ser investimentos para serem classificados como custos a partir do momento em que forem retirados dos estoques e inseridos no processo de fabricação ou de prestação de serviços.

Quando os gastos são efetuados para obtenção de bens ou serviços aplicados nas áreas administrativa, comercial ou financeira, visando direta ou indiretamente à obtenção de receitas, eles correspondem a **despesas**.

Quando ocorrem gastos na compra de bens de consumo em grandes quantidades, os quais são inicialmente estocados (ativados) para serem consumidos no futuro, esses gastos são inicialmente classificados como investimentos. Quando esses bens são retirados dos estoques para serem consumidos nas áreas citadas, deixam a fase de investimento para serem classificados como despesas.

É importante salientar que alguns gastos, pela sua natureza, são inicialmente considerados investimentos e integram o Ativo da empresa, mas deixam de ser investimentos para integrar o grupo dos custos ou das despesas por meio da depreciação e da amortização, gradativamente, por critérios estabelecidos pela empresa (tempo de vida útil ou outro, todos que sejam aceitos e consagrados nos meios comerciais).

O custo com a depreciação de máquinas e equipamentos da área de produção de bens ou de prestação de serviços é também denominado **custo de sustentação das instalações**.

Na segregação dos gastos entre custos e despesas, é importante salientar, ainda, a figura das **perdas**. Elas representam as parcelas dos gastos que não caracterizam despesa nem custo, embora devam ser incorporadas a eles. As perdas que ocorrem nos processos de fabricação de alguns tipos de produtos e de prestação de alguns tipos de serviços, e que são consideradas normais nos respectivos processos, como é o caso dos restos de matérias-primas (aparas, limalhas, retalhos etc.), têm seus valores incorporados aos custos.

Por outro lado, as perdas anormais, que podem ocorrer tanto na área de produção ou de prestação de serviços como fora delas (desfalques de caixa, bens de uso baixados em decorrência de incêndio, inundação, obsoletismo, roubo não coberto por seguro etc.), serão apresentadas na Demonstração do Resultado do Período[2] no grupo de outras despesas, embora não tenham ocorrido para gerar receitas, como é o caso das despesas operacionais.

É importante destacar, ainda, que a própria estrutura da Demonstração do Resultado do Período evidencia o fluxo de receitas e de despesas ao segregar os gastos que influenciam negativamente no Patrimônio Líquido em custos e despesas, não contemplando, portanto a segregação desses gastos em custos, despesas e perdas.

nota

Quando as sobras de produção (aparas, limalhas, retalhos etc.) ocorrerem em quantidades consideráveis, que possam ser comercializadas com regularidade, elas devem ser tratadas como subprodutos. Nesse caso, os montantes recebidos com a venda desses materiais devem ser abatidos do custo de fabricação ou de prestação de serviços e não devem ser tratados como receitas.

2 A Demonstração do Resultado do Período (DRP) ou Demonstração do Resultado do Exercício (DRE) é um dos relatórios contábeis exigidos pela Lei n. 6.404/1976 e também pelas normas contábeis. Essa demonstração evidencia o resultado que a organização obteve (lucro ou prejuízo) no desenvolvimento de suas atividades durante determinado período, geralmente igual a um ano.

Em resumo:

- **Gasto (dispêndio):** desembolso à vista ou a prazo para obtenção de bens ou serviços, independentemente da destinação que eles possam ter na empresa.
- **Investimentos:** compreendem basicamente os gastos com a aquisição dos bens de uso e dos bens que serão inicialmente mantidos em estoque para que, no futuro, sejam negociados, integrados ao processo de produção ou de prestação de serviços ou, ainda, consumidos.
- **Custo:** compreende a soma dos gastos com bens e serviços aplicados ou consumidos na fabricação de outros bens ou na prestação de serviços.
- **Despesa:** compreende os gastos decorrentes do consumo de bens e da utilização de serviços das áreas administrativa, comercial e financeira, que direta ou indiretamente objetivam a obtenção de receitas.
- **Perdas:** quando corresponderem a desperdícios normais nos processos de produção ou de prestação de serviços, integrarão os custos dos produtos ou da prestação dos serviços; quando corresponderem a gastos involuntários, anormais ou extraordinários, serão classificadas como despesas no grupo das outras despesas; quando forem comercializadas como subprodutos, reduzirão o custo de fabricação e/ou de prestação de serviços.
- **Desembolso:** entrega de numerário antes, no momento ou depois da ocorrência do gasto.
- **Gastos com parte despesa e parte custo:** compreendem os gastos que beneficiam, ao mesmo tempo, a área de produção e as áreas administrativa, comercial e financeira. Nesse caso, há necessidade de segregar a parcela que será classificada como despesas da parcela que será classificada como custos.

5.4 DIFERENÇA ENTRE CUSTO E DESPESA

Para que se possa diferenciar de forma cristalina o custo de despesa em uma empresa industrial ou de prestação de serviços, pode-se pensar assim: "a despesa vai para o resultado, enquanto o custo vai para o produto ou para o serviço"; "a despesa não será recuperada, mas o custo será recuperado por ocasião da venda do produto ou do serviço".

A despesa, quando incorrida e paga à vista, provoca diminuição no Ativo pela saída do dinheiro; quando reconhecida como incorrida, porém a ser paga futuramente, provoca aumento no Passivo pelo compromisso assumido. Em ambos os casos, ela exerce função negativa no patrimônio, diminuindo o Ativo e aumentando o Passivo. Em contrapartida, essas situações provocam diminuição no Patrimônio Líquido em decorrência da redução do lucro.

Por outro lado, o custo, embora possa representar redução do Ativo por saída de numerário do caixa ou aumento do Passivo pelo compromisso assumido, não provocará redução do Patrimônio Líquido. Isso acontece porque o valor dos recursos pagos ou assumidos pela organização fica ativado ao integrar o valor do produto fabricado ou do serviço que ainda se encontra em fase de prestação, o qual será totalmente recuperado pela empresa por ocasião da venda dos respectivos produtos ou dos serviços.

nota

Para memorizar:

O **custo** integra o produto, vai para o estoque e aumenta o Ativo Circulante. Quando aplicado no processo de prestação de serviços, até o momento em que os serviços não forem concluídos, ele vai para os *serviços* e integra o *Ativo Circulante*.

A **despesa** reduz o lucro, vai para o resultado e diminui o *Patrimônio Líquido*.

5.5 CUSTO DE FABRICAÇÃO

5.5.1 CONCEITO

O **custo de fabricação**, ou **custo industrial**, compreende a soma dos gastos com bens e serviços aplicados ou consumidos na fabricação de outros bens.

5.5.2 ELEMENTOS

O custo de fabricação é composto por três elementos: materiais, mão de obra e gastos gerais de fabricação.

5.5.2.1 Materiais

Materiais são objetos utilizados no processo de fabricação, podendo ou não entrar na composição do produto. Eles podem ser classificados por:

a) **Matéria-prima:** é a substância bruta principal e indispensável na fabricação de um produto. Ela entra na composição do produto de maneira preponderante em relação aos demais materiais. Em uma indústria de móveis de madeira, é a madeira; em uma indústria de confecções, é o tecido; em uma indústria de massas alimentícias, é a farinha.

b) **Materiais secundários:** também denominados materiais acessórios, são os materiais aplicados na fabricação em menores quantidades que a matéria-prima. Entram na composição dos produtos, juntamente com a matéria-prima, complementando-a ou dando o acabamento necessário ao produto. Para uma indústria de móveis de madeira, são o prego, a cola, o verniz, as dobradiças, os fechos etc.; para uma indústria de confecções, são os aviamentos (botões, zíperes, linha etc.); para uma indústria de massas alimentícias, são os ovos, a manteiga, o fermento, o açúcar, o sal etc.

c) **Materiais auxiliares:** são todos os materiais que, embora necessários ao processo de fabricação, não entram na composição dos produtos. Para uma indústria de móveis de madeira, são as lixas, as estopas, os pincéis, a graxa etc.; para uma indústria de confecções, são as facas utilizadas para o corte dos tecidos, o produto de limpeza de acabamento etc.; em uma indústria de massas alimentícias, são a manteiga utilizada para untar as assadeiras, as toalhas de papel etc.

d) **Materiais de embalagem:** são os materiais destinados a acondicionar ou embalar os produtos antes que eles deixem a área de produção. Em uma indústria de móveis de madeira, podem ser as caixas de papelão; em uma indústria de confecções, podem ser as caixas de papelão ou os sacos plásticos; em uma indústria de massas alimentícias, podem ser também as caixas de papelão, os sacos plásticos etc.

Podem-se encontrar outras denominações para grupos de materiais, como materiais acessórios, materiais de acabamento etc. O detalhamento dependerá dos interesses da empresa ou das características que envolvam cada processo de fabricação.

5.5.2.2 Mão de obra

Mão de obra é o esforço do homem aplicado na fabricação dos produtos. Compreende os gastos não só com salários mas também com encargos e benefícios a que os empregados têm direito em decorrência da legislação trabalhista e previdenciária, como cestas básicas, vale-transporte, vale-refeição, Previdência Social (parte patronal), Fundo de Garantia do Tempo de Serviço (FGTS), férias, décimo terceiro salário etc.

5.5.2.3 Gastos gerais de fabricação

Gastos gerais de fabricação são os demais gastos necessários para a fabricação dos produtos, os quais, pela própria natureza, não se enquadram como materiais ou como mão de obra. São os gastos com aluguéis, energia elétrica, serviços de terceiros, manutenção da fábrica, depreciação de máquinas, seguro contra roubo e incêndio, material de higiene e limpeza, óleos e lubrificantes para as máquinas, pequenas peças para reposição, telefones e comunicações etc.

5.5.3 CLASSIFICAÇÃO DO CUSTO DE FABRICAÇÃO

5.5.3.1 Produtos

Em relação aos produtos fabricados, o custo de fabricação pode ser **direto** ou **indireto**.

Os **custos diretos** compreendem os gastos com materiais, mão de obra e gastos gerais de fabricação aplicados diretamente na fabricação dos produtos. São assim denominados porque suas quantidades e valores podem ser facilmente identificados em relação a cada produto fabricado.

Os **custos indiretos** ou de apoio compreendem os gastos com materiais, mão de obra e gastos gerais de fabricação aplicados indiretamente na fabricação dos produtos. São assim denominados por ser impossível uma identificação segura de suas quantidades e valores em relação a cada produto fabricado.

A classificação dos gastos em custos indiretos é dada tanto àqueles que impossibilitam uma identificação segura e objetiva em relação aos produtos fabricados, como também àqueles que, mesmo integrando os produtos (como ocorre com parte dos materiais secundários em alguns processos de fabricação), pelo pequeno valor que representam em relação ao custo total, possuem cálculos e controles tão onerosos que é preferível tratá-los como indiretos segundo a convenção contábil da materialidade.[3]

A impossibilidade de identificação desses gastos em relação aos produtos ocorre porque eles beneficiam a fabricação de vários produtos ao mesmo tempo. Exemplos:

- **Aluguel da fábrica:** o aluguel é pago para que a empresa possa utilizar o imóvel durante um período. Essa utilização beneficia a fabricação de todos os produtos e o normal é que não seja possível identificar esse gasto com um produto fabricado em específico.
- **Energia elétrica:** a energia elétrica consumida na iluminação das dependências da fábrica, bem como aquela consumida por máquinas que não possuem medidores para permitir o controle do consumo, normalmente não pode ser identificada em relação a cada produto fabricado.
- **Salários e encargos dos chefes de seção e dos supervisores da fábrica:** esse pessoal trabalha dando assistência e supervisão a vários setores na área de produção. Seus trabalhos, portanto, beneficiam toda a produção de um período, dificultando assim a identificação com um produto em específico.

A atribuição dos custos indiretos aos produtos é feita por meio de critérios que podem ser estimados ou arbitrados pelo contador de custos.

A distribuição dos custos indiretos aos produtos denomina-se **rateio**, e a medida que serve de parâmetro para efetuar essa distribuição é chamada de **base de rateio.**

Em resumo: os gastos com materiais, mão de obra e gastos gerais de fabricação podem ser classificados como custos diretos ou custos indiretos. Serão considerados diretos quando suas quantidades e seus valores puderem ser facilmente identificados em relação a cada produto fabricado; serão indiretos quando não for possível essa identificação.

Geralmente, a matéria-prima, a maior parte dos materiais secundários e de embalagem e quase a totalidade da mão de obra do pessoal da fábrica são

[3] Materialidade, tradicionalmente considerada como convenção contábil, é uma das características qualitativas fundamentais da informação contábil-financeira útil (NBC TG Estrutura Conceitual aprovada pela Resolução CFC n. 1.374/2011).

facilmente identificáveis em relação aos produtos fabricados, motivo pelo qual são classificados como custos diretos.

Por outro lado, geralmente uma pequena parcela dos materiais secundários e do material de embalagem, o total dos materiais auxiliares, uma parte da mão de obra (chefia e supervisão) e os gastos gerais de fabricação são de difícil identificação em relação aos produtos, por isso são classificados como custos indiretos.

Se a empresa fabricar apenas um produto, é evidente que todos os gastos atribuídos à produção de determinado período serão apropriados a esse produto, sem maiores complicações. Nesse caso, a soma dos custos totais da produção de um mês refere-se exclusivamente ao único produto fabricado no referido mês.

Entretanto, caso a empresa industrial fabrique vários tipos de produtos, a atribuição dos custos incorridos na fabricação deverá ser feita de forma diferente. Os custos diretos serão atribuídos a cada produto sem maiores complicações, enquanto os custos indiretos serão atribuídos a cada produto de forma proporcional, com base nas quantidades produzidas, no tempo de trabalho necessário para a fabricação de cada um, ou com base em outro critério que deverá ser definido em cada caso em particular.

5.5.3.2 Volume de produção

Em relação ao volume de produção, os custos podem ser **fixos** ou **variáveis**.

Os **custos fixos** são aqueles que permanecem estáveis independentemente de alterações no volume da produção. São custos necessários ao desenvolvimento do processo industrial em geral, motivo pelo qual se repetem em todos os meses do ano.

São exemplos de custos fixos o aluguel da fábrica, a água (utilizada para consumo do pessoal e limpeza da fábrica), a energia elétrica (utilizada para iluminação da fábrica), os salários e encargos dos mensalistas que trabalham na manutenção e limpeza da fábrica, o seguro do imóvel, a segurança da fábrica, o telefone, a depreciação normal das máquinas, os salários e encargos dos gerentes, chefes e supervisores da fábrica etc.

É importante salientar que os custos fixos podem sofrer alguma variação de um período para outro, como ocorre, por exemplo, com o aluguel, que, em consequência de cláusulas contratuais, sofre reajustes periódicos, e com os salários e encargos, que podem variar em decorrência da própria legislação trabalhista etc. No entanto, mesmo estando sujeitos a variações dessas naturezas, esses custos continuam sendo classificados como fixos, pois a classificação dos custos em fixos e variáveis é feita exclusivamente em relação ao volume da produção.

Há, ainda, situações em que alguns custos fixos podem sofrer pequenas variações em decorrência de aumentos no volume da produção, como ocorre, por exemplo, com os telefonemas, com o uso de materiais de limpeza etc. Entretanto, esses custos não perdem a condição de fixos, uma vez que podem variar até um determinado limite da variação do volume da produção e depois permanecem estáveis novamente.

Finalmente, é importante destacar que os custos fixos, por não integrarem os produtos e por beneficiarem a fabricação de vários produtos ao mesmo tempo, são também denominados **custos indiretos** ou **custos de apoio**.

Os **custos variáveis** são aqueles que variam em decorrência do volume da produção ou da prestação dos serviços. Assim, quanto mais produtos forem fabricados ou quanto mais serviços forem prestados em um período, maiores serão esses custos. Exemplos:

- Em uma organização hospitalar, os custos variáveis incorridos em um parto realizado por meio de cesariana podem englobar os medicamentos e outros materiais médico-hospitalares utilizados durante a operação, bem como a mão de obra do médico obstetra, do anestesista e do enfermeiro que acompanharam o processo cirúrgico.
- Em uma indústria de confecções, pode-se citar a matéria-prima. Se para confeccionar um vestido são precisos 2,5 metros de tecido, para confeccionar 10 vestidos serão necessários 25 metros desse mesmo tecido. Assim, quanto maior for a quantidade produzida, maior será o consumo de matéria-prima e, consequentemente, maior será o seu custo.

Os custos variáveis, por estarem vinculados ao volume produzido, são também denominados **custos diretos**. É importante salientar, ainda, que, em relação ao volume de produção, entre os custos fixos é comum alguns possuírem uma parcela variável e, entre os custos variáveis, também é comum alguns possuírem uma parcela fixa. Daí as denominações **custos semifixos** e **custos semivariáveis**. Na prática, não é fácil distinguir essas espécies, mesmo porque essa segregação pode interessar somente a fins gerenciais.

Os custos semifixos, quanto ao seu comportamento, aproximariam-se mais dos fixos do que dos variáveis; já os semivariáveis se aproximariam mais dos variáveis que dos fixos. Entretanto, a seleção pode variar em função da própria relevância em relação ao custo total.

A energia elétrica, por exemplo, que normalmente possui uma parte fixa e uma parte variável, em uma indústria cujo consumo no processo de fabricação é ínfimo, poderá ser classificada como custo semifixo; já nas indústrias em que o consumo no processo de fabricação é incomparavelmente superior àquele utilizado apenas para iluminação da fábrica, por ter uma parte maior classificada como variável, poderá ser considerado como custo semivariável. Nesse caso, portanto, a energia elétrica tem uma pequena parte fixa (cujo consumo independe do volume produzido) e uma parte variável, cujo consumo será mais ou menos acelerado, conforme seja o movimento da produção.

Na mesma linha de raciocínio, o gasto com supervisão da fábrica, que caracteristicamente é classificado como custo fixo, pode, em algumas circunstâncias, também ser classificado como semifixo. Essa classificação, conforme dissemos, é interessante para fins gerenciais, uma vez que, ao analisar o comportamento da conta que registra esse custo, os gestores entenderão que eles podem manter-se fixos dentro de certos intervalos de atividade e, abruptamente, elevarem-se para atingir outro "patamar", em que ficará por mais algum tempo, até dar um novo "salto".

A validade de definições como semivariáveis e semifixas é, na melhor das hipóteses, apenas didática e de ordem prático-simplificadora, pois, na realidade, o comportamento dos itens de custo é o mais variado possível, em face das variações de volume.

Por possuírem parcela fixa e parcela variável, os custos semifixos e semivariáveis são também conhecidos como **custos mistos**.

5.6 CUSTO DOS PRODUTOS VENDIDOS

5.6.1 CONCEITO

O **custo dos produtos vendidos** compreende a soma dos gastos com materiais, mão de obra e gastos gerais de fabricação aplicados ou consumidos na fabricação dos produtos que foram fabricados e vendidos pela empresa.

Após encerrado o processo de fabricação, os produtos finalizados são transferidos da área de produção para o setor responsável pela estocagem de produtos acabados, permanecendo no estoque até que sejam vendidos.

Os produtos acabados recebem, como custo, toda a carga dos custos diretos e indiretos incorridos durante o processo de fabricação dos respectivos produtos.

Os produtos que tiveram seus processos de fabricação iniciados em períodos anteriores e encerrados no período atual receberão cargas de custos proporcionais ao processo de fabricação em cada um dos períodos durante os quais estiveram em fabricação. Essas cargas de custos são atribuídas no final de cada período, para que os referidos produtos inacabados possam ser devidamente avaliados para integrar os estoques finais de produtos em elaboração ao término de cada um desses períodos.

Portanto, ao terem seus processos de fabricação concluídos, os custos desses produtos conterão parte dos custos incorridos em períodos anteriores somados aos custos gerados no período em que seus processos de fabricação foram concluídos.

É importante salientar que, entre os produtos vendidos pela empresa em um período, poderão estar presentes somente produtos cujos processos de fabricação foram concluídos no respectivo período ou, ainda, produtos que foram acabados em períodos anteriores.

Assim, para conhecer o custo dos produtos vendidos, pode-se aplicar a seguinte fórmula:

$$CPV = EIPA + CPAP - EFPA$$

em que:

CPV = Custo dos produtos vendidos

EIPA = Estoque inicial de produtos acabados

CPA = Custo da produção acabada no período

EFPA = Estoque final de produtos acabados

5.6.2 MODELO DE DEMONSTRAÇÃO DO CUSTO DOS PRODUTOS VENDIDOS (DCPV)

1. Estoque inicial de matérias-primas		
2. (+) Compras líquidas de matérias-primas[4]		
3. (–) CUSTO DAS MATÉRIAS-PRIMAS DISPONÍVEIS (1+2)		
4. (–) Custo das matérias-primas não aplicadas na produção		
4.1 Estoque final de matérias-primas		
4.2 Custo das vendas de matérias-primas		
4.3 Subprodutos acumulados no período		
4.4 Outros		
5. (–) Custo das matérias-primas aplicadas (3–4)		
6. (+) Mão de obra direta		
7. (–) Custo primário (5+6)		
8. (+) Outros custos diretos		
8.1 Materiais secundários		
8.2 Materiais de embalagem		
8.3 Outros materiais		
8.4 Gastos gerais de fabricação diretos		
9. (–) Custos diretos de fabricação (7+8)		
10. (+) Custos indiretos de fabricação		
10.1 Materiais indiretos		
10.2 Mão de obra indireta		
10.3 Gastos gerais de fabricação indiretos		
11. (–) Custo de produção do período (9+10)		
12. (+) Estoque inicial de produtos em elaboração		
13. (–) Custo de produção (11+12)		
14. (–) Estoque final de produtos em elaboração		
15. (–) Custo da produção acabada no período (13–14)		
16. (+) Estoque inicial de produtos acabados		
17. (–) Custo dos produtos disponíveis para venda (15+16)		
18. (–) Estoque final de produtos acabados		
19. (–) Custo dos produtos vendidos (17–18)		

[4] Corresponde ao valor das compras líquidas, ou seja, ao valor pago ao fornecedor acrescido ou diminuído dos valores relativos aos fatos que alteram o valor das compras. Devem ser adicionados ao valor das compras: fretes, seguros e os tributos não recuperáveis como ICMS, IPI, PIS, COFINS, Imposto de Importação, Taxas Aduaneiras etc. Devem ser excluídos do valor das compras: abatimentos sobre compras, descontos incondicionais obtidos, compras anuladas, juros embutidos nas compras a prazo, além dos tributos recuperáveis como o ICMS, IPI, PIS, COFINS etc.

nota

Para apurar o custo dos outros materiais diretos aplicados no processo de fabricação (itens 8.1 a 8.3 da DCPV), bem como o custo dos materiais indiretos aplicados (item 10.1 da DCPV), devem-se observar, para cada material, os mesmos procedimentos apresentados no caso das matérias-primas (itens 1 a 5 da DCPV).

5.6.3 EXPRESSÕES TÉCNICAS UTILIZADAS NA DCPV

Esta seção apresenta as expressões técnicas que podem ser utilizadas na DCPV.

a) **Custo das matérias-primas disponíveis (item 3 da DCPV)**

Compreende o total das matérias-primas que a empresa teve à sua disposição durante o período para aplicar na produção. É fácil entender que esse montante corresponde à soma das matérias-primas que estavam estocadas no início do período (estoque inicial de matérias-primas) com as compras efetuadas durante o mesmo período. É importante salientar que o custo das compras de matérias-primas efetuadas no período deve ser considerado o custo das compras líquidas de matérias-primas, que corresponde ao montante das compras influenciado pelos fatos que alteram os valores das respectivas compras (compras anuladas, abatimentos sobre compras, fretes e seguros sobre compras, descontos incondicionais obtidos, tributos incidentes sobre as compras e não recuperáveis e juros embutidos nas compras a prazo).

b) **Custo das matérias-primas aplicadas (item 5 da DCPV)**

Compreende o custo das matérias-primas disponíveis diminuído do somatório dos seguintes valores: custo do estoque final de matérias-primas; custo das vendas de matérias-primas; valor dos subprodutos acumulados durante o período (parte do custo dos subprodutos derivada de sobras de matérias-primas); e outros eventos que venham a reduzir o custo das matérias-primas disponíveis, como as baixas por perecimento, sinistro, furtos etc.

c) **Custo primário (item 7 da DCPV)**

Compreende os gastos com matérias-primas aplicadas mais os gastos com mão de obra direta.

d) Custo de transformação

Compreende a soma dos gastos com mão de obra (direta e indireta) e com os gastos gerais de fabricação (diretos e indiretos), aplicados na transformação dos materiais em produtos. No total deste custo, não se incluem os gastos com materiais, pois deve ser considerado somente o esforço despendido pela empresa na transformação da matéria-prima em produtos.

e) Custo de produção (fabricação) do período (item 11 da DCPV)

Compreende a soma dos custos incorridos na produção do período dentro da fábrica. Para obter este custo, basta somar os valores gastos com materiais diretos e indiretos, com mão de obra direta e indireta e com os gastos gerais de fabricação diretos e indiretos aplicados na produção do período, sem considerar o valor do estoque inicial dos produtos em elaboração.

f) Custo de produção (item 13 da DCPV)

Compreende o custo de produção do período mais o estoque inicial de produtos em elaboração.

g) Custo da produção acabada no período (item 15 da DCPV)

Compreende o custo de produção menos o estoque final de produtos em elaboração.

nota

O custo da produção acabada no período pode conter, inclusive, custos de períodos anteriores, pois pode haver unidades que foram acabadas no exercício atual, porém iniciadas no exercício anterior, as quais compunham o estoque inicial de produtos em elaboração. Não fazem parte da produção acabada os produtos que foram iniciados no presente período, mas que serão acabados em períodos futuros, os quais integram o estoque final de produtos em elaboração.

h) Custo dos produtos disponíveis para venda (item 17)

Compreende o total dos custos dos produtos que a empresa teve à sua disposição para vender durante o período. É fácil de entender que este custo corresponde ao custo dos produtos acabados que estavam em estoque no início do período adicionado ao custo da produção acabada no presente período.

5.6.4 FÓRMULA SIMPLIFICADA

Por razões de simplificação, e em face das características que envolvem o processo de fabricação, empresas industriais de pequeno e médio portes costumam considerar materiais diretos somente a matéria-prima aplicada, sendo todos os demais materiais indiretos, independentemente da possibilidade ou não de serem identificados em relação aos produtos.

Pelas mesmas razões, essas empresas costumam considerar, também, todos os gastos gerais de fabricação indiretos. Nesse caso, o custo de produção do período pode ser obtido pela seguinte fórmula:

CPP = MP + MOD + CIF

Em que:

CPP = Custo de produção do período

MP = Matéria-prima

MOD = mão de obra direta

CIF = custos indiretos de fabricação[5]

5.7 CUSTO DAS MERCADORIAS VENDIDAS

Custo das mercadorias vendidas é uma expressão utilizada nas empresas comerciais. Ela corresponde ao quanto a empresa comercial pagou aos seus fornecedores pelas mesmas mercadorias que vendeu aos seus clientes. Há que se considerar que o valor pago pela empresa comercial ao fornecedor na compra de mercadorias pode sofrer alterações em consequência de fatos que comumente ocorrem em transações dessa natureza.

Os fatos que podem provocar aumento ou diminuição nos valores originalmente pagos aos fornecedores incluem abatimentos e descontos incondicionais obtidos, fretes e seguros, juros embutidos nas compras a prazo e tributos incidentes sobre as compras, conforme eles sejam recuperáveis ou não.

[5] Compreendendo, neste caso, todos os materiais diretos e indiretos (exceto a matéria-prima), a mão de obra indireta e os gastos gerais de fabricação diretos e indiretos.

Assim, além dos fatos citados, considerando que a empresa comercial em um período pode vender toda ou parte das mercadorias adquiridas no respectivo período, bem como mercadorias adquiridas em períodos anteriores, para conhecer o custo das mercadorias vendidas em cada período, pode-se aplicar a seguinte fórmula:

CMV = EI + CL – EF

Em que:

CMV = Custo das mercadorias vendidas

EI = Custo das mercadorias que estavam em estoque no início do período

CL = Compras líquidas[6]

EF = Custo das mercadorias existentes em estoque no final do período

5.8 CUSTO DOS SERVIÇOS PRESTADOS

Custo dos serviços prestados é uma expressão utilizada nas organizações que prestam serviços a terceiros, como é o caso das organizações hospitalares, objeto dos nossos estudos. Os serviços a terceiros podem ser prestados tanto por pessoas físicas como por pessoas jurídicas.

As pessoas físicas prestadoras de serviços podem ser profissionais liberais (médicos, dentistas, enfermeiros etc.) ou profissionais autônomos (pedreiros, encanadores, eletricistas, jardineiros, motoristas etc.

As pessoas jurídicas prestadoras de serviços são as organizações que atuam nesse ramo de atividades. Essas organizações podem operar exclusivamente na prestação de serviços ou possuir uma atividade principal de fabricação ou de comercialização, por exemplo, e ainda prestar algum tipo de serviço aos seus clientes.

Entre as empresas comerciais que também prestam serviços, podemos citar aquelas que atuam no comércio de veículos e autopeças. As revendedoras de veículos, além da atividade comercial principal de revenda de veículos

[6] Corresponde ao valor das compras adicionado ou subtraído dos fatos que alteram os valores das compras, como compras anuladas, abatimentos sobre compras, fretes e seguros sobre compras, descontos incondicionais obtidos, juros embutidos nas compras a prazo, além dos tributos recuperáveis ou não.

e autopeças, também prestam serviços de revisão e manutenção nos veículos de seus clientes.

Há um grande número de empresas industriais que, além da atividade preponderante de transformação de matérias-primas em produtos, também prestam serviços a seus clientes executando montagem, cromagem, niquelagem, beneficiamento de peças, usinagem, manutenção em veículos etc.

Há, também, organizações prestadoras de serviços que paralelamente atuam em outros ramos de atividade, como é o caso de hospitais, que, além dos serviços de saúde, exercem atividades comerciais por meio de lanchonetes e restaurantes que funcionam nas dependências do hospital.

Em geral, entende-se por custo da prestação de um serviço o valor do salário e encargos do trabalhador que executou uma tarefa. Entretanto, ao prestar serviços a terceiros, o prestador dos serviços, seja ele pessoa física ou jurídica, poderá incorrer em outros gastos, que podem variar conforme a natureza dos serviços a serem prestados. Assim, o custo com a prestação de serviços, além da mão de obra, poderá envolver gastos com o uso de máquinas, ferramentas e equipamentos, com o consumo de materiais auxiliares e de limpeza, de energia elétrica, combustíveis etc.

Quando uma empresa contrata serviços de um profissional autônomo ou de outra empresa, o custo do serviço para a empresa beneficiária do serviço corresponderá ao valor pago ao prestador do serviço. No entanto, no valor recebido pelo prestador do serviço, seja ele um profissional autônomo ou uma empresa, estará embutido o custo necessário para que a tarefa seja realizada mais uma margem de lucro.

O custo dos serviços prestados pela empresa prestadora de serviços a outras pessoas físicas ou jurídicas poderá ser composto pelos mesmos elementos que compõem o custo de fabricação em uma empresa industrial, ou seja, materiais, mão de obra e gastos gerais de fabricação.

Da mesma forma, em uma organização hospitalar, o custo da prestação de um serviço poderá ser composto por esses mesmos três elementos: materiais (medicamentos e outros objetos aplicados ou consumidos durante a prestação do serviços), mão de obra (trabalho dos profissionais de saúde, como médicos, psicólogos, enfermeiros, técnicos em laboratório de análises clínicas etc.) e gastos gerais da prestação de serviços (depreciação de máquinas e equipamentos médico-hospitalares, aluguéis de imóveis ou de máquinas e equipamentos médico-hospitalares, energia elétrica etc.).

Assim, ao fixar o valor que um paciente deve pagar por ter se submetido a uma cirurgia de estômago, por exemplo, tendo permanecido internado por uma semana, o hospital estará incluindo nesse valor: gastos com medicamentos, com materiais aplicados no procedimento cirúrgico, com os serviços do pessoal envolvido (médicos, enfermeiros etc.), com o uso de equipamentos médico-hospitalares (depreciação), de apartamento e leitos (diárias de internação), energia elétrica, aluguéis etc., além de uma margem de lucro.

É evidente que nas empresas industriais, pelas próprias características que envolvem o processo de fabricação, normalmente o custo com mão de obra é inferior ao custo com materiais aplicados. Em uma indústria que atua no ramo de confecções, por exemplo, o custo com a matéria-prima e materiais secundários pode atingir até 80 ou 90% do custo total de fabricação. Já nas empresas de prestação de serviços, como ocorre nas organizações hospitalares, o gasto preponderante quase sempre é a mão de obra dos profissionais da área de saúde.

Diante do exposto, podemos concluir, conforme já afirmamos, que os critérios a serem adotados em uma empresa de prestação de serviços para calcular o custo dos serviços prestados são semelhantes aos critérios adotados para apurar o custo de fabricação em uma empresa industrial.

A empresa de prestação de serviços certamente não conterá em seu Ativo estoques de "serviços acabados". No entanto, ela poderá manter em estoque os materiais que serão consumidos ou aplicados na prestação dos serviços. Da mesma forma, essas empresas incorrerão em gastos com a depreciação de equipamentos médico-hospitalares, máquinas, computadores, veículos, leitos, bem como de outros materiais de consumo e de uso durável, comumente utilizados por essas organizações na prestação dos serviços de saúde.

Finalmente, convém salientar que, nas empresas que prestam vários tipos de serviços, será possível apurar o custo de cada um deles. As organizações hospitalares, por exemplo, pela complexidade dos serviços que prestam, devem calcular os custos de cada consulta, de cada cirurgia, de cada exame de laboratório, de cada diária (uso do apartamento ou UTI incluindo leito, lavanderia, alimentação, limpeza e outros) para poder fixar o valor a ser cobrado do cliente.

Nesse caso, da mesma forma que nas empresas industriais, ocorrerão custos diretos e indiretos em relação a cada serviço prestado. Os critérios para atribuição dos custos indiretos a cada serviço prestado pelas organizações hospitalares são semelhantes aos aplicados para rateio dos custos indiretos nas empresas industriais.

Como custos diretos normalmente incorrem a mão de obra dos profissionais de saúde que trabalharam diretamente no procedimento (médicos, enfermeiros e outros), materiais (medicamentos e outros materiais utilizados no centro cirúrgico) e gastos gerais da prestação de serviços (diárias com a internação, alimentação etc.); como custos indiretos incorrem a mão de obra dos funcionários que trabalham na enfermaria prestando serviços a todos os pacientes (como os atendentes, o pessoal da limpeza, da segurança etc.), com materiais (materiais de higiene, conservação e manutenção) e gastos gerais da prestação de serviços (energia elétrica, depreciação de equipamentos médico--hospitalares, depreciação de computadores, aluguéis etc.).

5.9 O CUSTO DA OCIOSIDADE

O **custo da ociosidade** corresponde à parcela dos custos fixos suportada pela empresa industrial ou prestadora de serviços hospitalares, por exemplo, cuja parcela deveria ter sido atribuída aos produtos que não foram fabricados ou aos serviços que não foram prestados em decorrência de a empresa estar operando abaixo da sua capacidade máxima de produção ou de prestação de serviços.

Segundo o item 13 da Norma Brasileira de Contabilidade NBC TG 16 sobre estoques, aprovada pela Resolução CFC n. 1.170/2009, e o item 15.9 da seção 13 NBC TG 1000, sobre contabilidade para pequenas e médias empresas, aprovada pela Resolução CFC n. 1255/2009, a alocação de custos fixos indiretos de fabricação às unidades produzidas deve ser baseada na capacidade normal de produção.

A **capacidade normal** é a produção média que se espera atingir ao longo de vários períodos em circunstâncias normais. Contudo, a carga dos custos fixos indiretos que deve ser atribuída aos produtos fabricados deve ser somente aquela relativa à produção real do período, que pode ser inferior à capacidade total. As normas mencionadas estabelecem, ainda, que a parcela dos custos fixos indiretos não alocada aos produtos deve ser reconhecida diretamente como despesa no período em que esses custos forem incorridos.

Vamos assumir, por exemplo, que o custo fixo de uma organização hospitalar com aluguel de um equipamento próprio para realizar exames em pacientes seja de R$ 12.000,00 por mês. Vamos considerar, também, que esse equipamento, sendo utilizado no limite máximo da sua capacidade operacional, realize 40 exames mensais de um único tipo. Nesse caso, o custo do aluguel do equipamento para cada exame realizado, quando utilizada a capacidade total de operação, será igual a R$ 300,00 (R$ 12.000,00 dividido por 40 exames).

Vamos assumir agora que, em determinado mês, por falta de matéria-prima, o equipamento tenha realizado somente 30 exames. Nesse caso, o custo do aluguel será distribuído da seguinte forma:

» Custo alocado aos 30 exames realizados = R$ 9.000,00.
» Custo da ociosidade = R$ 3.000,00.
» Custo total = R$ 12.000,00.

Observe que, segundo as normas de contabilidade mencionadas, o custo da ociosidade, que no exemplo apresentado correspondeu a R$ 3.000,00, deve ser contabilizado como despesa. Agindo desta forma, esse custo referente à parte do valor pago como aluguel do equipamento, correspondente ao momento em que o referido equipamento permaneceu ocioso, será suportado pela organização hospitalar como despesa para não onerar o custo dos 30 exames realizados.

Em outras palavras, o custo da ociosidade não deve onerar o custo de fabricação ou de prestação dos serviços exatamente para não influenciar no preço de venda da quantidade de produtos fabricados ou de serviços prestados.

É fácil compreender que as empresas normalmente não conseguem operar com sua capacidade máxima de produção – seja em função de problemas com a falta de matéria-prima, como o exemplo que acabamos de apresentar, seja por outro motivo qualquer gerado interna ou externamente (falhas técnicas no equipamento de produção, queda na demanda, falta de mão de obra especializada, de energia elétrica etc.).

Portanto, sendo o custo da ociosidade praticamente inevitável, é importante que a gerência das organizações esteja sempre alerta para orientar, criando mecanismos que inviabilizem ou reduzam as possibilidades de equipamentos ou setores produtivos operarem abaixo da sua capacidade máxima de produção ou de prestação de serviços.

5.10 O CUSTO DE OPORTUNIDADE

O **custo de oportunidade** não é exclusivo das empresas industriais nem das organizações de saúde. Ele corresponde ao valor que a organização deixa de ganhar quando opta por um investimento e não por outro.

Por exemplo, determinada organização aplicou o excesso de caixa em ouro. Trinta dias após, vendeu o metal, obtendo 2,0% de rendimentos. No mesmo período, teria ganhado 2,8% se investisse em ações da Petrobras.

O custo de oportunidade, nesse caso, foi igual a 0,8% do valor aplicado, ou seja, a organização deixou de ganhar 0,8% por ter aplicado em ouro e não em ações da Petrobras.

Nas organizações em que é comum a existência de excessos de caixa, o conhecimento do custo de oportunidade auxilia no direcionamento desses recursos para investimentos mais rentáveis.

5.11 CUSTOS E BENEFÍCIOS DA INFORMAÇÃO

Recomenda-se que, ao preparar uma informação, o gestor avalie os custos e os benefícios que ela gerará. Quando a análise das estimativas dos custos necessários para a realização de uma tarefa, seja reparadora ou inédita, indicar que esses custos serão superiores aos benefícios oferecidos por ela, deverá ser descartada. Por esse motivo, a informação derivada do gestor de uma organização deve ser sempre acompanhada de justificativas dos benefícios que ela agregará à organização.

Tratando-se de organizações com fins lucrativos, as justificativas devem evidenciar o impacto positivo que os lucros sofrerão se a nova informação for aplicada.

A adoção do controle permanente de estoques, bem como de um sistema de custeio que ofereça maior justiça na atribuição de custos aos produtos, como é o caso do sistema de custeio baseado em atividades, *Activity-Based Costing* (ABC), quando aplicado em empresas industriais, pode não ser economicamente viável para algumas organizações.

Portanto, a relação "custo/benefício" não pode ser desprezada ao se planejar alguma informação visando à tomadas de decisão dentro da organização, seja qual for o seu ramo de atividade.

ATIVIDADES TEÓRICAS

1. Responda:

1.1 O que é gasto?

1.2 O que são investimentos?

1.3 O que é custo?

1.4 O que é despesa?

1.5 O que é desembolso?

1.6 O gasto pode conter parte despesa e parte custo. Explique.
1.7 O que é custo de sustentação das instalações?
1.8 Quantos e quais são os elementos componentes do custo de fabricação?
1.9 Dos três elementos que compõem o custo de fabricação, o que são materiais?
1.10 O que é matéria-prima?
1.11 O que são materiais secundários?
1.12 O que são materiais auxiliares?
1.13 O que são materiais de embalagem como elementos integrantes do custo de fabricação?
1.14 O que é mão de obra?
1.15 O que são gastos gerais de fabricação?
1.16 O que são custos diretos de fabricação?
1.17 O que são custos indiretos de fabricação?
1.18 Cite três exemplos de custos diretos da prestação de serviços hospitalares.
1.19 Cite quatro exemplos de custos indiretos da prestação de serviços hospitalares.
1.20 O que é rateio?
1.21 O que é base de rateio?
1.22 Como podem ser classificados os custos de fabricação em relação ao volume de produção?
1.23 O que são custos fixos? Cite três exemplos.
1.24 O que são custos variáveis? Cite dois exemplos próprios de organizações hospitalares.
1.25 O que são custos mistos?
1.26 Conceitue o custo dos produtos vendidos.
1.27 O que é custo das matérias-primas disponíveis para aplicação no processo produtivo?
1.28 Em que consiste o custo das matérias-primas aplicadas no processo de fabricação?
1.29 O que é custo primário?
1.30 O que é custo de transformação?
1.31 Em que consiste o custo de produção do período?
1.32 Em que consiste o custo de produção?
1.33 Em que consiste o custo da produção acabada no período?

1.34 Em que consiste o custo dos produtos disponíveis para venda?
1.35 O que é custo das mercadorias vendidas? Apresente a fórmula para sua apuração.
1.36 O que é custo dos serviços prestados? Apresente a fórmula para sua apuração.
1.37 Cite três exemplos de custos diretos que incorrem na prestação de serviços hospitalares.
1.38 Cite três exemplos de custos indiretos que incorrem na prestação de serviços hospitalares.
1.39 O que é custo da ociosidade?
1.40 O que é custo de oportunidade?

2. Julgue se as afirmativas a seguir são falsas (F) ou verdadeiras (V):

2.1 ( ) As perdas, quando corresponderem a desperdícios normais nos processos de produção ou de prestação de serviços, integrarão os custos dos produtos ou da prestação dos serviços; quando corresponderem a gastos involuntários, anormais ou extraordinários, serão classificadas como despesas.
2.2 ( ) Em relação aos produtos fabricados, o custo pode ser direto ou indireto.
2.3 ( ) Os custos indiretos de fabricação são também denominados custos de apoio.
2.4 ( ) Os custos indiretos da prestação de serviços são aqueles de difícil identificação em relação a cada serviço prestado.
2.5 ( ) Os custos fixos, por não integrarem os produtos e por beneficiarem a fabricação de vários produtos ao mesmo tempo, são também denominados custos indiretos ou custos de apoio.
2.6 ( ) Os custos variáveis, por estarem vinculados ao volume produzido, são também denominados custos indiretos.
2.7 ( ) Os custos variáveis, por estarem vinculados ao volume produzido, são também denominados custos diretos.
2.8 ( ) Em relação ao volume de produção, alguns custos fixos podem apresentar uma parcela variável e alguns custos variáveis também podem apresentar uma parcela fixa. Daí as denominações de custos semivariáveis e custos semifixos, respectivamente.
2.9 ( ) A fórmula utilizada para apurar o custo dos produtos vendidos pode ser a seguinte: CPV = EIPA + CPAP – EFPA.

2.10 ( ) A fórmula simplificada que pode ser utilizada para apuração do custo de produção do período é a seguinte: CPP = MP + MOD + CIF.

2.11 ( ) O custo da prestação de serviços compreende somente os gastos com salários e encargos das pessoas que trabalharam direta ou indiretamente na prestação do referido serviço.

2.12 ( ) O custo dos serviços prestados por uma organização hospitalar pode ser composto pelos mesmos elementos que compõem o custo de fabricação em uma empresa industrial, ou seja, materiais, mão de obra e gastos gerais.

2.13 ( ) Os critérios para atribuição dos custos indiretos a cada serviço prestado pelas organizações hospitalares são semelhantes aos aplicados para rateio dos custos indiretos nas empresas industriais.

2.14 ( ) Em relação ao binômio "custo/benefício", é correto afirmar que, quando a análise das estimativas dos custos necessários à realização de uma tarefa, seja reparadora ou inédita, indicar que esses custos serão superiores aos benefícios oferecidos por ela, deverá ser descartada.

capítulo 6

SISTEMAS DE CUSTEIO COMO FERRAMENTAS DE GESTÃO

OBJETIVOS

Lendo este capítulo, você:

- aprenderá os principais sistemas de custeio que são utilizados como ferramenta de gestão;
- saberá analisar os custos indiretos da prestação de serviços e de fabricação;
- entenderá os mecanismos do sistema de custeio por ordem de serviço;
- saberá o que é e como se aplica o sistema de custeio departamental;
- estará apto a discutir sobre a importância da departamentalização para fins gerenciais;
- conhecerá os principais métodos de rateio aplicados ao sistema de custeio departamental;
- conhecerá com detalhes as etapas do custeio departamental pelo método da hierarquização;
- saberá o que é e como se aplica o sistema de custeio baseado em atividades (*Activity-Based Costing* – ABC);
- aprenderá o que são direcionadores de custos e de atividades aplicados ao sistema de custeio ABC;
- conhecerá um esquema técnico apropriado para a operacionalização do sistema de custeio ABC;
- entenderá o sistema de custeio direto;

- aprenderá o que é e qual é a importância do conhecimento e cálculo da margem de contribuição unitária e total;
- conhecerá o sistema de custeio-padrão e os conceitos de custo-padrão e de custo real; e
- saberá apurar e administrar as variações entre o custo-padrão e o custo real.

6.1 INTRODUÇÃO

Existem vários sistemas que podem ser utilizados para o custeamento dos produtos ou dos serviços: uns com fins específicos de alocar aos produtos ou aos serviços os custos indiretos, como ocorre, por exemplo, com o sistema de custeio departamental e com o sistema de custeio baseado em atividades (ABC); outros com fins específicos de promover a composição do custo total de fabricação dos produtos ou dos serviços, como ocorre, por exemplo, com os sistemas de custeio por absorção, direto e o RKW (que será explicado mais adiante).

Para facilitar o entendimento da composição dos custos neste estágio dos estudos, é importante lembrar que *a despesa vai para o resultado enquanto o custo vai para o produto ou para o serviço*.

Isso equivale a dizer que todo gasto que for considerado despesa não será cobrado do cliente, pois não integra o custo dos produtos fabricados e dos serviços prestados. Por outro lado, os gastos considerados custos serão cobrados dos clientes no preço dos produtos ou no preço dos serviços, já que integram os respectivos custos de fabricação ou de prestação de serviços.

Contudo, é importante esclarecer que os gastos que correspondem a custos ou despesas integrarão o custo (de fabricação ou de prestação de serviços) ou o resultado do exercício, conforme o sistema de custeio adotado. Veja a seguir os tipos de sistema de custeio.

a) **Sistema de custeio por absorção**

   Esse sistema de custeio contempla como custo de fabricação ou de prestação de serviços todos os custos incorridos no processo de fabricação ou de prestação de serviços do período, sejam eles diretos (variáveis) ou indiretos (fixos). Nesse caso, somente as despesas integrarão o resultado do exercício.

Esse sistema de custeio é o oficial, ou seja, aquele adotado por todas organizações brasileiras para o registro e a apuração do custo de fabricação ou de prestação dos serviços e dos resultados. É aprovado pelo fisco (legislação tributária), pela legislação comercial e societária e, também, pelas normas internacionais de contabilidade, fundamentando as demonstrações contábeis oficiais que são elaboradas para atender os usuários externos da organização.

Em relação aos custos indiretos de fabricação ou de prestação de serviços, o sistema de custeio por absorção dá guarida tanto ao sistema de custeio departamental, explicado na Seção 6.4, quanto ao sistema ABC, explicado na Seção 6.5.

b) **Sistema de custeio direto ou variável**

Esse sistema contempla como custo de fabricação ou de prestação de serviços somente os custos diretos ou variáveis. Nesse caso, os custos indiretos integram o resultado junto com as despesas.

Por contemplar apenas parte dos custos incorridos na fabricação ou na prestação de serviços, esse sistema não é aceito pelo fisco brasileiro para direcionar a contabilização dos custos incorridos aos produtos ou aos serviços. A inclusão da carga de custos indiretos, juntamente com as despesas, onera o resultado.

Nos períodos em que a empresa industrial ou a empresa de prestação de serviços vender toda a produção iniciada e concluída no mesmo período, isto é, quando no final do período não restarem produtos em processo de elaboração nem serviços para serem concluídos no período seguinte, o resultado não será afetado, seja qual for o sistema adotado (absorção ou direto).

Contudo, quando parte da produção ou dos serviços prestados, por não ter sido concluída no período, for ativada, a adoção desse sistema implicará estoques e lucro líquido subavaliados. É por esse motivo que a adoção desse sistema de custeio fica restrita apenas a fins gerenciais.

Optando pelo custeio direto, a entidade contabilizará o custo de fabricação de seus produtos ou da prestação dos seus serviços de duas maneiras: pelo sistema por absorção, que é obrigatório para atender ao fisco e às exigências das leis societárias e comercial, e pelo sistema de custeio direto, que é optativo, em que a análise da composição do custo unitário de cada produto fabricado ou de cada serviço prestado contemplará somente os custos variáveis (diretos).

Portanto, as entidades devem, além de apurar seus custos pelo sistema de absorção, apurar seus custos pelo sistema de custeio direto, praticando-o extracontabilmente, uma vez que esse sistema de custeio possibilita o conhecimento da margem de contribuição que cada produto e serviço oferece para cobrir os demais custos, despesas e margem de lucro. Na Seção 6.6.2, trataremos da margem de contribuição.

c) **Sistema de custeio RKW**

O sistema de custeio RKW (*Reichskuratorium für Wirtschaftlichkeit*), criado por um órgão governamental da Alemanha, contempla como custo dos produtos todos os custos e as despesas incorridas no período. No Brasil, contabilmente é inviável a adoção desse sistema uma vez que fere tanto o regime contábil de competência como também se incompatibiliza com a legislação tributária.

6.2 ANÁLISE DOS CUSTOS INDIRETOS

Os **custos indiretos de fabricação** ou **custos indiretos de prestação de serviços** (CIF ou CIPS) compreendem os gastos com materiais, mão de obra e gastos gerais de fabricação ou de prestação de serviços aplicados indiretamente na fabricação dos produtos ou na prestação dos serviços.

Uma das características dos custos indiretos é beneficiar a fabricação de vários produtos ou a prestação de vários serviços ao mesmo tempo, motivo pelo qual, na maioria dos casos, torna-se difícil uma identificação segura de suas quantidades e valores em relação a cada unidade de produto fabricada ou a cada unidade de serviço prestado.

Conforme vimos, o custo de fabricação pode ser direto ou indireto em relação aos produtos. Vimos também que os custos diretos compreendem todos os gastos com materiais, mão de obra e gastos gerais de fabricação (ou gastos gerais de prestação de serviços) incorridos no processo de fabricação ou de prestação de serviços, cujas quantidades e valores possam ser facilmente identificados em relação aos produtos fabricados e aos serviços prestados. Por esse motivo, o contabilista que trabalha na área de custos não encontra dificuldade na atribuição desses custos aos produtos e aos serviços.

É evidente que, em alguns casos, como ocorre especialmente com os materiais, ainda que integrem o produto ou sejam aplicados diretamente na prestação dos serviços, os custos são tratados como se fossem indiretos por razões práticas. Assim, para atribuir esses custos aos produtos e aos serviços, há necessidade de efetuar cálculos ou de definir uma boa base de rateio, como ocorre, por exemplo, com os aviamentos nas indústrias de confecções.

Embora esses materiais classificados como secundários integrem os produtos e seja fácil prever quantos botões, zíperes, colchetes, linha etc. serão gastos na fabricação de cada produto, pelo pequeno valor que representam em relação aos demais custos diretos e também pela grande quantidade movimentada, os controles para identificação do consumo real por unidade ficam tão onerosos que é preferível levantar os valores gastos de forma estimada.

Algumas indústrias do ramo de confecções chegam a fabricar mais de 500 tipos de peças de vestuário, com produção mensal de mais de 1 milhão de unidades. Há casos dessa natureza em que os resultados obtidos por meio de controles minuciosos não diferem daqueles obtidos por meio de cálculos mais racionais, incentivando, então, o tratamento de alguns custos diretos como se fossem indiretos.

Em muitos casos, mesmo sendo fácil a identificação em relação aos produtos e aos serviços, a atribuição de certos custos diretos requer a adoção de critérios de rateio. No entanto, isso não causa embaraço algum aos profissionais que trabalham na área de custos.

Em relação à atribuição dos custos indiretos, os procedimentos não são tão simples assim. Na verdade, a identificação dos custos indiretos em relação aos produtos e aos serviços é o grande desafio do contabilista que atua na área de custos. As preocupações surgem desde o momento da separação dos gastos que deverão ser classificados em despesas ou custos daqueles que deverão ser ativados.

Já foi comentado que os gastos que devem ser ativados são aqueles efetuados na compra de bens de uso (Ativo Imobilizado), de bens de troca (mercadorias) e de bens de consumo (materiais para serem aplicados no processo de fabricação ou de prestação de serviços, ou, ainda, para serem consumidos nas diversas áreas de atividades da organização), bem como na compra de títulos e valores mobiliários ou de outros bens classificáveis como investimentos permanentes, de curto ou de longo prazo.

Há, ainda, os gastos em despesas do exercício seguinte (Ativo Circulante). Esses gastos poderão ser transformados em despesas ou em custos por meio das depreciações, amortizações, exaustões ou apropriações.

Assim, em relação aos gastos que devem ser classificados como despesas ou custos, há que se considerar:

- aqueles gerados definitivamente como despesas;
- aqueles gerados definitivamente como custos;
- aqueles que, depois de ativados, se transformam em despesas ou em custos; e
- aqueles que, depois de ativados ou no momento em que são gerados, possuem parte despesa e parte custo.

Suponhamos, para exemplificar, uma empresa industrial estabelecida em imóvel onde operam suas áreas administrativa, comercial, financeira e de produção. Suponhamos, também, que vários gastos, em decorrência do imóvel único, sejam comuns às três áreas da empresa, como aluguel, condomínio, IPTU, energia elétrica, água e esgoto, telefone, segurança etc., e que a empresa fabrique dezenas de produtos diferentes, sob encomenda e em série. Ainda, os processos de fabricação dos seus produtos variam exatamente em função das características de cada produto (tipo e volume de material, horas-máquina, horas-homem etc.).

Assim, em relação a esses gastos, a primeira preocupação será identificar as parcelas a serem consideradas como despesa administrativa, despesa com vendas, despesas financeiras e como custos.

Na segunda etapa, a parcela dos gastos selecionada como custos precisará ser rateada aos produtos, na proporção em que cada processo de fabricação tenha sido beneficiado por eles.

Há determinados segmentos de industrialização em que a segregação dos custos indiretos aos produtos envolve cálculos tão engenhosos e onerosos que a relação "custo-benefício" aponta para a adoção do sistema de custeio direto para fins gerenciais. É evidente que, nesses casos, a organização manterá, para fins fiscais e societários, o registro do custo pelo sistema por absorção, porém tomará suas decisões internas fundamentando-se no custo direto.

No sistema de custeio direto, são considerados como custo somente os gastos que sejam facilmente identificáveis em relação a cada produto fabricado, sendo os custos indiretos tratados juntamente com as despesas.

Entretanto, a adoção do custeio direto requer o uso da contribuição marginal, além do controle gerencial dos custos de fabricação que sobreponham o controle minucioso realizado por meio da contabilidade de custos.

A **contribuição marginal** é a diferença entre o preço de venda unitário e o custo variável unitário. Ela revela o quanto cada unidade de produto vendida contribui para cobrir os custos e despesas fixas e a margem de lucro. Veja mais detalhes na Seção 6.6.2.

Tecnicamente, a segregação dos gastos com a produção em diretos e indiretos é fator de grande importância, revelando informações precisas acerca da composição do custo de fabricação e da prestação de serviços. Essas informações são úteis não só sob o ponto de vista mercadológico como também do ponto de vista fiscal e, principalmente, gerencial.

Quando a empresa conhece o custo real de fabricação e de prestação de serviços de cada unidade produzida e de cada serviço prestado, as decisões são tomadas com bases mais sólidas em benefício da saúde patrimonial econômica e financeira da entidade.

Imagine uma empresa que esteja com sua produção sobrecarregada, utilizando sua capacidade máxima de produção em três turnos diários, sobrecarregando não só os equipamentos de produção como também o pessoal com horas extras excessivas, além de outras ocorrências que estejam trazendo como consequências o descumprimento de prazos na entrega de produtos e na conclusão de serviços e a queda na qualidade de seus produtos e serviços.

Nesse caso, não havendo interesse de expandir o negócio e decidindo a direção, após estudos, pela redução do volume de produção e de prestação de serviços, um dos fatores de maior peso será exatamente o conhecimento do custo real de fabricação e de prestação de serviços de cada produto e serviço, bem como a sua margem de contribuição em relação à receita global. Assim, será possível decidir corretamente acerca dos produtos ou grupos de produtos e dos serviços ou grupos de serviços que devam ter seus processos de produção descontinuados, sem causar colapso para a empresa.

No momento da redução do volume de produção ou de prestação de serviços, deve-se optar sempre, em primeiro lugar, pela eliminação dos produtos e dos serviços menos rentáveis, embora outros aspectos também precisem ser relevados, por exemplo, o consumo de materiais e o uso de maior número de horas-máquina ou de horas-homem. Há casos em que produtos ou serviços com pequena margem de lucro, ou mesmo sem margem de lucro alguma, precisam continuar sendo fabricados e prestados para que a empresa possa garantir a permanência de bons clientes que, em busca desses produtos e serviços, adquirem quantias expressivas de outros que oferecem maior lucratividade.

Portanto, o conhecimento detalhado da composição dos elementos integrantes do custo real de fabricação de cada unidade produzida e de prestação de serviços de cada serviço prestado é fator de grande importância nas tomadas de decisão, não só nos casos de descontinuidade de parte da produção e de prestação de serviços, mas principalmente na expansão do negócio.

Conforme comentamos, para conhecer o custo real dos produtos fabricados e dos serviços prestados, o grande desafio do contabilista de custos está exatamente na escolha da maneira mais justa possível de atribuir os custos indiretos aos produtos e aos serviços, uma vez que a atribuição dos custos diretos não lhe causa embaraços.

Não existe regra fixa que se possa adotar em toda e qualquer situação, exatamente em decorrência das características que podem envolver tanto os custos indiretos quanto os processos de fabricação e de prestação de serviços. Assim, deve-se escolher sempre o melhor critério que, mesmo estimado ou arbitrado, possibilite a atribuição dos custos indiretos aos produtos e aos serviços da maneira mais justa possível.

Mesmo diante da infinidade de bases de rateio disponíveis que podem ser adotadas, haverá sempre uma dose de subjetivismo na escolha desse ou daquele critério. Por esse motivo, antes de definir os critérios a serem adotados para atribuição dos custos indiretos aos produtos e aos serviços, o profissional responsável deve ter pleno domínio de todo o mecanismo que envolve o processo de fabricação e de prestação de serviços, bem como das características de cada produto fabricado e de cada serviço prestado pela empresa na qual trabalha.

Um critério adotado com sucesso em uma empresa pode não ser o ideal para outra, ainda que elas fabriquem produtos ou prestem serviços iguais, devido às circunstâncias que envolvem cada um dos processos de fabricação e de prestação de serviços.

É sempre conveniente relembrar que existem duas etapas de rateio em relação aos custos indiretos. Na primeira, segregam-se em despesas e custos indiretos os gastos no momento em que são gerados ou depois de anteriormente ativados. Na segunda, atribuem-se os custos indiretos aos produtos ou aos serviços. Em qualquer uma dessas etapas, antes de definir a melhor base para rateio, é sempre conveniente que sejam estudadas todas as possibilidades existentes para adotar aquela que ofereça a menor margem de erro possível. Podem ser utilizadas bases já consagradas, embora cada caso em particular deva sugerir a criação de bases mais adequadas.

Algumas das bases de rateio mais utilizadas para a segregação do gasto em despesa e custo são:

- a área ocupada para os gastos com aluguel e IPTU;
- o número de atendimentos (ou de funcionários) para os gastos com assistência médica e ambulatorial;
- o número de funcionários para o gasto com água e esgoto; e
- a área de iluminação para os gastos com energia elétrica que não seja aplicada diretamente nas máquinas e equipamentos de produção ou de prestação de serviços etc.

Na etapa de atribuição dos custos indiretos aos produtos e aos serviços, o estudo deve ser ainda mais cuidadoso, uma vez que cada processo de fabricação ou de prestação de serviços poderá sugerir uma base de rateio específica.

É importante destacar que existem bases de rateio já consagradas para a atribuição de custos indiretos a departamentos e para a atribuição de custos aos produtos ou serviços prestados.

Apenas para completar nosso raciocínio, nesta etapa, algumas das bases de rateio mais consagradas para o rateio de custos indiretos nas organizações hospitalares são:

a) Para o rateio de custos indiretos aos departamentos

- **Água**: número de empregados lotados no departamento.
- **Aluguel**: área ocupada pelo departamento.
- **Energia elétrica**: área ocupada pelo departamento ou potência instalada.
- **Gastos gerais indiretos**: gastos gerais diretos ou custo primário.
- **Manutenção**: área ocupada ou número de ordens de serviço atendidas.
- **Material de expediente**: número de requisições efetuadas pelo departamento.
- **Material de limpeza**: área ocupada pelo departamento.

- **Seguros**: área ocupada pelo departamento.
- **Telefones**: quantidade de ramais existentes no departamento.

b) Para o rateio dos custos indiretos aos serviços

- **Depreciação**: horas-máquina, horas-homem ou número de operações.
- **Lavanderia**: número de peças lavadas.
- **Mão de obra indireta**: mão de obra direta ou custo primário.
- **Materiais indiretos**: medicamentos (materiais diretos) ou custo primário.
- **Refeições**: número de refeições.

É importante destacar que há um esforço permanente entre os contadores de custos e gestores das organizações em geral, especialmente daqueles que atuam no ramo de indústria e de prestação de serviços, no sentido de encontrar medidas que viabilizem a atribuição dos custos indiretos aos produtos e aos serviços da forma mais justa possível.

Assim, ao longo do tempo, vários sistemas de custeio vêm sendo criados e aplicados. O custeio departamental, por exemplo, representa uma das formas mais corretas e seguras de atribuir grande parte dos custos indiretos aos produtos e aos serviços (esse assunto será tratado na Seção 6.4). Já o sistema de custeio ABC, que consiste na atribuição dos custos indiretos aos produtos com base em atividades, em muitos casos se revela como uma forma mais justa de atribuição dos custos indiretos aos produtos, podendo ser aplicado em conjunto com o custeio departamental. Esse assunto será tratado na Seção 6.5.

6.3 CUSTEIO POR ORDEM DE SERVIÇO

A produção por ordem é aquela que se caracteriza pelo controle dos custos de fabricação ou de prestação de serviços por meio de ordens de serviços (OS). Esse sistema de custeio é indicado para a atribuição de custos aos serviços prestados pelas organizações hospitalares, pois possibilita o controle individualizado dos custos de cada serviço prestado.

Quando um paciente é internado para ser submetido a procedimentos de saúde em um hospital, deve ser aberta uma ordem de serviço, na qual serão acumulados todos os custos incorridos durante o procedimento médico com materiais, mão de obra e gastos gerais.

A critério da organização, os custos dos serviços prestados poderão ser controlados extracontabilmente, mediante anotações nas próprias fichas de serviço (manual ou por processamento eletrônico de dados) ou por meio da contabilidade.

Se a opção para o controle for extracontábil, a contabilidade se limitará ao registro dos dados contidos nas respectivas ordens de serviço por ocasião da conclusão dos procedimentos médicos necessários ou no final do mês, caso o paciente continue internado recebendo cuidados médicos, para que possa compor o custo dos serviços que ainda não tiveram seus processos encerrados. Em qualquer dos casos (serviço concluído ou em processo), para o registro contábil, bastará coletar os dados devidamente anotados nas respectivas ordens de serviços.

Se a opção para o controle for pelo acompanhamento do custo por meio da contabilidade, no momento em que for aberta a ordem de serviço, também será aberta no sistema uma conta para receber os registros dos custos do referido serviço. Nesse caso, simultaneamente aos registros nas fichas extracontábeis, se houver, serão procedidos os registros contábeis na respectiva conta, de modo que se tenha a posição do custo devidamente registrado pela contabilidade a qualquer momento.

nota

Com o advento do computador, que revolucionou todos os setores das atividades humanas a partir do final do século XX, são facilmente encontrados no mercado *softwares* de alta complexidade capazes de realizar os controles dos custos dos serviços hospitalares, conjugando-os com os registros contábeis da organização com muito mais eficiência, segurança e rapidez que os sistemas tradicionais antes utilizados.

A evolução tecnológica possibilitou obter informações e detalhes até então inimagináveis com incomparável velocidade. Contudo, os fundamentos que norteiam os atuais controles efetuados por meio da informática guardam as mesmas características supracomentadas.

Como é do conhecimento de todos, todas as organizações, inclusive as hospitalares, mantêm em suas estruturas um departamento (núcleo de processamento de dados) devidamente provido de equipamentos e profissionais altamente especializados em informática com *softwares* e outros aparatos que possibilitam a manutenção do controle interno e da realização de uma infinidade de tarefas e procedimentos médico-hospitalares.

Na produção por ordem, o registro dos custos diretos não oferece dificuldades, uma vez que a organização hospitalar sempre desenvolverá mecanismos que permitam a plena identificação desses custos em relação a cada serviço prestado, salvo quando optar pelo sistema de inventário periódico, situação em que os custos serão lançados nos controles contábeis de forma englobada.

Quando os procedimentos médicos forem concluídos antes do término do mês, momento em que o total dos custos indiretos da organização ainda não é conhecido, pode-se adotar o custo indireto estimado ou o padrão, procedendo--se aos ajustes após o fechamento do mês.

Nos casos em que os serviços ainda não tenham seus processos devidamente concluídos após o encerramento do mês, bastará, então, consultar os registros contábeis efetuados nas contas próprias para incluí-los no custo do estoque final de serviços em elaboração.

6.4 CUSTEIO DEPARTAMENTAL

6.4.1 CONCEITO

Custeio departamental é um sistema de atribuição de custos indiretos aos produtos ou aos serviços, por meio de departamentos. **Departamentos** são divisões, seções ou setores que compõem uma organização. Veja, a seguir, exemplos de departamentos que podem ser encontrados nas organizações hospitalares em geral:

a) **Departamentos da área administrativa**

- Cobrança.
- Comunicações.
- Conservação e reparo.
- Contas a pagar.
- Contas a receber.
- Controladoria.

- Controle de materiais.
- Diretoria administrativa.
- Núcleo de processamento de dados.
- Recursos Humanos (RH).
- Serviço de estatística.
- Transporte.

b) Departamentos da área comercial

- Faturamento.
- Crediário.
- Lanchonete.
- Marketing.
- Recebimento de medicamentos.
- Recebimento de materiais.
- Suprimentos (compras).
- Vendas.

c) Departamentos da área produtiva (prestação de serviços)

- Almoxarifado.
- Ambulatório.
- Banco de sangue.
- Centro cirúrgico.
- Eletrocardiologia.
- Eletroencefalografia.
- Enfermaria.
- Farmácia.
- Internação adulta.
- Internação infantil.
- Laboratório de análise.
- Lavanderia.
- Odontologia.
- Oftalmologia.
- Pronto-socorro.
- Sala de parto.
- Serviço social.

- Serviços de enfermagem.
- Serviços de fisioterapia.
- Serviços de nutrição
- Serviços de radiologia.
- Serviços de reabilitação.
- Serviços de tomografia.
- Unidade de Tratamento Intensivo (UTI) Cirúrgica.
- Unidade de Tratamento Intensivo (UTI) Neonatal.

Para a contabilidade de custos, o departamento é a menor unidade administrativa da organização, composta por pessoas e bens, capaz de realizar tarefas homogêneas. Para realizar suas tarefas, os departamentos geram gastos que poderão ser classificados tanto como despesas quanto como custos.

Você já sabe que os custos vão para os serviços (integram o montante que será cobrado do cliente – custo mais margem de lucro = preço do serviço prestado) e as despesas vão para o resultado (o montante das despesas incorridas no período será subtraído do montante das receitas realizadas no mesmo período para conhecer o lucro ou o prejuízo apurado pela organização).

Quando os gastos gerados nos departamentos beneficiam a produção de bens ou a prestação de serviços, eles são classificados como custos. Por esse motivo, esses departamentos são também denominados "centros de geração de custos" ou, simplesmente, "centros de custos".

Cada departamento corresponde a um centro de custos, embora possam existir centros de custos que não correspondam a departamentos. Um departamento poderá, ainda, ser subdividido em mais de um centro de custos, desde que essa subdivisão seja economicamente viável, permitindo melhor apropriação dos custos indiretos a cada ordem de serviço.

Os gastos comuns a vários departamentos, como ocorre com o aluguel e com a energia elétrica, por exemplo, podem ser inicialmente acumulados em um centro de custo próprio para que sejam posteriormente rateados aos diversos departamentos da organização.

Na área de prestação de serviços, para facilitar a atribuição dos custos diretos e especialmente dos indiretos a cada ordem de serviço trabalhada, pode-se criar mais de um centro de custos em um só departamento.

Imagine um departamento de apoio de um hospital com os seguintes equipamentos médico-hospitalares: mamógrafo com comando simples; raios X com até 100 mA; raios X de 100 a 500 mA; raios X com mais de 500 mA;

raios X com fluoroscopia; raios X odontológico extraoral; raios X odontológico intraoral; raios X para densitometria óssea; raios X para hemodinâmica; ressonância magnética e tomógrafo computadorizado.

Esses equipamentos, como se pode observar, são apropriados para realizar vários tipos de exames, gerando gastos diferentes e sendo operados por profissionais especializados, com carga horária e salários também diferentes.

Imagine, agora, que 50 pacientes passaram em um só dia por esse departamento e utilizaram todos os equipamentos, sendo que uma parte utilizou 80% deles, outra utilizou 50% deles e outra utilizou um, dois ou três deles. Nesse caso, o departamento deverá ser subdividido em vários centros de custos, segregando máquinas e pessoas conforme suas importâncias, para que os custos indiretos gerados em função de cada equipamento possam ser atribuídos ao custo dos serviços prestados ao paciente que foi realmente beneficiado por ele.

O centro de custos é, portanto, a menor unidade da organização hospitalar, considerada para fins de acumulação de custos; por ser fictícia, não corresponde à unidade administrativa, embora possa coincidir com ela.

Então, o que é correto? Denominar o centro de geração de custos "centro de custos" ou "departamento"?

Como o sistema em estudo é conhecido como "sistema de custeio departamental", ficou convencionado tratar os centros de geração de custos como departamentos.

É importante atentar para o fato de que há departamentos nos quais todos os gastos correspondem somente a custos, outros nos quais todos os gastos correspondem somente a despesas e, ainda, outros nos quais parte dos gastos poderá corresponder aos custos e às despesas.

Para o sistema de custeio departamental, interessam somente os departamentos nos quais são gerados gastos que correspondam a custos. Em outras palavras, para o sistema de custeio departamental, os departamentos integrantes da estrutura de uma organização hospitalar cujos gastos correspondam somente a custos, ou que parte deles correspondam a custos e parte a despesas, são segregados em dois grupos: departamentos produtivos e departamentos auxiliares ou de apoio.

Os **departamentos produtivos** são aqueles que estão situados na área de prestação de serviços e desenvolvem as atividades-fim da organização hospitalar, isto é, aqueles onde são realizadas as tarefas que justificam os objetivos finais da organização. Em cada um desses departamentos são gerados, em relação aos serviços, custos diretos e também custos indiretos, os quais serão atribuídos somente aos serviços que forem realizados no respectivo departamento. Os custos diretos serão atribuídos aos serviços sem grandes complicações, conforme já estudamos, enquanto os custos indiretos serão atribuídos aos serviços por meio de rateio, adotando-se medidas estimadas.

Os **departamentos auxiliares**, também denominados **departamentos de apoio**, são aqueles que desenvolvem as atividades-meio da organização hospitalar, isto é, aqueles onde são realizadas as tarefas que ajudam a organização hospitalar a realizar suas atividades-fim. Tais departamentos encontram-se em todas as áreas de atuação da organização hospitalar e prestam serviços para toda a organização, inclusive para os departamentos produtivos.

Os custos gerados nos departamentos auxiliares, por não serem facilmente identificados em relação aos serviços prestados, são rateados por meio de critérios estimados para os departamentos produtivos para que, posteriormente, também sejam atribuídos aos serviços prestados por critérios estimados.

É importante destacar que, pelas características que envolvem as organizações de saúde, existem vários departamentos auxiliares, especialmente os localizados na área de prestação de serviços da organização hospitalar, cujos serviços são realizados com a presença dos pacientes. É o caso, por exemplo, dos departamentos de eletrocardiologia, eletroencefalografia, serviços de fisioterapia, serviços de reabilitação e outros.

Sempre que for possível identificar o paciente beneficiado pelos serviços dos departamentos auxiliares, os custos correspondentes serão atribuídos diretamente a eles. Contudo, a maior parte dos custos gerados nesses departamentos, conforme já explicado, é composta por custos indiretos, e a melhor maneira de rateá-los aos serviços é por meio da departamentalização.

Nesse mecanismo, inicialmente identificam-se todos os custos indiretos gerados em cada departamento, acumulando-os nos respectivos centros de custos. Em seguida, os custos acumulados nos departamentos auxiliares são transferidos para outros departamentos auxiliares e/ou para os departamentos produtivos. Depois que todos os custos indiretos estiverem devidamente alocados nos departamentos produtivos, eles serão transferidos aos serviços.

A seguir são apresentados exemplos de departamentos que podem ser encontrados nas organizações hospitalares em geral, devidamente segregados em produtivos e auxiliares. Note que são os mesmos departamentos apresentados anteriormente, que foram segregados em três áreas: administrativa, comercial e produção. Agora, os departamentos serão divididos em dois grupos: produtivos e auxiliares.

a) Departamentos produtivos

- Ambulatório.
- Centro cirúrgico.
- Enfermaria.
- Internação adulta.
- Internação infantil.
- Odontologia.
- Oftalmologia.
- Pronto-socorro.
- Sala de parto.
- Unidade de Tratamento Intensivo (UTI) Cirúrgica.
- Unidade de Tratamento Intensivo (UTI) Neonatal.

b) Departamentos auxiliares (ou de apoio)

- Almoxarifado.
- Banco de sangue.
- Conservação e reparo.
- Controle de materiais.
- Eletrocardiologia.
- Eletroencefalografia.
- Farmácia.
- Laboratório de análise.
- Lanchonete.
- Lavanderia.
- Núcleo de processamento de dados.
- Recebimento de materiais diversos.
- Recebimento de medicamentos.
- Recursos Humanos (RH).
- Serviço social.
- Serviços de enfermagem.
- Serviços de fisioterapia.
- Serviços de nutrição.
- Serviços de radiologia.
- Serviços de reabilitação.
- Serviços de tomografia.
- Suprimentos (compras).

6.4.2 A IMPORTÂNCIA DA DEPARTAMENTALIZAÇÃO PARA FINS GERENCIAIS

O custo da prestação de serviços é atribuído aos serviços em duas etapas. A primeira etapa é a atribuição dos custos diretos. Por meio de controles extracontábeis, é possível conhecer os valores gastos com materiais, mão de obra e gastos gerais da prestação dos serviços que foram aplicados diretamente na prestação de cada unidade, lote, grupo ou família de serviços prestados.

A segunda etapa é a atribuição dos custos indiretos. Os gastos com materiais, mão de obra e gastos gerais incorridos na prestação dos serviços, que beneficiam a prestação de vários serviços ao mesmo tempo, são rateados aos serviços por meio de critérios subjetivos que podem ser estimados ou arbitrados.

Enquanto os custos diretos são gerados especificamente na área de produção (ou de prestação dos serviços), os custos indiretos podem ter origem não só na área de produção, como também nas demais áreas de atividades da organização.

Os custos indiretos da prestação dos serviços, incorridos em um mês e que beneficiam todos os serviços prestados no referido período, devem ser rateados a todos eles indistintamente. Entretanto, os custos indiretos que beneficiaram a prestação de parte dos serviços devem ser rateados somente para os serviços cujos processos tenham sido beneficiados por eles.

6.4.2.1 Exemplo prático de departamentalização

Vamos considerar que uma organização hospitalar, em determinado mês, tenha atendido apenas a dois pacientes que ficaram internados para receber procedimentos médicos diferentes durante 30 dias. Vamos assumir, também, que os custos diretos dos serviços prestados foram de R$ 250.000,00 para o paciente A e de R$ 200.000,00 para o paciente B.

Nesse caso, os custos indiretos foram de R$ 80.000,00, incorridos somente nos 10 departamentos auxiliares, sendo R$ 8.000,00 em cada um. Além disso, vamos assumir que o paciente A tenha sido beneficiado pelos serviços de todos os departamentos, enquanto o paciente B tenha se beneficiado dos serviços de 50% deles.

Considerando que, para fins de atribuição dos custos indiretos aos serviços prestados a cada paciente, tenha sido fixado o tempo de permanência do paciente no hospital, veja como ficará o custo da prestação dos serviços sem departamentalização e com departamentalização.

CASO 1 – SEM DEPARTAMENTALIZAÇÃO

Tendo em vista que o tempo de permanência do paciente no hospital foi fixado como base para rateio dos custos indiretos e, sendo esse tempo de 30 dias para cada um, concluímos que os custos indiretos serão rateados na proporção de 50% para cada paciente. Assim, teremos:

a) Custo dos serviços prestados ao paciente A

- Custos diretos: R$ 250.000,00.
- (+) Custos indiretos: 50% de R$ 80.000,00 = R$ 40.000,00.
- Custo total = R$ 290.000,00.

b) Custo dos serviços prestados ao paciente B

- Custos diretos: R$ 200.000,00.
- (+) Custos indiretos: 50% de R$ 80.000,00 = R$ 40.000,00.
- Custo total = R$ 240.000,00.

Vamos assumir, finalmente, que a organização tenha como meta cobrar de cada paciente uma margem de lucro igual a 20% sobre o valor a ser faturado (preço de venda do serviço prestado).

Considerando, então, que o preço dos serviços a ser cobrado do paciente é composto pelo custo somado à margem de lucro, e sendo a margem de lucro igual a 20% do preço, concluímos que o custo total corresponde a 80% do valor a ser cobrado do paciente. Assim, é possível calcular o preço de venda do serviço por meio da regra de três. Acompanhe:

Paciente A

80% = R$ 290.000,00

100% = X

Logo, 100 x R$ 290.000,00/80 = R$ 362.500,00

Agindo da mesma forma, o preço a ser cobrado do paciente B será de R$ 300.000,00. Portanto, a receita total (R$ 362.500,00 + R$ 300.000,00) será de R$ 672.500,00.

CASO 2 – COM DEPARTAMENTALIZAÇÃO

a) Custo dos serviços prestados ao paciente A

Considerando que o paciente A utilizou os serviços dos 10 departamentos auxiliares, porém dividiu a metade dos custos de 5 departamentos com o paciente B, teremos:

- Custos diretos: R$ 250.000,00.
- (+) Custos indiretos: 100% de 5 departamentos = 5 x R$ 8.000,00 = = R$ 40.000,00.
- (+) Custos indiretos: 50% de 5 departamentos = 5 x R$ 4.000,00 = = R$ 20.000,00.
- Custo total = R$ 310.000,00.

b) Custo dos serviços prestados ao paciente B

Considerando que o paciente B utilizou os serviços de apenas 5 dos 10 departamentos auxiliares, tendo dividido o custo em 50% com o paciente A, teremos:

- Custos diretos: R$ 200.000,00.
- (+) Custos indiretos: 50% de 5 departamentos = 5 x R$ 4.000,00 = = R$ 20.000,00.
- Custo total = R$ 220.000,00.

Os cálculos para encontrar o valor da margem de lucro e do preço de venda para cada paciente são semelhantes aos procedimentos do caso A. Veja no quadro-resumo a seguir as informações completas.

Serviços	Custo	Lucro	Preço de Venda
Sem departamentalização			
Serviço A	R$ 290.000,00	R$ 72.500,00	R$ 362.500,00
Serviço B	R$ 240.000,00	R$ 60.000,00	R$ 300.000,00
Totais	R$ 530.000,00	R$ 132.500,00	R$ 662.500,00
Com departamentalização			
Serviço A	R$ 310.000,00	R$ 77.500,00	R$ 387.500,00
Serviço B	R$ 220.000,00	R$ 55.000,00	R$ 275.000,00
Totais	R$ 530.000,00	R$ 132.500,00	R$ 662.500,00

Examinando o quadro, é possível observar que os resultados finais para a organização hospitalar não se alteram aplicando-se ou não o custeio departamental. O custo total, o lucro total e a receita total são os mesmos, aplicando-se ou não a departamentalização. Entretanto, com a departamentalização, o custo da prestação dos serviços é atribuído a cada serviço de forma mais justa. Observe que, sem a departamentalização, o paciente B foi prejudicado, pagando por serviços que não utilizou, enquanto o paciente A foi beneficiado, pagando menos do que deveria.

Portanto, a grande vantagem da aplicação do sistema de custeio departamental é possibilitar que os custos indiretos incorridos na prestação dos serviços sejam atribuídos aos serviços de forma mais justa.

A margem de erro na atribuição dos custos indiretos aos serviços é bem menor quando se adota o custeio departamental.

6.4.3 MÉTODOS DE RATEIO

O método de rateio pode ser feito de três maneiras diferentes, as quais serão apresentadas a seguir.

a) **Método direto**

Por este método, os custos gerados nos departamentos auxiliares (ou de apoio) são rateados diretamente para os departamentos produtivos beneficiados pelos serviços prestados pelos respectivos departamentos de apoio. Assim, os departamentos de apoio não recebem custos de outros departamentos de apoio, ainda que tenham sido beneficiados pelos serviços de alguns deles.

b) **Método algébrico ou da reciprocidade**

Por este método, reconhece-se a reciprocidade dos serviços prestados entre todos os departamentos. A partir dele, um departamento de apoio poderá receber, por transferência, parte do custo do próprio departamento que foi transferido para outro. Recomenda-se evitar o seu uso, uma vez que ele incentiva a distribuição reflexiva.

c) **Método da hierarquização ou dos degraus**

Consiste em fixar uma ordem de prioridade entre os departamentos de apoio. A partir dessa hierarquização, rateiam-se os custos gerados nos departamentos de apoio entre todos os departamentos, sejam de apoio ou produtivos.

A hierarquia deve ser observada apenas entre os departamentos auxiliares, uma vez que os departamentos produtivos, embora integrem a relação dos departamentos, figurarão logo em seguida aos departamentos de apoio, pois eles somente receberão custos indiretos e não transferirão para outros departamentos. Os custos acumulados nos departamentos produtivos serão, posteriormente, transferidos diretamente para as ordens de serviços, cujos serviços foram realizados por eles.

Por este método, o departamento auxiliar que tiver seus custos transferidos não receberá custos de outros departamentos, ainda que tenha sido beneficiado pelos serviços de alguns deles. Assim, o departamento auxiliar que mais recebe custos por transferência é o que menos transfere.

6.4.4 ETAPAS DO CUSTEIO DEPARTAMENTAL PELO MÉTODO DA HIERARQUIZAÇÃO

As etapas para o custeio departamental pelo método de hierarquização são:

1. atribuição dos custos diretos aos produtos;
2. rateio dos custos indiretos de fabricação, comuns a todos os departamentos;
3. definição da ordem hierárquica dos departamentos para efeito de rateio dos custos indiretos entre eles;
4. rateio dos custos indiretos de cada departamento de serviços para os departamentos beneficiados pelos seus serviços, obedecendo à ordem hierárquica definida;
5. rateio dos custos indiretos gerados nos departamentos produtivos mais os custos indiretos recebidos por transferência dos departamentos de serviços para os produtos.

6.5 CUSTEIO BASEADO EM ATIVIDADES

6.5.1 CONCEITO

O *Activity-Based Costing* (ABC) é um sistema de custeio que se caracteriza pela atribuição dos custos indiretos aos produtos ou aos serviços por meio de atividades.

Atividade é um conjunto de tarefas decorrentes da combinação de recursos humanos, financeiros, materiais e tecnológicos que visa à produção de bens ou à prestação de serviços.

O **sistema de custeio** ABC fundamenta-se no fato de que as atividades consomem recursos e os produtos ou os serviços consomem atividades. Por meio desse método, os custos indiretos de fabricação e os custos indiretos da prestação de serviços são atribuídos aos produtos e/ou aos serviços de forma mais justa que as adotadas pelos sistemas tradicionais.

Recursos são gastos com energia elétrica, aluguéis, materiais, salários etc. que podem ser classificados em despesas ou em custos. Por esse motivo, os custos indiretos devem ser transferidos aos produtos ou aos serviços com base nas atividades que cada um consumiu.

Assim, dentro de cada departamento, os custos indiretos são transferidos inicialmente para as atividades e, depois, das atividades diretamente para os produtos ou para os serviços.

Ao consumir recursos, as atividades geram gastos que podem ser classificados tanto como despesas quanto como custos. Esses gastos referem-se ao consumo de bens ou à utilização de serviços com salários, benefícios aos funcionários, energia elétrica, telefones, aluguéis, tributos, transporte, materiais e outros gastos necessários à realização das atividades.

O ABC é um sistema de atribuição de custos indiretos aos produtos ou aos serviços que apresenta semelhanças com o sistema do custo departamental. No sistema do custo departamental, os custos indiretos são acumulados nos departamentos (centros de custos) em que foram gerados para serem posteriormente atribuídos aos produtos ou aos serviços.

Conforme foi visto na Seção 6.4.4, adotando-se o método da hierarquização, os custos indiretos são inicialmente acumulados nos departamentos auxiliares ou produtivos, onde forem gerados. Em seguida, os custos indiretos gerados nos departamentos auxiliares são transferidos de um departamento para outro, obedecendo a uma ordem hierárquica previamente definida, até que todos os custos indiretos gerados nos departamentos auxiliares estejam devidamente acumulados nos departamentos produtivos. A partir daí, são transferidos diretamente aos produtos ou aos serviços que foram fabricados ou realizados nos respectivos departamentos produtivos.

O sistema de custeio ABC também requer a divisão da empresa em departamentos ou centros de custos. Inicialmente, os custos são acumulados nos respectivos departamentos de apoio ou produtivos onde forem gerados. Em seguida, esses custos são transferidos para as atividades relevantes que os geraram em cada departamento. Depois de acumulados nas atividades, os custos indiretos deverão ser transferidos diretamente para os produtos ou serviços por eles beneficiados.

No sistema do custeio departamental, a transferência de custos indiretos de um departamento para outro fundamenta-se no fato de que o departamento beneficiado pelo serviço de outro deve ser onerado pela carga de custos indiretos gerada em função do respectivo serviço.

Já no custeio por atividades não há essa preocupação, uma vez que o fundamento está em que as atividades foram realizadas em função dos produtos ou dos serviços. Assim, os gastos derivados de cada atividade beneficiarão diretamente um produto ou serviço, motivo que justifica a alocação dos custos indiretos acumulados nas atividades diretamente aos produtos ou aos serviços.

É importante salientar também que, embora o sistema de custeio ABC se caracterize pela atribuição de custos indiretos aos produtos e aos serviços, ele pode ser utilizado na alocação de custos diretos nas situações em que essa prática se tornar conveniente.

6.5.2 DIRECIONADORES DE CUSTOS E DE ATIVIDADES

O **direcionador** é o fator que indica a relação entre o consumo do recurso e a atividade ou entre as atividades e os produtos ou serviços.

Já foi visto que os custos acumulados nos departamentos passam por dois estágios para serem alocados aos produtos ou aos serviços. No primeiro estágio, os custos são transferidos dos departamentos para as atividades, enquanto no segundo são transferidos das atividades para os produtos ou para os serviços.

Dessa forma, existem dois tipos de direcionadores: de primeiro ou segundo estágio.

6.5.2.1 Direcionadores de primeiro estágio

Os **direcionadores de primeiro estágio**, também denominados **direcionadores de custos** ou **direcionadores de recursos**, são utilizados para a alocação dos custos às atividades. Eles indicam como as atividades consomem recursos. O direcionador de custos é o elemento causador do custo.

Se a empresa utiliza água para consumo e higiene do pessoal, o custo com o consumo de água e esgoto tem como causa o número de funcionários. Nesse caso, o custo com o consumo de água e esgoto de cada departamento deverá onerar as atividades de cada um deles em função do número de funcionários utilizados na execução de cada atividade.

Direcionadores de custos, portanto, são as medidas que servem de parâmetro para custear atividades, por exemplo:

- para o custo com aluguel, o direcionador pode ser a área ocupada;
- para o custo com o consumo de água e esgoto, o direcionador pode ser o número de funcionários;
- para o custo da energia elétrica consumida pelas máquinas, o direcionador pode ser a hora-máquina;
- para o custo com a mão de obra indireta, o direcionador pode ser a hora-homem;
- para o custo com o consumo de materiais de informática, o direcionador pode ser o consumo, ou seja, a quantidade consumida em cada equipamento etc.

Nesses casos, as atividades que deverão receber a carga dos custos citados com base nos direcionadores também citados poderão ser diversas, conforme foram executadas em cada departamento, como comprar materiais, pagar fornecedores, movimentar materiais, receber materiais, cortar, bordar, acabar etc. É evidente, conforme dissemos, que o direcionador de custos deverá refletir a causa da geração do referido custo pela atividade beneficiada por ele.

6.5.2.2 Direcionadores de segundo estágio

Os **direcionadores de segundo estágio**, também denominados **direcionadores de atividades**, são utilizados para a alocação dos custos acumulados nas atividades para os produtos. Eles indicam como os produtos consomem as atividades.

Direcionadores de atividades, portanto, são as medidas que servem de parâmetro para custear produtos ou serviços, por exemplo:

- para a atividade de cortar em uma indústria de confecções, o direcionador pode ser o tempo que leva para o produto ser cortado;
- para a atividade de anestesiar em uma organização hospitalar, o direcionador poderá ser o tempo de duração da cirurgia;
- para a atividade de ensacar em uma indústria de confecções, o direcionador pode ser o tempo que leva para o produto ser ensacado;
- para a atividade de inspecionar produtos, o direcionador pode ser o número de inspeções realizadas;
- para a atividade de visitar pacientes depois de operados em um hospital, o direcionador pode ser o número de pacientes visitados;
- para a atividade de comprar medicamentos, o direcionador pode ser a quantidade de pedidos de compras de medicamentos para cada tipo de serviço etc.

6.5.3 ESQUEMA TÉCNICO

A atribuição dos custos indiretos aos produtos e aos serviços, pelo sistema de custeio ABC, poderá ser feita observando-se o seguinte esquema técnico:

1. **Departamentalização**
   Caso a organização não esteja devidamente dividida em departamentos, a primeira tarefa para a aplicação do custeio por atividades será criar os departamentos (centros de custos).

2. **Identificação dos gastos comuns a todos os departamentos**
   Nesta etapa, devem-se acumular todos os gastos que deverão ser segregados em despesas e custos em um centro de custos próprio. Esses gastos geralmente são efetuados com aluguéis, energia elétrica, água e esgoto, materiais de escritório, materiais de higiene e limpeza, segurança etc. Eles poderão ser acumulados em um centro de custos próprio ou contabilizados, inicialmente, nas contas representativas das despesas administrativas para posterior transferência para despesas com vendas e custos.

3. **Distribuição dos gastos comuns a todos os departamentos**

Nesta etapa, devem-se inicialmente segregar desses gastos a parcela relativa a despesas e a parcela relativa a custos. Esta última deverá ser alocada aos diversos departamentos auxiliares e produtivos da organização.

4. **Identificação e/ou acumulação dos gastos incorridos em cada departamento**

Nesta etapa, deve-se identificar o total dos gastos incorridos em cada departamento para que possam ser transferidos para as atividades praticadas no respectivo departamento. Esses gastos compreendem tanto aqueles comuns a todos os departamentos recebidos por transferência quanto aqueles gerados exclusivamente no próprio departamento.

5. **Identificação das atividades realizadas em cada departamento**

Inicialmente, deve-se elaborar um rol com todas as atividades desenvolvidas no departamento, sejam elas relevantes ou não. Nessa etapa dos trabalhos, as entrevistas com o pessoal que executa cada atividade são muito importantes.

6. **Definição das atividades relevantes em cada departamento**

Depois de elaborado o rol com todas as atividades desenvolvidas em cada departamento, devem-se eleger as mais expressivas e desprezar as demais. Normalmente, as atividades relevantes são aquelas que justificam a existência do departamento.

Quando um departamento (centro de custos) desenvolve uma só atividade, todos os custos nele gerados (centro de custos) são atribuídos a essa respectiva atividade. Quando um departamento desenvolve várias atividades, é necessário eleger os relevantes e distribuir os custos indiretos acumulados no respectivo departamento entre essas atividades.

É importante salientar, também, que pode ocorrer de uma atividade ser executada por mais de um departamento, caso em que os custos a serem atribuídos a ela decorrerão de mais de um departamento.

7. **Atribuição de custos às atividades**

O **custo de uma atividade** é a soma dos recursos consumidos na sua realização. Na prática de uma atividade, conforme já explicado, podem ser consumidos recursos como materiais de consumo, energia elétrica, salários e encargos, serviços de terceiros e muitos outros. Quando a atividade beneficiar direta ou indiretamente a produção ou a prestação de serviços, os valores gastos com esses recursos devem ser classificados como custos indiretos de fabricação ou custos indiretos da prestação de serviços.

A chave para atribuir adequadamente os custos indiretos às atividades está, então, em identificar o respectivo custo gerado por ela para cada atividade.

Essa identificação deve ser feita com muito rigor, uma vez que o total dos custos acumulados em cada atividade, por sua vez, será descarregado nos produtos ou nos serviços que foram beneficiados pela execução da respectiva atividade – ainda que, preliminarmente, seja necessária a transferência de custos indiretos de uma atividade para outra.

Por esse motivo, para eliminar o subjetivismo que pode provocar a alocação indevida de custos aos produtos e aos serviços, devem-se estudar cuidadosamente a importância de cada atividade e a sua relação com o recurso consumido.

Nessa fase, as entrevistas com o próprio pessoal executor das atividades ajudam a esclarecer muitas dúvidas. Assim, sempre que for possível identificar seguramente o custo em relação à atividade, ele deverá ser atribuído diretamente a ela sem maiores preocupações. Quando não for possível a identificação direta do custo em relação à atividade, a atribuição será feita por meio de rastreamento. O **rastreamento** é uma técnica de alocação de custos às atividades por meio de direcionadores de custos.

É na fase do rastreamento que são definidos os direcionadores de custos (recursos) para alocar custos às atividades, assim como os direcionadores de atividades para alocar os custos que foram acumulados nas atividades para os produtos ou serviços. Por fim, quando não for possível alocar os custos às atividades de forma direta ou por rastreamento, deve-se fazê-lo por meio de rateio.

Cumpre salientar, ainda, que, nos casos em que os custos indiretos acumulados em certas atividades geradas nos departamentos auxiliares devam ser transferidos para outras atividades antes de serem atribuídos aos produtos ou aos serviços, deve-se também observar a ordem de prioridade apresentada, ou seja: alocação direta, alocação por rastreamento e alocação por rateio.

8. Atribuição de custos aos produtos

Depois que os custos estiverem devidamente acumulados nas atividades, o passo final será transferi-los para os produtos. Essa transferência, conforme comentado na seção anterior, deverá ser feita observando-se a seguinte ordem: alocação direta, alocação por rastreamento e alocação por rateio.

6.5.4 APRENDENDO UM POUCO MAIS SOBRE O SISTEMA DE CUSTEIO ABC

Sabemos que as entidades são constituídas com finalidade lucrativa ou não. Para atingir seu fim, elas produzem e vendem bens ou prestam serviços. Em consequência, incorrem em atividades de várias naturezas.

Nas indústrias de confecções, por exemplo, a fabricação de uma camisa de tergal pode exigir atividades como comprar, receber e armazenar tecidos, transferir tecidos do almoxarifado para o departamento de corte, cortar tecidos, costurar, bordar, dar acabamento, estocar etc.

Em um hospital, para realizar uma cirurgia no estômago, por exemplo, são necessárias várias atividades, como consultar, comprar, receber, armazenar e distribuir medicamentos para o centro cirúrgico; operar e manter o paciente em repouso pós-operatório; definir e aplicar medicamentos etc.

Para ser realizada, cada uma dessas atividades precisa, conforme explicado, da combinação de elementos como recursos humanos, materiais e tecnológicos. Esses elementos, denominados simplesmente **recursos**, implicam a saída de moeda do caixa. O dinheiro remunera os salários dos médicos, dos enfermeiros e demais empregados; o consumo de energia elétrica; os impostos; os fornecedores de materiais e de equipamentos etc.

Por esse motivo, o conhecimento de cada atividade desenvolvida na organização hospitalar revela onde os recursos financeiros são empregados. Analisando a real necessidade do volume de cada atividade, podem-se reduzir custos e eliminar parte das despesas que estejam ocorrendo em demasia.

Assim, para possibilitar a ocorrência das atividades, a organização precisa de recursos financeiros. Como a fabricação, a comercialização e a prestação de serviços consomem atividades e estas consomem recursos financeiros (dinheiro), os valores gastos pela organização para realizar as atividades compõem o custo do produto, da comercialização ou da prestação do serviço.

Portanto, preocupar-se com as atividades desenvolvidas na organização hospitalar é fator de grande importância para o bom gerenciamento do negócio.

É fácil compreender que, quanto menor for o número de atividades ou quanto menos recursos forem consumidos pelas atividades, menores serão os custos dos produtos, do comércio e dos serviços. Essa deve ser uma das principais metas do gerenciamento da organização, pois menores custos traduzem maior competitividade e lucratividade, além de dar à entidade folga para reduzir os preços dos produtos e serviços por ela fabricados, comercializados, ou prestados.

É importante lembrar que a queda do preço de venda de produtos ou serviços nem sempre resulta em queda na lucratividade, uma vez que a redução do lucro por unidade de produto vendida ou por unidade de serviço prestado normalmente é compensada pelo aumento do volume das vendas de produtos e serviços.

O gestor deve estar atento a essas ocorrências e ser capaz de identificar as atividades relevantes e as não relevantes, aquelas que agregam valor ao produto e ao serviço e aquelas que não agregam valor algum. Assim, o estudo constante das atividades desenvolvidas especialmente no ambiente hospitalar possibilita o incremento de algumas, a criação de outras e a descontinuidade daquelas improdutivas ou que não agregam valor aos serviços, resultando no melhor aproveitamento dos recursos humanos, materiais, financeiros e tecnológicos.

Veja, a seguir, exemplos de atividades responsáveis pela gestão do patrimônio de hospitais.

1. Área administrativa

a) Diretoria

- Planejar.
- Tomar decisões estratégicas.
- Dirigir a organização.

b) Departamento pessoal

- Selecionar pessoal.
- Admitir pessoal.
- Demitir pessoal.
- Treinar pessoal.
- Controlar o ponto do pessoal.
- Controlar férias do pessoal.
- Controlar licenças do pessoal.
- Elaborar folha de pagamento.

2. Área financeira

a) Controladoria

- Escriturar os fatos responsáveis pela gestão do patrimônio.

- Controlar o patrimônio.
- Controlar o custo da prestação dos serviços.
- Elaborar orçamentos.
- Acompanhar a execução dos orçamentos.
- Analisar custos.
- Analisar balanços.
- Interpretar tendências e perspectivas econômicas.
- Sugerir preços para os serviços.
- Estudar o mercado (concorrentes e economia do país).
- Elaborar o planejamento financeiro.
- Gerenciar o planejamento financeiro.
- Gerenciar os fluxos de caixa.
- Desenvolver Sistemas de Processamento de Dados (SPD).
- Implantar sistemas.
- Implantar redes de computadores.
- Desenvolver controles internos.
- Gerenciar controles internos.
- Desenvolver planos de auditoria interna.
- Implantar planos de auditoria interna.
- Auditar demonstrações contábeis.
- Auditar controles internos.
- Elaborar normas de procedimentos internos.
- Analisar demonstrações contábeis.
- Elaborar relatórios.

b) Tesouraria

- Pagar fornecedores.
- Controlar contas a pagar (fornecedores).
- Elaborar cadastros de clientes.
- Controlar contas a receber (clientes).
- Controlar planos de saúde.
- Cobrar.

3. Área de prestação de serviços (engenharia de prestação de serviços)

- Programar serviços.
- Gerenciar serviços.

- Controlar serviços.
- Inspecionar a qualidade dos serviços.

a) **Conservação e manutenção**
   - Conservar.

b) **Almoxarifado de equipamentos**
   - Receber equipamentos.
   - Armazenar equipamentos.
   - Distribuir equipamentos.

c) **Almoxarifado de medicamentos**
   - Receber medicamentos.
   - Armazenar medicamentos.
   - Controlar medicamentos.
   - Conservar medicamentos.
   - Distribuir medicamentos.

d) **Almoxarifado de materiais de consumo**
   - Receber materiais.
   - Armazenar materiais.
   - Controlar materiais.
   - Distribuir materiais.

e) **Ambulatório**
   - Marcar consultas de pacientes.
   - Consultar pacientes.
   - Encaminhar pacientes para laboratório de exames.
   - Encaminhar pacientes para internação.

f) **Enfermaria**
   - Receber pacientes.
   - Medicar pacientes.

g) **Centro cirúrgico**
   - Receber pacientes.
   - Operar pacientes.
   - Encaminhar pacientes para a UTI.
   - Encaminhar pacientes para a enfermaria.

h) **Laboratório de análises clínicas**
   - Receber pacientes.
   - Encaminhar pacientes para coleta de sangue.

4. Área comercial (departamento de compras)

- Controlar fornecedores.
- Pesquisar preços.
- Receber pedidos de compras.
- Planejar compras.
- Comprar equipamentos.
- Comprar medicamentos.
- Comprar materiais de consumo.

6.6 CUSTEIO DIRETO

6.6.1 CONCEITO

O **custeio direto** é um sistema de atribuição de custos aos produtos ou aos serviços que reconhece como custo de fabricação ou de prestação de serviços somente os gastos incorridos no processo de fabricação ou de prestação de serviços que possam ser facilmente identificados em relação aos produtos fabricados ou aos serviços prestados.

Os custos diretos variam em função do volume de produção ou de prestação de serviços, motivo pelo qual esse sistema é também conhecido como **sistema de custeio variável**.

Você já conhece os procedimentos necessários para o cálculo e a atribuição dos custos diretos aos produtos e aos serviços. A Seção 5.6.2 do Capítulo 5 deste livro apresenta a elaboração da Demonstração do Custo dos Produtos Vendidos (DCPV), na qual a soma algébrica dos valores lançados nos itens de 1 a 8 desse documento contábil possibilita o conhecimento do total dos custos diretos incorridos na fabricação de produtos ou na prestação de serviços do período.

Pelo sistema de custeio direto, os custos indiretos são tratados como despesas, não integrando o custo de fabricação ou de prestação de serviços.

A lógica do sistema concentra-se no fato de que os custos indiretos, por independerem do volume de fabricação, representam gastos fixos que se repetem em todos os meses e são necessários para a operacionalização normal da organização. Assim, haja ou não produção, esses gastos ocorrerão.

nota

É preciso ressaltar que os custos indiretos podem aumentar em decorrência do volume da produção ou da prestação de serviços. Contudo, isso não prejudica o raciocínio mencionado.

Por esse motivo, conforme explicado, só devem ser considerados como custos de fabricação ou de prestação de serviços pelo sistema de custeio direto os gastos com materiais, mão de obra e gastos gerais de fabricação que possam ser facilmente identificados com os produtos fabricados ou com os serviços prestados.

Os custos diretos ou variáveis são gastos que não ocorrerão se não houver produção nem prestação de serviços. Em contrapartida, os custos indiretos (fixos) são gastos que incorrerão ainda que a empresa não fabrique sequer uma unidade de produto ou preste um só tipo de serviço no período.

É importante salientar que, no Brasil, o uso do custeio direto se restringe apenas a fins gerenciais, uma vez que, oficialmente, conforme comentado, tanto por determinação do fisco quanto pela observância do regime contábil de competência, deve-se adotar o sistema de custeio por absorção para o custeamento dos produtos fabricados e dos serviços prestados.

Desta forma, para evitar dupla contabilização do custo de fabricação, costuma-se apurar o custo direto apenas extracontabilmente para fins gerenciais.

A grande importância do custeio direto para fins gerenciais é a possibilidade do conhecimento da margem de contribuição, ou seja, do montante que cada produto ou serviço gera de lucro para cobrir custos fixos, despesas totais e margem de lucro.

6.6.2 MARGEM DE CONTRIBUIÇÃO

6.6.2.1 Margem de contribuição unitária

A **margem de contribuição unitária** é a diferença entre a receita bruta auferida na venda de uma unidade de produto ou de serviço e o total dos custos variáveis incorridos na fabricação ou na prestação de serviços dessa mesma unidade de produto ou de serviço.

A margem de contribuição é calculada pela seguinte fórmula:

MCU = RBU – CVU

Em que:

MCU = Margem de contribuição unitária

RBU = Receita bruta unitária

CVU = Custos variáveis unitários

Um exemplo de cálculo da margem de contribuição unitária é:

- Receita bruta auferida na venda de determinado serviço: R$ 100,00.
- (–) Custos variáveis incorridos com materiais e mão de obra direta: R$ 60,00.
- (=) Margem de contribuição unitária: R$ 40,00.

Quando presta serviços de saúde, a organização hospitalar espera alcançar receitas cujo montante seja suficiente para cobrir o total dos custos incorridos na prestação dos respectivos serviços e o total das despesas incorridas na empresa em geral e ainda lhe proporcionar uma margem de lucro.

A margem de contribuição unitária é, portanto, a contribuição que cada unidade de produto ou de serviço ao ser vendida oferece para a organização compor o montante que deverá cobrir os custos fixos, as despesas totais e formar o lucro.

Para o cálculo da margem de contribuição, consideram-se custo de fabricação ou de prestação de serviços somente os custos variáveis (diretos), ou seja, aqueles que não ocorrerão se não houver produção nem prestação de serviço. Os custos fixos (indiretos), por ocorrerem independentemente de haver ou não produção ou prestação de serviços, são tratados juntamente com as despesas, conforme visto.

Sempre que a organização incorrer em despesas como comissões a vendedores, fretes e seguros, material de embalagem, tributos etc., em decorrência da fabricação e venda dos produtos e/ou da venda e prestação de serviços, essas despesas variáveis também devem ser subtraídas da receita bruta de vendas para fins de cálculo da margem de contribuição.

Assim, tem-se: MCU = RBVU – CVU – DVU, em que DVU é a despesa variável unitária.

6.6.2.2 Margem de contribuição total

A **margem de contribuição total** é a diferença entre a receita bruta total auferida na venda de produtos ou de serviços e o total dos custos variáveis incorridos na fabricação dos respectivos produtos ou na prestação dos respectivos serviços.

$$MCT = RBTVPS - CVT$$

Em que:

MCT = Margem de contribuição total

RBTVPS = Receita bruta total na venda de produtos ou serviços

CVT = Custos variáveis totais

Havendo despesas variáveis, a fórmula será:

$$MCT = RBTVPS - CVT - DVT$$

Em que:

DVT = despesas variáveis totais

Para conhecer a margem de contribuição total de uma organização hospitalar que presta mais de um tipo de serviço, inicialmente é necessário apurar a margem de contribuição unitária. Em seguida, a margem de contribuição unitária deve ser multiplicada pela quantidade de serviços prestados para obter a margem de contribuição por serviço. Por fim, as margens de contribuição por serviço são somadas para obter a margem de contribuição total relativa ao período em questão.

Considere as seguintes informações extraídas dos registros contábeis de uma organização hospitalar:

- Receita bruta da prestação de serviços: R$ 200.000,00.
- Custos variáveis totais: R$ 130.000,00.
- Custos fixos totais: R$ 20.000,00.
- Despesas variáveis totais: R$ 15.000,00.
- Despesas fixas totais: R$ 10.000,00.

Considerando, ainda, que todos os serviços foram iniciados e concluídos dentro do próprio mês e que não havia serviços em andamento iniciados em períodos anteriores, o cálculo da margem de contribuição do período será: MC = 200.000 – 130.000 – 15.000. Logo, MC = 55.000.

Esse resultado significa que a receita bruta auferida na prestação dos serviços gerou para o hospital recursos financeiros no montante de R$ 55.000,00 para cobrir os custos e as despesas fixas após cobrir o total dos custos e despesas variáveis. Como o montante dos custos e despesas fixas atingiu R$ 30.000,00, a margem de contribuição obtida no período proporcionou, ainda, a formação de um lucro de R$ 25.000,00.

Conforme se pode observar, foi considerado somente o total da receita bruta auferida na prestação de serviços no cálculo da margem de contribuição, uma vez que o enfoque, neste momento, é nas organizações hospitalares.

É importante destacar que ocorrem outras receitas além das auferidas com as atividades que caracterizam o seu ramo de negócio, como as financeiras, as derivadas de aluguéis de bens móveis ou imóveis, as decorrentes da venda de bens e outras que podem aparecer costumeira ou eventualmente.

Essas receitas, porém, não devem ser consideradas no cálculo, uma vez que a finalidade da margem de contribuição nas organizações hospitalares é permitir o conhecimento do quanto cada serviço contribui para cobrir os custos e as despesas fixas e, também, o quanto contribui para a formação do lucro.

Na análise da rentabilidade de cada serviço, a margem de contribuição unitária multiplicada pelo total das unidades fabricadas relativas a cada serviço, família ou grupo evidenciará a capacidade que cada um tem para gerar recursos para a organização.

6.6.3 EXEMPLO PRÁTICO

Suponhamos os seguintes dados extraídos do controle interno e da contabilidade de custos de uma organização hospitalar relativos ao mês de outubro de um ano hipotético:

- Receita bruta total auferida na prestação dos serviços A e B: R$ 20.000,00.
- Custos diretos para a prestação de 500 unidades do serviço A: R$ 2.200,00.
- Custos diretos para a prestação de 500 unidades do serviço B: R$ 5.400,00.
- Custos fixos totais: R$ 3.000,00.
- Despesas fixas totais: R$ 1.000,00.
- Despesas variáveis geradas para a venda do serviço A: R$ 200,00.
- Despesas variáveis geradas para a venda do serviço B: R$ 600,00.

Outra informação a ser considerada é que a organização hospitalar prestou, durante o mês de outubro, 500 unidades do Serviço A e 500 unidades do Serviço B. Embora com custos de prestação de serviços diferentes, o hospital alcançou o preço de venda de R$ 20,00 por unidade no mercado, igual para ambos os serviços.

Considerando que, para fins gerenciais, o hospital adota o sistema de custeio direto, acompanhe a seguir como serão apuradas as margens de contribuição para cada serviço e uma breve análise sobre a rentabilidade de cada serviço. Despreza-se, portanto, o lucro líquido por unidade para adotar a margem de contribuição unitária.

Vejamos, inicialmente, qual é o resultado líquido apurado pela organização:

- Receita bruta de vendas: R$ 20.000,00.
- (–) Custos e despesas totais: R$ 13.000,00.
- (=) Lucro líquido: R$ 7.000,00.

Suponhamos, agora, que o hospital deseje saber qual dos dois serviços prestados foi mais rentável. Não se pode esquecer de que o serviço mais rentável para a organização será sempre aquele que apresentar a maior margem de contribuição por unidade.

Para isso, é necessário calcular primeiro a margem de contribuição de cada serviço.

Serviço A:

- Receita bruta de vendas: 500 unidades x R$ 20,00 = R$ 10.000,00.
- (–) Custos variáveis: R$ 2.800,00.
- (–) Despesas variáveis: R$ 200,00.
- (=) Margem de contribuição: R$ 7.000,00.
- MCU = R$ 7.000,00/500 unidades = R$ 14,00 por unidade.

Serviço B:

- Receita bruta de vendas: 500 unidades x R$ 20,00 = R$ 10.000,00.
- (–) Custos variáveis: R$ 5.400,00.
- (–) Despesas variáveis: R$ 400,00.
- (=) Margem de contribuição: R$ 4.000,00.
- MCU = R$ 4.000,00/500 unidades = R$ 8,00 por unidade.

Analisando as ocorrências, podemos concluir que:

a) os dois serviços geraram para a organização receitas brutas idênticas no montante de R$ 10.000,00 e unitária de R$ 20,00; e

b) o Serviço A é o mais rentável para o hospital, uma vez que o montante da receita que gerou, após cobrir os custos e despesas variáveis, proporcionou uma margem de contribuição de R$ 7.000,00 que contribuirá para cobrir despesas e custos fixos e ainda formar o lucro. Por outro lado, o Serviço B, embora tenha gerado receita idêntica, ofereceu uma margem de contribuição menor, igual a R$ 4.000,00, por ter seus custos diretos maiores que o Serviço A.

Portanto, dentre os serviços prestados pela organização hospitalar em estudo, deve-se incentivar a prestação em maior escala do Serviço A, por este ser o que oferece a maior margem de contribuição unitária.

Observe que os custos fixos, por não poderem ser identificados facilmente em relação a cada serviço, não foram considerados para se conhecer a rentabilidade que cada serviço oferece, para evitar que a sua distribuição gerasse cargas de custos indevidas.

É importante esclarecer que, ao se adotar tanto o sistema de custeio por absorção quanto o sistema de custeio direto, os resultados bruto e líquido da empresa não serão alterados. O que muda é somente o valor do custo unitário, uma informação imprescindível para as tomadas de decisão.

Por fim, é importante salientar que as decisões tomadas com base nos lucros unitários apurados quando se adota o sistema de custeio por absorção podem não ser as mais corretas, devido ao subjetivismo que existe na alocação dos custos indiretos aos serviços, motivo pelo qual se deve desprezar o lucro líquido por unidade para adotar a margem de contribuição unitária para fins gerenciais.

nota

Na solução do exemplo prático desta seção, dissemos que o Serviço A deverá ter sua produção incentivada por apresentar a maior margem de contribuição unitária. Entretanto, é preciso considerar que a decisão sobre o incentivo ou a descontinuidade do processo de prestação desse ou daquele serviço não pode ser tomada com base somente na margem de contribuição. É preciso que a decisão resulte da análise conjunta de vários fatores, como as próprias margens de contribuição unitária e total; as reações do mercado (concorrência, procura do serviço que se pretende incentivar ou descontinuar, custo dos insumos etc.); as limitações na capacidade de prestação de serviços da organização; o acréscimo no custo unitário total de cada serviço decorrente da redistribuição dos custos fixos em função da paralisação da prestação de um ou mais serviços etc.

Portanto, um serviço que ofereça maior margem de contribuição unitária pode ser menos interessante que outro que ofereça uma MCU menor, quando considerados outros fatores na análise.

6.7 SISTEMA DE CUSTEIO-PADRÃO

6.7.1 CONCEITOS DE CUSTO-PADRÃO E DE CUSTO REAL

O **custo-padrão** é um custo estimado, isto é, calculado antes mesmo de iniciado o processo de fabricação ou de prestação de serviços, fundamentado sempre nos custos de produção ou de prestação de serviços anteriormente realizados.

O **custo real ou custo histórico** é aquele apurado após concluído o processo de fabricação ou de prestação de serviços, fundamentado sempre nos custos que efetivamente ocorreram na fabricação dos produtos ou na prestação dos serviços.

O custo-padrão é uma importante ferramenta de gestão e tem várias finalidades, motivo pelo qual poderá também receber denominações diversas.

Dentre as muitas vantagens de conhecer antecipadamente o custo da prestação dos serviços, duas merecem destaque: a possibilidade da fixação do preço de venda e a otimização do processo produtivo visando utilizar ao máximo os recursos humanos, físicos e financeiros disponíveis.

Quando utilizado com a finalidade de fixação de preço de venda, com o fim de compor orçamentos para o fechamento de contratos de vendas de serviços, nos casos de prestação de serviços sob encomenda, pode ser denominado **custo-padrão corrente**. Neste caso, o padrão é fixado com base em serviços anteriores, e o hospital tem como meta atingi-lo a curto ou a médio prazo, ou seja, somente visando à produção daquele lote que prestará, conforme acordado com seu cliente.

É importante salientar que, na determinação do custo-padrão, não basta apurar uma média com base na coleta de dados de serviços prestados anteriormente, pois alguns cuidados precisam ser tomados principalmente em períodos de desestabilidade econômica.

Entrevistas com o pessoal envolvido na área de prestação dos serviços podem revelar a existência de fatores internos que temporariamente influenciarão no desempenho do processo de prestação dos serviços, interferindo decisivamente nos custos finais dos serviços. Alguns exemplos são:

- as paradas para manutenção de máquinas e equipamentos;
- a rotatividade de pessoal;
- a substituição de profissionais mais experientes por outros inexperientes por ocasião dos períodos de férias regulamentares dos funcionários, o que pode provocar lentidão no processo produtivo e até desperdícios de materiais;
- a própria qualidade dos insumos que, em alguns períodos, em decorrência de aumento de produção ou de influências do mercado, podem, por exemplo, levar o hospital a adquirir e utilizar materiais de qualidade inferior que as de praxe etc.

O custo real, portanto, dificilmente coincidirá com o previamente fixado, uma vez que o processo de prestação de serviços está sujeito à ocorrência de fatos inusitados e todas essas circunstâncias devem ser consideradas por ocasião da fixação do custo-padrão.

Quando constituir meta a ser atingida pela organização visando à otimização da prestação dos serviços e à busca de maior qualidade e menor custo, o custo pode ser denominado **custo-padrão ideal**.

Nesse caso, independentemente de a prestação dos serviços ser sob encomenda ou não, a organização estipula metas a serem atingidas, normalmente a longo prazo. Trata-se de um custo também orçado, porém com objetivos a serem rigorosamente atingidos. Assim, a organização cria um modelo ideal e procura alcançá-lo visando ao melhor aproveitamento dos recursos humanos, materiais e tecnológicos disponíveis.

Tendo em vista que, normalmente, o modelo não pode ser alcançado a curto prazo, a organização, mediante análise das variações entre o padrão e o real, procura lapidar as arestas para minimizar ao máximo as divergências até atingir o custo ideal, conforme sua realidade e interesse.

Portanto, o custo-padrão, independentemente da sua finalidade, será sempre um custo orçado, isto é, fixado com base em estudos prévios, de forma diferente do custo histórico ou real, que somente pode ser conhecido depois de concluído o processo de prestação dos serviços.

O custo-padrão serve de parâmetro para o real. Enquanto o custo real representa aquele que efetivamente ocorreu, o custo-padrão representa aquele que deveria ter ocorrido.

Por fim, é importante evidenciar que o custo-padrão pode ser utilizado tanto pelas organizações que adotam o sistema de custeio por absorção quanto por aquelas que adotam o sistema de custeio direto ou variável.

6.7.2 FIXAÇÃO DO CUSTO-PADRÃO

O custo-padrão, seja qual for a sua finalidade, deve ser fixado de forma segregada para os materiais, para a mão de obra e para os gastos gerais da prestação dos serviços. Sua fixação não está restrita apenas a valores, mas também a quantidades.

Assim, ao prever o padrão em valor para cada item componente dos materiais, será necessário também fixar o padrão em quantidade (metros, peso, volume etc.). Da mesma forma, ao se fixar o valor de cada item integrante da mão de obra, é preciso fixar também o tempo a ser gasto pelos profissionais para a prestação de cada unidade. Em relação aos gastos gerais da prestação dos serviços, além do valor de cada item, será necessário fixar, sempre que viável, a quantidade de quilowatts (kW), o tempo de uso de equipamentos, o número de pulsos telefônicos etc.

Dependendo da complexidade que envolve o processo de fabricação exigido conforme o tipo de serviço a ser prestado, os três elementos integrantes do custo poderão ser compostos por um número maior ou menor de itens.

O custo-padrão almejado deverá ser sempre aquele cuja previsão abrange o maior detalhamento possível, para que as variações entre os valores estimados e os reais possam ser identificadas com precisão e ajustadas adequadamente para alcançar as metas desejadas.

Conforme já explicado, a fixação do custo-padrão não pode estar fundamentada apenas nos dados extraídos da contabilidade de custos. Embora as informações derivadas da contabilidade de custos sejam imprescindíveis, devem-se também obter informações junto ao pessoal que trabalha na área de prestação dos serviços para evitar que o padrão seja uma simples média aritmética baseada somente nos valores contabilizados.

É evidente que, na fixação do padrão, deve ser levada em conta sempre a relação "custo-benefício", desprezando-se sempre os valores inexpressivos (materialidade) que podem gerar cálculos com resultados irrelevantes e que servirão apenas para aumentar a quantidade de informações, resultando no "travamento" do sistema de controle, seja contábil ou extracontábil.

6.7.3 EXEMPLO SIMPLES DE CUSTO-PADRÃO E CUSTO REAL

Suponhamos que o Hospital São Pedro, com base nos serviços prestados nos meses de janeiro, fevereiro e março, tenha fixado para a prestação de um lote de 100 unidades do Serviço K o custo-padrão de R$ 500,00 após coletar dados junto à contabilidade de custos e informações do pessoal que trabalha diretamente na prestação dos serviços.

Esse valor-padrão, foi obtido pelo somatório dos seguintes custos:

- Valor-padrão para os gastos com materiais: R$ 250,00.
- Valor-padrão para os gastos com mão de obra: R$ 150,00.
- Valor-padrão para os gastos gerais da prestação dos serviços: R$ 100,00.
- Total do custo-padrão: R$ 500,00.

Suponhamos que, após encerrado o mês de abril (período em que o lote dos serviços em questão foi prestado), o respectivo custo real devidamente contabilizado tenha sido o seguinte:

- Custo real dos materiais: R$ 300,00.
- Custo real da mão de obra: R$ 200,00.
- Custo real dos gastos gerais: R$ 120,00.
- Total do custo real: R$ 620,00.

Um exame minucioso dos componentes do custo real ocorrido no mês de abril deve ser feito para que sejam verificados os motivos que provocaram a variação de R$ 120,00 entre o custo-padrão e o custo real.

Na análise, devem-se inicialmente verificar possíveis aumentos no custo dos materiais, bem como reajustes de salários, tarifas etc. Considerando não ter havido aumento de preços nem reajustes de salários, a administração da organização poderá concluir que o aumento do custo real em relação ao padrão pode ter ocorrido em função de desperdícios de materiais, mão de obra ociosa etc.

Examinando o relatório elaborado pelos supervisores da área de prestação de serviços, especificamente em relação ao Serviço K, encontramos as causas da variação de R$ 120,00:

- Houve atraso de dois dias no processo de prestação dos serviços, tendo em vista a quebra de um equipamento, gerando gasto adicional de R$ 10,00 com serviços de terceiros para reparo.
- Durante o mês, a metade do pessoal que trabalhou na prestação dos serviços das 100 unidades do Serviço K estava em fase de treinamento, gerando lentidão no processo de prestação dos serviços, o que provocou acréscimo de R$ 10,00 no consumo de energia elétrica.
- O custo com a mão de obra sofreu aumento de R$ 50,00 em decorrência do acréscimo do número de empregados e supervisores com o treinamento do pessoal em pleno processo de prestação dos serviços.
- A inexperiência do pessoal produtivo gerou desperdício de medicamentos no montante de R$ 50,00.

6.7.4 VARIAÇÕES ENTRE O CUSTO-PADRÃO E O CUSTO REAL

As variações entre o custo-padrão e o custo real podem decorrer de fatores internos ou externos à organização.

Quando decorrerem de causas internas, caberá à organização identificar as pessoas responsáveis para que possam tomar as providências necessárias para sanar as irregularidades, eliminando de vez as divergências ou as reduzindo o máximo possível. Quando decorrer de causas externas, pouca coisa ou quase nada poderá ser feito pela organização, especialmente nos momentos em que as oscilações na economia do país refletirem nos preços dos insumos.

Uma vez fixado um valor-padrão, conforme explicado, o custo real dificilmente coincidirá com ele, salvo em situações extremas em que a economia do país se apresente estável, sem oscilações nos preços do mercado e nos salários do pessoal, e que, por um motivo inédito, a organização desempenhe seus processos de prestação de serviços alcançando o máximo de eficiência com o aproveitamento de cem por cento dos recursos humanos, físicos e tecnológicos, sem que ocorram anomalias.

Como essa situação é utópica, o normal, então, será que existam variações para mais ou para menos entre o custo real e o padrão almejado. Essas **variações** poderão ser **positivas** (favoráveis) ou **negativas** (desfavoráveis).

As variações são positivas quando o custo-padrão supera o custo real, caso em que o hospital gastou menos para prestar os serviços do que havia previsto. Em contrapartida, as variações são negativas quando o custo real superar o padrão, caso em que o hospital gastou mais do que tinha previsto para a prestação dos serviços.

Em qualquer das situações, sendo a variação favorável ou desfavorável, a organização deverá identificar as causas que a provocaram e providenciar os ajustes necessários. Essas tomadas de decisão devem decorrer de rigorosa análise após a comparação entre o custo desejado (padrão) e o incorrido (real).

A seguir, são apresentados alguns dos principais fatores que provocam variações entre o custo almejado e o efetivamente incorrido.

a) **Variação de valor (aumento ou queda nos preços dos insumos)**

Quando a divergência entre qualquer item componente do custo de fabricação padrão em relação ao real decorrer de variações de preço, poucas providências poderão ser tomadas pelo hospital. Há caso em que nenhuma providência caberá à organização hospitalar, como ocorre, por exemplo, nos casos de aumento de preços dos materiais e de outros gastos gerais da prestação dos serviços, como energia elétrica, frutos de inflação.

No caso dos materiais, a organização poderá procurar outros fornecedores para compensar os aumentos de preços, embora essa prática não seja tão simples assim, uma vez que nem sempre é possível encontrar fornecedores no mercado dispostos a cobrir preço, qualidade e precisão na entrega dos materiais necessários à prestação de serviços. Quanto aos preços dos serviços cuja variação decorram de atos do poder público, como energia elétrica, telefones etc., nenhuma providência caberá à organização hospitalar, salvo reajustes nos valores-padrão para os períodos futuros.

Outro caso de variação entre o real e o padrão que ocorre com frequência envolve o aumento de salários nos períodos dos dissídios coletivos, casos em que a organização deverá estar atenta para acomodar tais aumentos sem a necessidade de providências mais agressivas em seus controles.

b) **Variação de quantidade**

Quando as variações entre o custo-padrão e o real decorrerem do aumento das quantidades de material, aplicadas na produção, será necessário verificar a causa dessa variação para que possam ser tomadas as providências necessárias para eliminá-las. As divergências nas quantidades podem decorrer de problemas no funcionamento dos equipamentos, de inexperiência do pessoal ou de parte do pessoal que está em contato direto com os pacientes, da qualidade dos materiais aplicados etc.

Sempre que ocorre admissão de pessoal, seja para substituir demissionários ou em decorrência de aumento de prestação de serviços, normalmente há desperdício de materiais e lentidão na prestação dos serviços por um período. Tais situações serão superadas gradativamente, à medida que os profissionais se familiarizarem com as novas tarefas. Sempre que essas situações puderem ser previamente detectadas, elas deverão influenciar na determinação do custo-padrão.

c) **Variação mista**

Ocorre quando a variação entre o custo real e o custo-padrão deriva de divergências tanto no custo dos insumos quanto nas quantidades aplicadas no processo de prestação de serviços.

O valor da variação mista é obtido pela multiplicação da variação de quantidade pela variação de preço. As causas que provocam variações tanto nos preços dos insumos quanto nas quantidades, seja de materiais, horas de trabalho ou outros consumos, são as mesmas comentadas nos itens anteriores.

Há, sem dúvida, uma infinidade de situações que podem ocorrer no processo de prestação de serviços e que provocam variações entre o custo-padrão e o efetivamente incorrido. Essas situações, conforme as características que envolvem cada processo de prestação de serviços, podem ocorrer em relação aos recursos humanos, aos recursos físicos ou aos recursos tecnológicos.

Portanto, depois de definido um modelo a ser alcançado, será indispensável uma boa análise para que se possam tomar as providências necessárias, objetivando possíveis ajustes após a identificação dos itens que apresentaram divergências entre o custo real e aquele previamente determinado.

Embora as diferenças entre o custo-padrão e o real sejam normais, conforme comentamos, as organizações não devem medir esforços para que elas sejam cada vez menores e, se possível, inexistentes.

ATIVIDADES TEÓRICAS

1. Responda:

1.1 Explique a seguinte afirmativa: "a despesa vai para o resultado enquanto o custo vai para o produto".

1.2 Em que consiste o sistema de custeio por absorção?

1.3 Em que consiste o sistema de custeio direto?

1.4 Em que consiste o sistema de custeio RKW?

1.5 O que são custos indiretos de fabricação ou de prestação de serviços?

1.6 Como o custo de aquisição dos bens de uso é transferido para o custo de fabricação ou de prestação de serviços?

1.7 O gerente de produção de uma indústria de confecções decidiu continuar a fabricação de bonés, mesmo sabendo que esse segmento não apresentava lucro algum. Se você fosse o gerente, como justificaria a continuidade da fabricação de produtos com margem de lucro zero ou com prejuízo?

1.8 Em relação aos custos indiretos, existem duas etapas de rateio. O que ocorre em cada uma delas?

1.9 O que é rateio?

1.10 O que é base de rateio?

1.11 Cite as quatro bases de rateio mais utilizadas para a segregação do gasto em despesa e custo.

1.12 No sistema de custeio departamental, indique as bases de rateio mais indicadas para os seguintes custos indiretos aos respectivos departamentos: água, aluguel de imóveis, energia elétrica e gastos gerais indiretos.

1.13 No sistema de custeio departamental, indique as bases de rateio mais indicadas para a atribuição dos seguintes custos indiretos aos serviços: depreciação, lavanderia, mão de obra indireta e materiais indiretos.

1.14 Em que consiste a produção por ordem?

1.15 Por que o sistema de custeio por ordem é indicado para o controle de custos dos serviços prestados pelas organizações hospitalares?

1.16 Em que consiste o sistema de custeio departamental?

1.17 Sabemos que, no sistema de custeio departamental, os departamentos geram gastos que podem ser considerados despesas ou custos. Como saber segregar as despesas dos custos?

1.18 No sistema de custeio departamental, qual é o procedimento que deve ser adotado para os gastos comuns a vários departamentos, como ocorre com o aluguel e com a energia elétrica?

1.19 No sistema de custeio departamental, o que significa "centro de custos"?

1.20 No sistema de custeio departamental, os departamentos são segregados em duas categorias: uma destinada à realização de atividades-meio e outra destinada à realização de atividades-fim. Quais são as denominações desses departamentos?

1.21 Descreva o mecanismo utilizado para a atribuição dos custos indiretos gerados nos departamentos de uma organização hospitalar para os respectivos serviços, considerando o sistema de custeio departamental.

1.22 Qual é a vantagem da aplicação do sistema de custeio departamental?

1.23 Em que consiste o método direto utilizado para a atribuição dos custos indiretos no sistema de custeio departamental?

1.24 Em que consiste o método algébrico utilizado para o rateio dos custos indiretos aos serviços no sistema de custeio departamental?

1.25 No sistema de custeio departamental, em que consiste o método da hierarquização?

1.26 Em que consiste o sistema de custeio *Activity-Based Costing* (ABC)?

1.27 No sistema de custeio ABC, o que são recursos?

1.28 Apresente o mecanismo de transferências dos custos indiretos aos serviços com o sistema de custeio ABC.

1.29 No sistema de custeio ABC, o que significa direcionador?

1.30 No sistema de custeio ABC, os custos acumulados nos departamentos para serem alocados aos produtos ou aos serviços passam por dois estágios. Quais são e como ocorrem as transferências?

1.31 O que são direcionadores de primeiro estágio?

1.32 O que são direcionadores de segundo estágio?

1.33 No sistema de custeio ABC, qual é a chave para atribuir adequadamente os custos indiretos às atividades?

1.34 No sistema de custeio ABC, qual é o destino que deve ser dado aos custos depois de acumulados nas atividades?

1.35 No sistema de custeio ABC, qual é o procedimento a ser tomado quando não for possível identificar seguramente o custo em relação à atividade?

1.36 No sistema de custeio ABC, o que significa rastreamento?

1.37 No sistema de custeio ABC, em que circunstância se deve usar o recurso do rateio?

1.38 No sistema de custeio ABC, depois que os custos estiverem devidamente acumulados nas atividades, o passo final será transferi-los para os produtos. Como se dá essa transferência?

1.39 Por que preocupar-se com as atividades desenvolvidas na organização hospitalar é um fator de grande importância para o bom gerenciamento do negócio?
1.40 Em que consiste o sistema de custeio direto?
1.41 Por que o sistema de custeio direto é também conhecido como sistema de custeio variável?
1.42 No sistema de custeio direto, qual é o tratamento dado aos custos indiretos?
1.43 Por que o custeio direto é importante para fins gerenciais?
1.44 O que é margem de contribuição unitária?
1.45 O que é margem de contribuição total?
1.46 O que é custo-padrão?
1.47 O que é custo real?
1.48 Cite duas vantagens que o conhecimento do custo-padrão oferece.
1.49 Em que consiste o custo-padrão corrente de serviços?
1.50 O que é custo-padrão ideal?
1.51 A fixação do custo-padrão não pode estar fundamentada apenas nos dados extraídos da contabilidade de custos. Explique.
1.52 O que são variações positivas entre o custo real e o padrão?
1.53 O que são variações negativas entre o custo real e o padrão?
1.54 Em que consistem as variações mistas que podem ocorrer entre os custos real e padrão?

2. Julgue se as afirmativas a seguir são falsas (F) ou verdadeiras (V):

2.1 ( ) Pelo sistema de custeio por absorção, os custos integram o produto ou os serviços e as despesas influenciam negativamente no resultado.
2.2 ( ) O sistema de custeio direto é também denominado **sistema de custeio variável**.
2.3 ( ) Pelo sistema de custeio direto, os custos indiretos são tratados como custos variáveis.
2.4 ( ) Pelo sistema de custeio direto, os custos indiretos são tratados como se fossem despesas.
2.5 ( ) Uma das características dos custos indiretos é beneficiar a fabricação de vários produtos ou a prestação de vários serviços ao mesmo tempo, motivo pelo qual, na maioria dos casos, torna-se fácil uma identificação segura de suas quantidades e valores em relação a cada unidade de produto fabricada ou de serviço prestada.

2.6 ( ) A contribuição marginal é a diferença entre o preço de venda unitário e o custo variável unitário.

2.7 ( ) A critério da organização, os custos dos serviços prestados poderão ser controlados de forma extracontábil, mediante anotações nas próprias fichas de serviço (manualmente ou por processamento eletrônico de dados) ou por meio da contabilidade.

2.8 ( ) Na produção por ordem, a grande dificuldade do controle dos custos refere-se aos diretos, uma vez que os indiretos são facilmente detectados.

2.9 ( ) Para fins do sistema de custeio departamental, os departamentos são divisões, seções ou setores que compõem uma organização.

2.10 ( ) Para a contabilidade de custos, o departamento é a menor unidade administrativa da organização, composta por pessoas e bens, capaz de realizar tarefas heterogêneas.

2.11 ( ) No sistema de custeio departamental, os departamentos da organização são também denominados **centros de custos**.

2.12 ( ) No sistema de custeio departamental, o departamento e o centro de custos são coisas diferentes.

2.13 ( ) Enquanto os custos diretos são gerados especificamente na área de produção (ou de prestação dos serviços), os custos indiretos podem ter origem não só na área de produção como também nas demais áreas de atividades da organização.

2.14 ( ) A aplicação do sistema de custeio departamental não reduz a margem de erro na atribuição dos custos indiretos aos serviços prestados.

2.15 ( ) No sistema de custeio departamental, o método algébrico ou da reciprocidade incentiva a distribuição reflexiva.

2.16 ( ) O sistema de custeio ABC fundamenta-se no fato de que os recursos consomem atividades e as atividades consomem produtos ou serviços.

2.17 ( ) O sistema de custeio ABC, por meio do qual os custos indiretos de fabricação e os custos indiretos da prestação de serviços são atribuídos aos produtos e/ou aos serviços de forma mais justa que as adotadas pelos sistemas tradicionais, fundamenta-se no fato de que as atividades consomem recursos e os produtos ou os serviços consomem atividades.

2.18 ( ) No sistema de custeio ABC, os custos indiretos devem ser transferidos aos produtos ou aos serviços com base nas atividades que cada um consumiu.

2.19 ( ) No sistema de custeio ABC, os custos indiretos são transferidos inicialmente para as atividades dentro de cada departamento e, depois, repassados diretamente para os produtos ou serviços.

2.20 ( ) No sistema de custeio departamental, a organização é dividida em departamentos; no sistema de custeio ABC, não é necessária essa divisão.

2.21 ( ) O sistema de custeio ABC é utilizado exclusivamente para rateio dos custos indiretos aos produtos ou serviços.

2.22 ( ) Os direcionadores de custos ou de primeiro estágio indicam como as atividades consomem recursos.

2.23 ( ) Os direcionadores de segundo estágio indicam como os produtos consomem as atividades.

2.24 ( ) No sistema de custeio ABC, o custo de uma atividade é a soma dos recursos consumidos na sua realização.

2.25 ( ) Na prática de uma atividade no sistema de custeio ABC, podem ser consumidos recursos como materiais de consumo, energia elétrica, salários e encargos, exceto serviços de terceiros.

2.26 ( ) Rastreamento é uma técnica de alocação de custos aos direcionadores de custos por meio de atividades.

2.27 ( ) Analisando a real necessidade do volume de cada atividade, podem-se reduzir custos e eliminar parte das despesas que estejam ocorrendo em demasia.

2.28 ( ) O sistema de custeio direto é também conhecido como sistema de custeio variável.

2.29 ( ) Pelo sistema de custeio direto, os custos indiretos e as despesas integram o custo de fabricação dos produtos e serviços.

2.30 ( ) Os custos diretos ou variáveis são gastos que ocorrerão independentemente de haver ou não produção ou prestação de serviços; os custos indiretos (fixos) são gastos que somente ocorrerão se a empresa fabricar produtos ou prestar serviços.

2.31 ( ) No Brasil, o sistema de custeio adotado oficialmente é o sistema de custeio por absorção.

2.32 ( ) No Brasil, o sistema de custeio direto é utilizado apenas para fins gerenciais.

2.33 ( ) Para cálculo da margem de contribuição, consideram-se como custo de fabricação ou de prestação de serviços somente os custos variáveis.

2.34 ( ) O custo real é o mesmo que custo histórico.

2.35 ( ) O custo-padrão será sempre igual ao custo real.

2.36 ( ) O custo-padrão é orçado, enquanto o custo real somente pode ser conhecido após concluído o processo de fabricação ou de prestação de serviços.

2.37 ( ) O custo-padrão serve de parâmetro para o real; enquanto o custo real representa aquele que efetivamente ocorreu, o custo-padrão representa aquele que deveria ter ocorrido.

2.38 ( ) As divergências entre o custo real e o padrão podem decorrer de fatores internos e externos à organização.

capítulo 7

PONTO DE EQUILÍBRIO COMO FERRAMENTA DE GESTÃO

OBJETIVOS

Lendo este capítulo, você:

- aprenderá o que é Ponto de Equilíbrio;
- saberá utilizar o Ponto de Equilíbrio como ferramenta de gestão;
- aprenderá qual é a importância do Ponto de Equilíbrio na atividade hospitalar;
- conhecerá e aprenderá a calcular a margem de segurança;
- saberá o que significa alavancagem operacional;
- saberá o que são e como se calculam o Ponto de Equilíbrio Contábil (PEC), o Ponto de Equilíbrio Econômico (PEE), o Ponto de Equilíbrio Financeiro (PEF) e o Ponto de Equilíbrio *Mix*.

7.1 CONCEITO

Ponto de Equilíbrio (*break-even point*, em inglês) é o estágio alcançado pela organização, no momento em que as receitas totais se igualam aos custos e despesas totais. O Ponto de Equilíbrio pode receber outras denominações, como "Ponto de Nivelamento", "Ponto Neutro", "Ponto de Ruptura" etc.

O Ponto de Equilíbrio pode ser apresentado pela seguinte fórmula:

PE: RT = CDT

Em que:

PE = Ponto de Equilíbrio

RT = Receitas totais

CDT = Custos e despesas totais

Neste estágio, a situação econômica da organização estará em pleno equilíbrio, isto é, o volume de vendas será suficiente para cobrir os custos e as despesas totais, não havendo lucro nem prejuízo.

Quando a organização trabalha com um volume de vendas abaixo do seu Ponto de Equilíbrio, significa que não está conseguindo cobrir seus custos e despesas totais. Neste caso, tecnicamente, dizemos que a organização se encontra no campo de prejuízo. Em contrapartida, quando seu volume de vendas supera o estágio do Ponto de Equilíbrio, ela está no campo de lucro.

O Ponto de Equilíbrio alcançado por uma organização não é um estágio fixo que se aplica a todas as organizações e em todos os momentos. Cada organização terá seu Ponto de Equilíbrio, o qual poderá referir-se ao movimento global da organização ou apenas a uma de suas atividades.

Nas organizações industriais, o Ponto de Equilíbrio tem por finalidade revelar o volume mínimo que a organização deve produzir e vender para que consiga, pelo menos, cobrir os seus custos e despesas totais.

Da mesma forma, nas organizações hospitalares o Ponto de Equilíbrio tem por finalidade revelar o volume mínimo de serviços que a organização deve prestar para que consiga, pelo menos, cobrir os seus custos e despesas totais.

O conhecimento do Ponto de Equilíbrio para cada tipo, grupo ou família de serviço prestado ajuda o gestor na decisão sobre o incremento, a redução ou a exclusão de um grupo ou família de serviço.

Portanto, quando cotejado em relação à receita total, o Ponto de Equilíbrio será calculado confrontando-se a receita total derivada da prestação de serviços com os custos e despesas necessários à realização dessas receitas.

7.2 A IMPORTÂNCIA DO PONTO DE EQUILÍBRIO NA ATIVIDADE HOSPITALAR

Conforme vimos, a organização hospitalar se encontrará no Ponto de Equilíbrio em relação a sua atividade principal quando suas receitas totais derivadas da venda de serviços forem iguais aos custos e às despesas totais.

No entanto, ainda que a receita auferida pela empresa no Ponto de Equilíbrio seja suficiente para cobrir seus custos e despesas totais, ela não é considerada ideal para a organização, pois não gerará lucro e, portanto, não proporcionará retorno do capital investido. Nesse caso, os investidores (titular, sócios ou acionistas) estarão perdendo o juro que o capital por eles investido renderia se fosse destinado a outras aplicações no mercado financeiro (poupança, RDB, CDB etc.) ou no mercado de capitais (ações, quotas, debêntures etc.).

Diante do exposto, concluímos que a situação econômica de uma organização hospitalar será considerada favorável quando as receitas derivadas da venda de seus serviços estiverem acima do Ponto de Equilíbrio.

O lucro começa a aparecer na organização a partir da primeira unidade de serviço vendida acima das quantidades necessárias para atingir o Ponto de Equilíbrio.

Conforme vimos no Capítulo 6, ao fixar o preço de venda de um serviço, os gestores da organização hospitalar estarão prevendo uma receita que seja suficiente para cobrir tanto os custos que incorrerão na prestação daquele serviço quanto parte das despesas dos setores administrativo e comercial e, ainda, uma margem de lucro. Assim, o Preço de Venda (PV) de um serviço pode ser representado da seguinte forma:

$$PV = \text{custos} + \text{despesas} + \text{margem de lucro}$$

Sabendo qual é a margem de contribuição que cada unidade de serviço proporciona para a organização, é possível encontrar o volume de vendas de serviços necessário para atingir o Ponto de Equilíbrio.

Conhecendo, então, o volume de vendas necessário para cobrir os custos e as despesas totais, cada unidade de serviço vendida acima desse volume oferecerá à organização uma margem de lucro.

Suponha uma organização hospitalar que preste apenas um tipo de serviço (denominaremos Serviço X), alcançando um preço de venda igual a R$ 20,00 por unidade. Suponha, ainda, que, para prestar 100 unidades desse serviço, a organização incorra nos seguintes gastos:

- Custos variáveis: R$ 12,00 x 100 unidades = R$ 1.200,00.
- Custos fixos: R$ 200,00.
- Despesas fixas: R$ 600,00.
- Custo total: R$ 2.000,00.

Nesse caso, teremos:

- Receitas totais: 100 unidades x R$ 20,00 = R$ 2.000,00.
- (–) Custos e despesas totais: R$ 2.000,00.
- (=) Diferença: zero.

Observe a representação gráfica do Ponto de Equilíbrio:

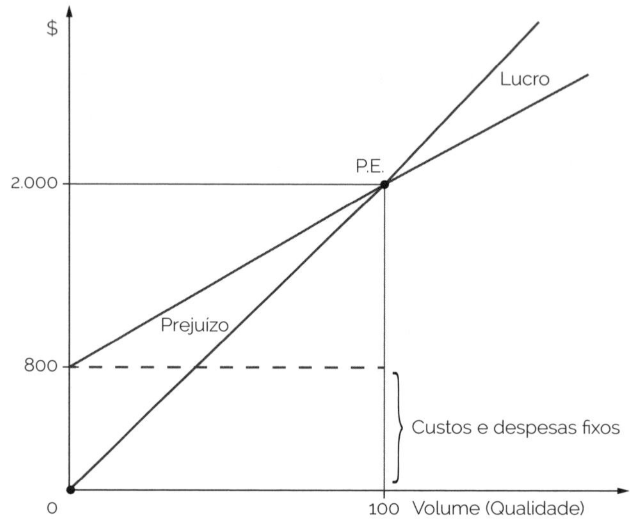

Fonte: RIBEIRO, Osni Moura. *Contabilidade de custos*. 4. ed. São Paulo: Saraiva, 2016. p. 476.

Observe que a centésima primeira unidade de serviço a ser prestada começará a proporcionar para o hospital uma margem de lucro. Vendendo 101 unidades de serviços e mantidos os mesmos custos e despesas totais, exceto o acréscimo de custos variáveis correspondente, à unidade adicionalmente vendida (R$ 12,00), teremos:

- Receita total: 101 unidades x R$ 20,00 = R$ 2.020,00.
- (–) Custos variáveis: 101 x R$ 12,00 = R$ 1.212,00.
- (–) Custos fixos: R$ 200,00.
- (–) Despesas fixas: R$ 600,00.
- (=) Lucro: R$ 8,00.

Note que os R$ 8,00 de lucro auferidos pela venda de uma unidade acima do Ponto de Equilíbrio equivalem exatamente à margem de contribuição gerada pela venda da referida unidade.

No Capítulo 6, você aprendeu que a margem de contribuição unitária corresponde à diferença entre a receita bruta da venda de uma unidade de serviço e os custos e despesas variáveis incorridos para a prestação dessa unidade de serviços. Aprendeu, também, que a margem de contribuição deve ser suficiente para cobrir os custos e despesas fixas e ainda gerar uma margem de lucro.

Até o Ponto de Equilíbrio, o somatório das margens de contribuição dos produtos vendidos e/ou dos serviços prestados é suficiente para cobrir apenas os custos e despesas fixas. A partir do momento em que os custos e as despesas fixas estiverem devidamente cobertos, a margem de contribuição unitária passa a representar lucro para a organização. No caso em estudo, temos:

RUT (R$ 20,00) – CVU (R$ 12,00) = MC (R$ 8,00)

Vamos supor que, para vender essa 101ª unidade, a organização hospitalar incorra em uma despesa variável (comissões a vendedores) no valor de R$ 1,00. Nesse caso, a despesa variável também será subtraída da receita bruta para encontrar a margem de contribuição:

RUT (R$ 20,00) – CVU (R$ 13,00) = MC (R$ 7,00)

Agora, cada uma das unidades do mesmo serviço prestado acima do Ponto de Equilíbrio gerará uma margem de contribuição unitária de R$ 7,00, que corresponderá ao lucro unitário.

Portanto, a grande importância do conhecimento do Ponto de Equilíbrio na atividade de prestação de serviços hospitalares é a revelação, para a organização, da quantidade de serviços a serem vendidos para que se possam cobrir seus custos e despesas totais.

7.3 MARGEM DE SEGURANÇA

A **margem de segurança** é a diferença entre a receita total auferida pela organização e a receita total no Ponto de Equilíbrio.

Você já sabe que o objetivo das organizações, como entidades econômicas que são, é alcançar o lucro no desenvolvimento dos seus negócios. É por meio do lucro que elas possibilitam aos proprietários obterem tanto o retorno do capital investido quanto a remuneração pelo investimento efetuado, além de permitir o seu crescimento com o reinvestimento de parte desses lucros no próprio negócio. Portanto, nenhuma organização deseja cair no campo de prejuízo.

Olhando, mais uma vez, o gráfico apresentado na seção anterior, observe que a organização em questão precisa vender 100 unidades do Serviço X para atingir o Ponto de Equilíbrio. Vendendo menos que 100 unidades, ela cairá no campo de prejuízo; vendendo mais que 100 unidades, subirá para o campo de lucro.

Vamos assumir agora que, no período seguinte, a organização em questão tenha prestado 120 unidades do Serviço X. Mantendo as mesmas condições do exemplo anterior, teremos as seguintes ocorrências:

- Receita bruta total: 120 x R$ 20,00 = R$ 2.400,00.
- Custos variáveis: 120 x R$ 12,00 = R$ 1.440,00.
- Custos fixos totais: R$ 200,00.
- Despesas fixas totais: R$ 600,00.
- Custos totais: R$ 2.240,00.

Observe que não estamos considerando a existência de despesas variáveis. Nesse caso, teremos:

- Receita bruta: 120 x R$ 20,00 = R$ 2.400,00.
- (–) Custos e despesas totais: R$ 2.240,00.
- = Lucro: R$ 160,00.

Veja a representação gráfica da presente situação a seguir:

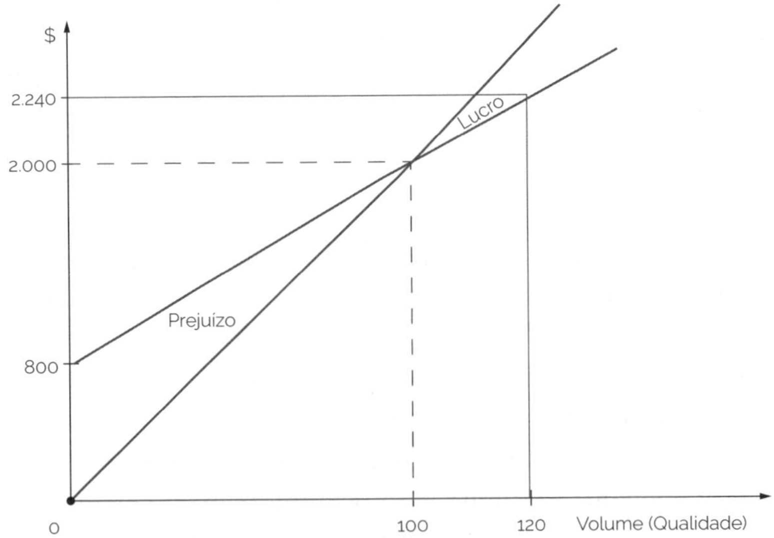

Fonte: RIBEIRO, Osni Moura. *Contabilidade de custos*. 4. ed. São Paulo: Saraiva, 2015. p. 478.

Observe, então, que, nesse período, a organização, vendendo 120 unidades do Serviço X, trabalhou com uma margem de segurança equivalente a 20 unidades. Considera-se margem de segurança, pois, mesmo que deixasse de vender essas 20 unidades, ela ainda não cairia no campo de prejuízo.

A margem de segurança pode ser expressa em moeda ($), em volume (quantidade) ou ainda em percentual.

Quando expressa em moeda, corresponde à diferença entre a receita total auferida na venda dos serviços e a receita no Ponto de Equilíbrio.

Quando expressa em volume, corresponde à quantidade vendida pela organização acima das quantidades do Ponto de Equilíbrio (quantidade vendida – quantidade no Ponto de Equilíbrio).

Quando expressa em percentual, é obtida pela fórmula: quantidade ou valor da venda diminuído da quantidade ou valor no Ponto de Equilíbrio dividido pela quantidade ou valor vendido.

Portanto, no presente exemplo, a organização alcançou uma margem de segurança correspondente a R$ 400,00, ou a 20 unidades, ou ainda equivalente a 16,67% da receita total ou do volume vendido.

7.4 ALAVANCAGEM OPERACIONAL

7.4.1 CONCEITO

Alavancar significa mover ou levantar (algo) com o auxílio de alavanca.[1]

Com um aumento (alavanca) no volume da produção e venda, promove-se uma **alavancagem** (elevação) no resultado. Portanto, "alavancagem operacional" é um indicador que mostra quantas vezes o percentual de aumento promovido no volume gerou de percentual de aumento no resultado.

O grau de alavancagem pode ser obtido de duas maneiras:

- GAO = % de aumento no volume / % de aumento no resultado.
- GAO = Margem de contribuição total / Resultado.

Em que: GAO é o Grau de Alavancagem Operacional.

[1] FERREIRA, Aurélio Buarque de Holanda. *Novo Aurélio Século XXI*: o dicionário da Língua Portuguesa. Rio de Janeiro: Nova Fronteira, 1999.

7.4.2 EXEMPLO PRÁTICO

PERÍODO 1

Vamos assumir as seguintes ocorrências em uma organização hospitalar no período 1:

- Foram vendidas 30 unidades do serviço X.
- Custo e despesa variável por unidade: R$ 10,00.
- Custos e despesas fixas totais do período: R$ 110,00.
- Preço de venda unitário: R$ 15,00.

Com base nessas informações, veja o resultado:

Demonstração do Resultado do Período 1

Receita bruta da venda de serviços: 30 unidades x R$ 15,00 = R$ 450,00

(–) Custos e despesas variáveis: 30 unidades x R$ 10,00 = R$ 300,00

(=) Margem de contribuição: R$ 150,00

(–) Custos e despesas fixas totais do período: R$ 110,00

(=) Resultado (lucro líquido): R$ 40,00

Calcularemos, agora, o Ponto de Equilíbrio e a margem de segurança:

MCu = R$ 15,00 – R$ 10,00 = R$ 5,00.

PE: R$ 110,00 / R$ 5,00 = 22 unidades.

Margem de segurança: R$ 450,00 – R$ 330,00 = R$ 120,00.

Observe que, no Período 1, a organização alcançou o seu Ponto de Equilíbrio com a venda de 22 unidades (R$ 330,00) e apresentou uma margem de segurança de 8 unidades (R$ 120,00), ou de 26,67%. O grau de alavancagem, nesse caso, será: R$ 150,00 / R$ 40,00 = R$ 3,75.

PERÍODO 2

Vamos admitir que, no Período 2, a organização tenha decidido aumentar o volume das vendas em 10%. As demais ocorrências foram mantidas:

- Foram vendidas 33 unidades do serviço X.
- Custo e despesa variável por unidade: R$ 10,00.
- Custos e despesas fixas totais do período: R$ 110,00.
- Preço de venda unitário: R$ 15,00.

Com base nessas informações, veja o resultado:

Demonstração do Resultado do Período 2

Receita bruta da venda de serviços: 33 unidades x R$ 15,00 = R$ 495,00

(–) Custos e despesas variáveis: 33 unidades x R$ 10,00 = R$ 330,00

(=) Margem de contribuição: R$ 165,00

(–) Custos e despesas fixas totais do período: R$ 110,00

(=) Resultado (lucro líquido): R$ 55,00

Observe, agora, que o acréscimo no volume da venda equivalente a 10%, ou 3 unidades, gerou uma elevação no lucro equivalente a 37,5% (pulou de R$ 40,00 para R$ 55,00), com uma alavancagem de 3,75 vezes (37,50% / 10% = 3,75).

Conforme já dissemos, o grau de alavancagem operacional pode ser igual à porcentagem de acréscimo ocorrida no lucro dividida pela porcentagem de acréscimo no volume.

Assim, para cada 1% de acréscimo promovido no volume da venda, o lucro aumentou em 3,75%. Logo, o percentual do aumento incorrido no lucro corresponde a 3,75 vezes o percentual de aumento incorrido no volume.

PERÍODO 3

Vamos assumir que, no Período 3, a organização hospitalar tenha decidido aumentar mais uma vez a venda em 3 unidades em relação ao volume de venda do período anterior. Mantendo as demais ocorrências, teremos:

- Foram vendidas 36 unidades do serviço X.
- Custo e despesa variável por unidade: R$ 10,00.
- Custos e despesas fixas totais do período: R$ 110,00.
- Preço de venda unitário: R$ 15,00.

Com base nessas informações, veja o resultado.

Demonstração do Resultado do Período 3

Receita bruta da venda de serviços: 36 unidades x R$ 15,00 = R$ 540,00

(–) Custos e despesas variáveis: 36 unidades x R$ 10,00 = R$ 360,00

(=) Margem de contribuição: R$ 180,00

(–) Custos e despesas fixas totais do período: R$ 110,00

(=) Resultado (lucro líquido): R$ 70,00

Tomando como base o movimento ocorrido no Período 1 e comparando-o com o do Período 3, podemos observar que um aumento no volume das vendas de 20%, equivalente a 6 unidades, provocou uma elevação no lucro líquido da ordem de 75% (pulou de R$ 40,00 para R$ 70,00), com uma alavancagem de 3,75 vezes (75% / 20% = 3,75).

Percebe-se que, mantendo o mesmo ponto de análise, isto é, partindo sempre das 30 unidades, o grau de alavancagem permanece constante, ou seja, para cada 1% de aumento no volume das vendas, haverá um acréscimo de 3,75% no resultado. Como o aumento no volume correspondeu a 20%, o aumento no lucro corresponde a 75% (20% x 3,75 vezes).

É importante salientar que essa proporção será mantida seja qual for o aumento no volume das vendas, desde que considerado esse aumento sempre em relação às 30 unidades que tomamos por referência. Mudando essa referência, a alavancagem provocada no lucro também mudará.

PERÍODO 4

Suponhamos, agora, que, no Período 4, mantendo os mesmos custos e o preço de venda, a organização passe da venda de 36 para 40 unidades. Se tomarmos por base a venda anterior de 36 unidades, notaremos que houve elevação no volume das vendas de 4 unidades, equivalente a 11,11%, enquanto a variação no lucro alcançou 28,58% (pulou de R$ 70,00 para R$ 90,00) com uma alavancagem de 2,57 vezes.

Note, então, que a mudança da base de referência também altera o grau de alavancagem. Entretanto, se voltarmos às comparações com base nas 30 unidades, a proporção será mantida (1% de aumento no volume para 3,75% de aumento no resultado).

GRAU DE ALAVANCAGEM *VERSUS* MARGEM DE SEGURANÇA

Enquanto o grau de alavancagem indica quantas vezes o percentual de aumento a ser promovido no volume gerará de percentual de aumento no resultado, a margem de segurança revela a maior ou a menor possibilidade que a organização tem para cair na zona de prejuízo.

Veja o grau de alavancagem de cada período estudado nesta seção:

- Período 1: GA: 150/40 = 3,75.
- Período 2: 165/55 = 3.
- Período 3: 180/70 = 2,57.

Observe que consideramos no presente cálculo as ocorrências de cada período isoladamente. Se tomássemos por base sempre o Período 1, por exemplo, o grau de alavancagem não se alteraria, como já comentamos.

Veja, agora, a margem de segurança:

- Período 1: 8 x 100/30 = 26,67%.
- Período 2: 11 x 100/33 = 33,33%.
- Período 3: 14 x 100/36 = 38,89%.

Mantidas as mesmas condições em relação aos custos e despesas totais, bem como em relação ao preço de venda, podemos concluir que, à medida que a venda aumenta, distanciando-se do Ponto de Equilíbrio, o grau de alavancagem tende a diminuir, enquanto a margem de segurança tende a aumentar.

7.5 TIPOS DE PONTO DE EQUILÍBRIO

No estudo do Ponto de Equilíbrio, alguns aspectos merecem destaque.

Quando a receita total se iguala aos custos e despesas totais, a organização não obtém lucro nem prejuízo. Entretanto, conforme já dissemos, nesse estágio os proprietários (titular, sócios ou acionistas) estarão incorrendo em um custo de oportunidade, ou seja, deixando de ganhar os juros que o capital por eles investido na organização renderia se fosse destinado para outras aplicações no mercado financeiro ou no mercado de capitais.

Por outro lado, no total dos custos e despesas poderão estar incluídas despesas não financeiras com depreciação, amortização, exaustão e com o reconhecimento de perdas (constituição de provisões), as quais não correspondem a saídas de recursos financeiros da organização no referido exercício. Nesse caso, mesmo operando abaixo do seu Ponto de Equilíbrio, o hospital não apresentará um resultado negativo financeiramente.

Assim, a fórmula do Ponto de Equilíbrio poderá ser adaptada com a inclusão ou a exclusão de dados visando à melhor adequação aos interesses de momento de seus usuários (proprietários, gestores, analistas etc.).

Os usuários, portanto, poderão desejar conhecer o volume a ser vendido para:

- não obter lucro nem prejuízo;
- cobrir todos os seus custos e despesas e ainda sobrar uma margem de lucro suficiente para remunerar o capital investido pelos sócios;
- cobrir somente os custos e as despesas financeiras, excluindo valores não financeiros contabilizados no resultado com o reconhecimento de perdas (constituição de provisões), com a depreciação, amortização, exaustão;
- cobrir, além dos custos e despesas totais, juros e parcelas de financiamentos obtidos e ainda proporcionar lucro a ser distribuído aos sócios etc.

Portanto, você poderá encontrar vários tipos de Ponto de Equilíbrio, cada um com um objetivo a cumprir.

7.5.1 PONTO DE EQUILÍBRIO CONTÁBIL (PEC)

Quando falamos em Ponto de Equilíbrio, de maneira geral, estamos nos referindo ao **Ponto de Equilíbrio Contábil**, ou seja, ao estágio alcançado pela organização no qual a receita total se iguala aos custos e despesas totais, não havendo, contabilmente, lucro nem prejuízo.

A fórmula do PEC é:

$$PEC = CDFT/MCU$$

Em que:

PEC = Ponto de Equilíbrio Contábil

CDFT = Custos e despesas fixas totais

MCU = Margem de contribuição unitária

A margem de contribuição unitária, por sua vez, é apurada pela fórmula:

MCU = RU – CDVU

Em que:

MCU = Margem de contribuição unitária

RU = Receita unitária

CDVU = Custos e despesas variáveis por unidade

EXEMPLO PRÁTICO DO PONTO DE EQUILÍBRIO CONTÁBIL

Considere os seguintes dados extraídos dos registros contábeis de uma organização hospitalar em 31 de dezembro de um ano hipotético:

- Custos mais despesas variáveis = R$ 50,00 por unidade.
- Custos fixos mais despesas totais = R$ 900.000,00 por ano.
- Preço de venda = R$ 80,00 por unidade.

Com os dados apresentados, o Ponto de Equilíbrio Contábil será calculado de acordo com as seguintes etapas:

1. Inicialmente, calcula-se a margem de contribuição unitária.

MCU = R$ 80,00 – R$ 50,00

MCU = R$ 30,00

2. Em seguida, calcula-se o Ponto de Equilíbrio Contábil:

PEC = R$ 900.000,00 / R$ 30,00 = 30.000 unidades

O cálculo mostra que, para atingir o Ponto de Equilíbrio Contábil, ou seja, para que a receita total seja suficiente para pelo menos cobrir os custos e as despesas totais, a organização hospitalar precisa vender 30.000 unidades do serviço.

Se pretendermos conhecer o PEC em moeda ($), a conta será a seguinte: 30.000 unidades x R$ 80,00 = R$ 2.400.000,00.

Quando a organização atingir a receita total com a venda de serviços de R$ 2.400.000,00, ela terá alcançado o seu Ponto de Equilíbrio Contábil.

Demonstração do Ponto de Equilíbrio Contábil

Receita total: 30.000 unidades x R$ 80,00 = R$ 2.400.000,00

(–) Custos e despesas variáveis: 30.000 unidades x R$ 50,00 = R$ 1.500.000,00

(=) Margem de contribuição: R$ 900.000,00

(–) Custos e despesas fixas totais: R$ 900.000,00

(=) Margem de lucro: zero

7.5.2 PONTO DE EQUILÍBRIO ECONÔMICO (PEE)

O **Ponto de Equilíbrio Econômico** é o estágio alcançado pela organização hospitalar no momento em que a receita total, derivada da venda de serviços, é suficiente para cobrir os custos e as despesas totais e ainda proporcionar uma margem de lucro aos proprietários, como remuneração do capital por eles investido na organização.

A fórmula do Ponto de Equilíbrio Econômico é:

PEE = CDFT + ML / MCU

Em que:

PEE = Ponto de Equilíbrio Econômico

CDFT = Custos e despesas fixas totais

ML = Margem de lucro

MCU = Margem de contribuição unitária

Conforme já dissemos, quando a organização hospitalar estiver operando exatamente no seu Ponto de Equilíbrio Contábil, os investidores (proprietários) deixarão de receber o juro do capital investido.

Sabemos que os investidores almejam sempre, além do retorno do capital investido, um ganho real que possa proporcionar lucros acima daqueles que oferecem outros investimentos disponíveis no mercado.

Dessa forma, o lucro desejado poderá corresponder a uma percentagem do capital investido, da receita bruta das vendas de serviços ou, ainda, a outro valor fixado por critérios definidos conforme seus interesses.

Geralmente, quando uma pessoa investe no capital de uma organização, ela deseja receber como remuneração pelo investimento efetuado, no mínimo, os juros de mercado. Quando a organização opera no Ponto de Equilíbrio Contábil, os investidores nada recebem, surgindo, então, a figura do "custo de oportunidade".

O Ponto de Equilíbrio Econômico, portanto, proporcionará aos investidores o conhecimento do volume de serviços que deverão vender para cobrir os custos e as despesas totais, obter lucros e, ainda, o retorno do capital que investiram na organização, dentro das metas fixadas.

EXEMPLO PRÁTICO DO PONTO DE EQUILÍBRIO ECONÔMICO

Quando os proprietários desejarem obter lucro nas vendas de serviços com base em um percentual a ser aplicado sobre o capital investido, deverão, então, definir o percentual que seja suficiente para recuperar as perdas decorrentes da inflação e garantir ainda um ganho real com base nas taxas de juros do mercado.

Aproveitando o exemplo apresentado na seção anterior, suponhamos que o lucro pretendido seja de 20% do valor do capital investido na organização. Suponhamos, ainda, que o valor do capital da organização hospitalar em questão seja de R$ 600.000,00, o valor do lucro desejado será 20% de R$ 600.000,00, totalizando R$ 120.000,00.

Neste caso, a fórmula do Ponto de Equilíbrio Econômico será:

PEE = CDFT + ML/MCU

em que ML corresponde à margem de lucro desejada.

Com os dados anteriores, calculamos que: PEE = R$ 900.000,00 + R$ 120.000,00 / R$ 30,00 = 34.000. Assim, o Ponto de Equilíbrio Econômico será atingido com a venda de 34.000 unidades do serviço. Neste caso, o Ponto de Equilíbrio Econômico em moeda ($) será: 34.000 unidades x R$ 80,00 = R$ 2.720.000,00.

Demonstração do Ponto de Equilíbrio Econômico
Receita total: 34.000 unidades x R$ 80,00 = R$ 2.720.000,00
(–) Custos e despesas variáveis: 340.000 unidades x R$ 50,00 = R$ 1.700.000,00
(=) Margem de contribuição: R$ 1.020.000,00
(–) Custos e despesas fixas: R$ 900.000,00
(=) Margem de lucro: R$ 120.000,00

7.5.3 PONTO DE EQUILÍBRIO FINANCEIRO (PEF)

O **Ponto de Equilíbrio Financeiro** é o estágio alcançado pela organização no momento em que a receita total auferida com a venda dos produtos é suficiente para cobrir o total dos custos e das despesas totais diminuído do total dos custos e despesas não financeiras.

Lembramos que os custos e as despesas não financeiras são aqueles que, embora tenham sido considerados na apuração do resultado, integrando o total dos custos e despesas fixas, não correspondem a saídas de dinheiro da organização. Os mais comuns são depreciação, amortização, exaustão, reconhecimento de perdas com créditos de liquidação duvidosa (antiga provisão para créditos de liquidação duvidosa) etc.

A fórmula do Ponto de Equilíbrio Financeiro é:

PEF = CDFT – CDNF/MCU

Em que:

PEF = Ponto de Equilíbrio Financeiro

CDFT = Custos e despesas fixas totais

CDNF = Custos e despesas não financeiras

MCU = Margem de contribuição unitária

EXEMPLO PRÁTICO DO PONTO DE EQUILÍBRIO FINANCEIRO

Ainda com base no exemplo apresentado na seção anterior, supondo que, dentre o total dos custos e despesas fixas R$ 60.000,00 correspondam a despesas com depreciação e amortização, teremos:

PEF = R$ 900.000,00 – R$ 60.000,00 / R$ 30,00

PEF = 28.000 unidades

Para encontrar o Ponto de Equilíbrio Financeiro em moeda ($), a conta é: 28.000 unidades x R$ 80,00 = R$ 2.240.000,00.

Demonstração do Ponto de Equilíbrio Financeiro

Receita total: 28.000 unidades x R$ 80,00 = R$ 2.240.000,00

(–) Custos e despesas variáveis: 28.000 unidades x R$ 50,00 = R$ 1.400.000,00

(=) Margem de contribuição: R$ 840.000,00

(–) Custos e despesas fixas: R$ 900.000,00

(=) Prejuízo: R$ 60.000,00

Observe que, no Ponto de Equilíbrio Financeiro, o prejuízo corresponde ao total dos custos e despesas não financeiras. Ou seja, embora apresentando prejuízo, o total das receitas auferidas no Ponto de Equilíbrio é suficiente para cobrir os gastos financeiros.

7.5.4 PONTO DE EQUILÍBRIO *MIX*

Até aqui, as observações feitas sobre a organização hospitalar, objeto dos nossos estudos, consideraram, para efeito de simplificação, apenas um tipo de serviço. Contudo, sabemos que, pela complexidade que envolve a organização hospitalar, são inúmeros os serviços de saúde que ela pode prestar. Assim, cada serviço prestado por ela poderá ter custo variável, preço de venda e margem de contribuição diferentes.

Nesse caso, o ideal seria calcular um Ponto de Equilíbrio para cada serviço, ou o **Ponto de Equilíbrio *Mix***. No entanto, quando a variedade de serviços for grande, muitos problemas surgirão, como ocorre principalmente com o rateio dos custos indiretos, que, além do subjetivismo e de outros problemas já estudados em capítulos anteriores, poderá reduzir ou aumentar a carga dos próprios CIFs por unidade de serviço prestado por meio da variação no volume dos serviços prestados.

Portanto, a solução será, calcular inicialmente um Ponto de Equilíbrio global em quantidades utilizando a margem de contribuição ponderada e, em seguida, com base na mesma proporção de participação de cada margem de contribuição em relação ao seu total, calcular as quantidades a serem vendidas por serviço. Uma vez conhecido o Ponto de Equilíbrio por serviço em unidades, bastará multiplicá-lo pelo preço de venda para conhecer o Ponto de Equilíbrio por serviço em valor.

EXEMPLO PRÁTICO DO PONTO DE EQUILÍBRIO *MIX*

Considere as seguintes informações extraídas do controle interno e dos registros contábeis de uma organização hospitalar, relativas ao mês de maio:

a) a organização prestou 4 serviços: A, B, C e D;
b) os custos e despesas variáveis médias por unidade são:
Serviço A: R$ 10,00; Serviço B: R$ 3,00; Serviço C: R$ 20,00 e Serviço D: R$ 10,00;
c) o preço de venda médio por unidade é:
Serviço A: R$ 25,00; Serviço B: R$ 8,00; Serviço C: R$ 50,00; Serviço D: R$ 30;
d) os custos fixos e as despesas fixas totais somam R$ 210.000,00.

As etapas a seguir explicarão como calcular o Ponto de Equilíbrio Contábil global e por serviço, em valor e em quantidade.

SOLUÇÃO

Você já sabe que, para calcular o PEC, basta dividir o total dos custos e despesas fixas pela margem de contribuição unitária. Considere que, quando a organização presta vários serviços, haverá também várias margens de contribuição unitária. Nesse caso, para encontrar o PEC, deve-se dividir o total dos custos e despesas fixas pela margem de contribuição unitária ponderada.

ETAPA 1

Inicialmente, calcularemos a margem de contribuição unitária de cada serviço.

MCU do Serviço A: R$ 25,00 – R$ 10,00 = R$ 15,00

MCU do Serviço B: R$ 8,00 – R$ 3,00 = R$ 5,00

MCU do Serviço C: R$ 50,00 – R$ 20,00 = R$ 30,00

MCU do Serviço D: R$ 30,00 – R$ 10,00 = R$ 20,00

MCU total: R$ 70,00

ETAPA 2

Agora, calcularemos a margem de contribuição ponderada. Para isso, é preciso conhecer a participação de cada MCU em relação à MCT.

O cálculo do percentual de participação da MCU de cada serviço em relação à MCU total é feito com o uso da regra de três:

Serviço A: R$ 15,00 x 100/R$ 70,00 = 21,42857%

Serviço B: R$ 5,00 x 100/R$ 70,00 = 7,14286%

Serviço C R$ 30,00 x 100/R$ 70,00 = 42,85714%

Serviço D: R$ 20,00 x 100/R$ 70,00 = 28,57143%

Total: 100%

nota

No cálculo dos percentuais de participação de cada MCU em relação à MCT, é aconselhável trabalhar com o maior número possível de casas decimais.

ETAPA 3

Agora, simularemos uma venda total de 100 unidades. Acompanhe:

Serviço A: 21,42857 unidades x R$ 15,00 = R$ 321,42855

Serviço B: 7,14286 unidades x R$ 5,00= R$ 35,71430

Serviço C: 42,85714 unidades x R$ 30,00 = R$ 1.285,71420

Serviço D: 28,57143 unidades x R$ 20,00 = R$ 571,42860

Totais: 100 unidades = R$ 2.214,28565

ETAPA 4

Os resultados mostram que a margem de contribuição ponderada para a venda de 100 unidades corresponderá a R$ 2.214,28565. Logo, a margem de contribuição unitária será: R$ 2.214,28565/100 produtos = R$ 22,14286.

ETAPA 5

Agora que conhecemos a MCU ponderada, o PEC pode ser calculado por: R$ 210.000,00/22,14286 = 9.484 unidades.

Para encontrarmos as quantidades de cada serviço no PEC, aplicaremos o mesmo percentual de participação da MCU em relação à MCT.

Serviço A: 21,42857% de 9.484 unidades = 2.032 unidades

Serviço B: 7,14286% de 9.484 unidades = 677 unidades

Serviço C: 42,85714% de 9.484 unidades = 4.065 produtos

Serviço D: 28.57143% de 9.484 unidades = 2.710 unidades

Totais: 100% = 9.484 unidades

nota

No cálculo final, para conhecer as quantidades de cada serviço a serem vendidas, haverá sempre a necessidade de ajustes, uma vez que não se vende parte de uma unidade de serviço.

ETAPA 6

Veja, finalmente, como ficará o PEC em valores:

Serviço A: 2.032 unidades x R$ 25,00 = R$ 50.800,00

Serviço B: 677 x R$ 8,00 = R$ 5.416,00

Serviço C: 4.065 x R$ 50,00 = R$ 203.250,00

Serviço D: 2.710 x R$ 30,00 = R$ 81.300,00

Total: R$ 340.766,00

Demonstração do Ponto de Equilíbrio Financeiro

Receita bruta do Serviço A: 2.032 unidades x R$ 25,00 = R$ 50.800,00

(–) Custos variáveis do Serviço A: 2.032 unidades x R$ 10,00 = R$ 20.320,00

Receita bruta do Serviço B: 677 unidades x R$ 8,00 = R$ 5.416,00

(–) Custos variáveis do Serviço B: 677 unidades x R$ 3,00 = R$ 2.031,00

Receita bruta do Serviço C: 4.065 unidades x R$ 50,00 = R$ 203.250,00

(–) Custos variáveis do Serviço C: 4.065 unidades x R$ 20,00 = R$ 81.300,00

Receita bruta do Serviço D: 2.710 unidades x R$ 30,00 = R$ 81.300,00

(–) Custos variáveis do Serviço D: 2.710 unidades x R$ 10,00 = R$ 27.100,00

(=) Margem de contribuição total: R$ 210.015,00

(–) Custos e despesas fixas: R$ 210.000,00

(=) Margem de lucro:[2] R$ 15,00

nota

É importante salientar que existem outras maneiras de calcular o Ponto de Equilíbrio das organizações hospitalares que prestam grande variedade de serviços e que renomados contabilistas brasileiros desaprovam o cálculo dessa modalidade de PE, alegando imprecisões nos resultados apurados pela aplicação das fórmulas próprias, além de outras razões corretamente justificadas por eles. Entretanto, julgamos que o cálculo do PE considerando as margens de contribuições ponderadas, conforme exemplo prático que apresentamos nesta seção, representa importante indicador que pode auxiliar os gestores nas suas tomadas de decisão.

É importante esclarecer, também, que os procedimentos apresentados nesta seção para o cálculo do Ponto de Equilíbrio Contábil são aplicáveis aos cálculos dos Pontos de Equilíbrio Econômico e Financeiro.

ATIVIDADES TEÓRICAS

1. Responda:

1.1 O que é Ponto de Equilíbrio?

1.2 Apresente a fórmula do Ponto de Equilíbrio.

1.3 Qual é a finalidade do Ponto de Equilíbrio em uma organização industrial?

1.4 Qual é a finalidade do Ponto de Equilíbrio nas organizações hospitalares?

1.5 Por que o estágio de vendas de bens ou serviços no Ponto de Equilíbrio não é ideal para a organização?

1.6 Quando a situação econômica de uma organização hospitalar pode ser considerada favorável?

---

[2] A margem de lucro no Ponto de Equilíbrio deve ser igual a zero. Quando se trabalha com margem de contribuição unitária ponderada, há sempre uma diferença para mais ou para menos entre a margem de contribuição total e o total dos custos e despesas fixas em decorrência das aproximações de valores nos diversos cálculos efetuados. Quanto maior for o número de casas decimais utilizadas, menor será a diferença.

1.7 O que corresponde à margem de segurança quando for expressa em moeda?
1.8 O que corresponde à margem de segurança quando for expressa em volume?
1.9 O que é "alavancagem operacional"?
1.10 O grau de alavancagem pode ser obtido de duas maneiras. Quais são as fórmulas que possibilitam essas apurações?
1.11 O que é Ponto de Equilíbrio Contábil?
1.12 O que é Ponto de Equilíbrio Econômico?
1.13 Sabemos que o "custo de oportunidade" corresponde ao montante de lucro que o investidor deixa de ganhar por aplicar seus recursos em um investimento e não em outro. Que Ponto de Equilíbrio evidencia o custo de oportunidade?
1.14 O que é Ponto de Equilíbrio Financeiro?
1.15 Para fins do estudo do Ponto de Equilíbrio, o que são custos e despesas não financeiras? Cite dois exemplos.

2. Julgue se as afirmativas a seguir são falsas (F) ou verdadeiras (V):

2.1 ( ) Ponto de Equilíbrio é o estágio em que o total das receitas é igual ao total das despesas mais os custos.
2.2 ( ) Cada organização terá seu Ponto de Equilíbrio, o qual poderá referir-se ao movimento global da organização ou apenas a uma de suas atividades.
2.3 ( ) A margem de segurança pode ser expressa em moeda ($), em volume (quantidade) ou ainda em percentual.
2.4 ( ) A fórmula do Ponto de Equilíbrio Financeiro é: PEC = CDFT/MCU.
2.5 ( ) A fórmula utilizada para o cálculo do Ponto de Equilíbrio Econômico é: PEE = CDFT + ML/MCU.
2.6 ( ) Quando a organização hospitalar estiver operando exatamente no seu Ponto de Equilíbrio Contábil, os investidores (proprietários) deixarão de receber o juro do capital investido.
2.7 ( ) Ao atingir o Ponto de Equilíbrio Econômico, o estágio de receitas evidencia que os investidores estão ganhando além de lucro, tendo retorno de parte do capital que investiram na organização.
2.8 ( ) A fórmula para o cálculo do Ponto de Equilíbrio Financeiro é: PEF = CDFT – CDNF/MCU.

capítulo 8

ANÁLISE DE BALANÇOS COMO FERRAMENTA DE GESTÃO

OBJETIVOS

Lendo este capítulo, você:

- vai se familiarizar com termos e expressões técnicas utilizadas na análise de demonstrações contábeis e obterá os conhecimentos necessários para extrair dos relatórios de análise dados que realmente sejam úteis para sua tomada de decisão, visando alcançar o equilíbrio das contas da organização;
- estará apto a analisar situações econômicas e financeiras de todo tipo de organização;
- entenderá o que são análise interna e análise externa;
- conhecerá as etapas do processo de análise;
- saberá o que é análise por quocientes;
- estará apto a interpretar adequadamente os dados evidenciados por meio dos quocientes de estrutura de capitais, liquidez (ou solvência) e rentabilidade;
- saberá o que são os quocientes de estrutura de capitais, liquidez (ou solvência) e rentabilidade e como calculá-los;
- estará apto a interpretar os quocientes isoladamente;
- conhecerá e ficará sabendo como elaborar as demonstrações padronizadas para fins de análise;

- estará apto a interpretar os quocientes conjuntamente;
- saberá o que são análises horizontal e vertical e como proceder com elas;
- saberá o que é e como se calcula o quociente-padrão;
- saberá elaborar o relatório de análise e interpretar suas informações.

8.1 INTRODUÇÃO

nota

Quem analisa as demonstrações contábeis nas organizações são os **analistas de demonstrações contábeis**, tradicionalmente conhecidos como **analistas de balanços**. A esses profissionais cabe, entre outras tarefas, coletar dados, transformá-los em quocientes, compará-los com padrões, interpretá-los e descrevê-los em relatórios. Aos gestores das organizações cabe a tarefa de tomar decisões fundamentadas nesses relatórios de análise.

Dessa forma, para interpretar adequadamente as informações contidas nos relatórios elaborados pelos analistas de balanços, os gestores precisam, pelo menos, de conhecimentos básicos sobre Balanço Patrimonial (BP), Demonstração do Resultado do Período (DRP) e, em especial, cálculo de quocientes. Portanto, as informações apresentadas neste capítulo são suficientes e necessárias para que o gestor da organização hospitalar se familiarize com termos e expressões técnicas utilizados na Análise de Balanços e possa extrair dos relatórios de análise dados que realmente sejam úteis para a sua tomada de decisão, visando alcançar o equilíbrio das contas da organização.

Análise de Balanços é uma técnica contábil que consiste no exame e na interpretação dos dados contidos nas demonstrações contábeis,[1] a fim de transformá-los em informações úteis aos diversos usuários da contabilidade. Constitui ferramenta de grande valia na tomada de decisão, especialmente por possibilitar o conhecimento da situação econômica e financeira da organização.

1 Denominadas pela Lei n. 6.404/1976 de demonstrações financeiras. Portanto, as expressões **demonstrações contábeis** e **demonstrações financeiras** são empregadas no meio contábil como sinônimas.

Atualmente, são muitas as pessoas envolvidas nas organizações que utilizam as informações derivadas da Análise de Balanços como ferramenta de gestão. O conhecimento da saúde financeira da própria empresa (fluxo de entrada e saída de dinheiro), bem como de seu desempenho econômico (fluxo de receitas e despesas) ao longo de um período (três ou mais exercícios sociais, por exemplo), ajuda os gestores a tomarem decisões mais ou menos agressivas, que influenciarão no futuro do empreendimento.

Esses mesmos gestores, quando imbuídos da tarefa de investir recursos financeiros no capital de outras sociedades, ou mesmo no relacionamento com fornecedores, clientes, bancos etc., encontram, na Análise de Balanços, informações que revelam tendências do desempenho das entidades com as quais pretendem se relacionar como investidores, fornecedores, compradores, tomadores de recursos financeiros etc.

Tradicionalmente conhecida como Análise de Balanços, essa técnica contábil não se limita ao Balanço Patrimonial, alcançando, também, as demais demonstrações contábeis, embora o Balanço Patrimonial e a Demonstração do Resultado do Período[2] sejam as mais utilizadas para fins de análise.

A análise da situação econômica é feita com base no fluxo de receitas e despesas evidenciado na Demonstração do Resultado do Exercício (DRE), a fim de verificar, principalmente, a rentabilidade alcançada pelo capital investido na organização.

Na conjugação de dados extraídos da Demonstração do Resultado do Exercício com aqueles extraídos do Balanço Patrimonial, pode-se conhecer a taxa de retorno do capital investido.

Com base nos dados extraídos do Balanço Patrimonial, pode-se conhecer o grau de endividamento da organização hospitalar, bem como a existência ou não de solvência suficiente, para que seja possível cumprir seus compromissos de curto ou longo prazo.

É importante destacar que não é necessário que o gestor hospitalar seja um contador ou, muito menos, exímio conhecedor da ciência contábil, contudo precisa saber o que fazer com as informações apresentadas em um relatório de

[2] A Lei n. 6.404/1976 determina que o resultado apurado por uma entidade que visa ao lucro, durante um exercício social (período de um ano), seja apresentado em um relatório contábil denominado **Demonstração do Resultado do Exercício**. As normas contábeis vigentes no Brasil e convergentes com as normas internacionais de contabilidade IFRS (em inglês, *International Financial Reporting Standards*) apresentam uma estrutura diferente para a evidenciação do resultado de um período, denominando-a **Demonstração do Resultado do Período.** Embora essas duas estruturas exibam poucas divergências, o resultado apresentado por elas é o mesmo. Portanto, neste livro, essas duas expressões são utilizadas com a mesma finalidade.

Análise de Balanços. Quando versam sobre a situação econômica e financeira da organização, essas informações constituem-se em importantes dados que o auxiliam em sua tomada de decisão.

Conforme já comentamos, uma das primeiras providências a ser tomada pelo gestor, ao ser chamado para gerenciar um hospital ou qualquer tipo de organização, é verificar se as contas da organização estão equilibradas, e, caso não estejam, trabalhar para alcançar essa meta. Lembre-se de que o equilíbrio das contas é imprescindível para o gestor alcançar sucesso em seus planejamentos.

Para saber interpretar satisfatoriamente os quocientes de estrutura de capitais, liquidez e rentabilidade elaborados com base nas demonstrações contábeis do hospital para o qual trabalha, o gestor precisará conhecer a estrutura do patrimônio e, no mínimo, duas demonstrações contábeis, que são o Balanço Patrimonial e a Demonstração do Resultado do Período. Além disso, deverá saber o que os quocientes mencionados revelam.

Julgamos que os comentários apresentados no Capítulo 4 e neste Capítulo sejam suficientes para ajudá-lo a interpretar adequadamente os dados evidenciados por meio dos quocientes de estrutura de capitais, liquidez e rentabilidade.

8.2 ANÁLISES INTERNA E EXTERNA

Análise de Balanços Interna é aquela que auxilia os administradores em sua tomada de decisão, pois, embora tenha como ponto de partida os resultados apresentados nas demonstrações contábeis oficiais, ela também utiliza dados constantes das demonstrações contábeis elaboradas internamente apenas para fins gerenciais, além de outras informações de natureza operacional.

Essa análise tem por finalidade informar os gestores sobre o comportamento econômico e financeiro da organização, dotando-os de conhecimento necessário para a tomada de decisão.

O conhecimento do desempenho da organização por meio das variações de sua situação econômica e financeira durante alguns exercícios passados, especialmente em comparação com seus concorrentes, evidencia as tendências de crescimento, estagnação ou queda em exercícios futuros, possibilitando aos gestores identificar os rumos corretos, que deverão nortear novos desafios para a organização.

Quando os analistas de balanços pertencerem a uma organização que for o objeto da análise, eles não encontrarão dificuldades para coletar os dados necessários para realizar suas tarefas, especialmente porque têm acesso direto aos controles internos. Por isso, a Análise de Balanços Interna é considerada a mais completa.

A **Análise de Balanços Externa** é aquela realizada fora da organização objeto da análise, cuja finalidade é oferecer aos interessados informações que lhes assegurem conhecer a capacidade da empresa para gerar fluxos de caixa suficientes, que lhes garanta boa lucratividade e estabilidade no mercado para a concretização de negócios, concessões de créditos, financiamentos etc. É efetuada por profissional externo, normalmente pertencente às entidades interessadas no resultado da própria análise.

Nesse caso, o analista tem em mãos somente as demonstrações financeiras publicadas pela organização objeto da análise, além de alguns esclarecimentos adicionais constantes dos relatórios ou das notas explicativas que acompanham as demonstrações.

Enquanto o resultado da Análise de Balanços Interna visa auxiliar os administradores em suas tomadas de decisão, que influenciarão o desempenho da organização, o resultado da Análise de Balanços Externa tem por objetivo conhecer a situação econômica e financeira da entidade e auxiliar as pessoas estranhas ao objeto da organização em suas tomadas de decisão em função dos resultados já apurados, não interferindo, assim, no seu desempenho.

8.3 ETAPAS DO PROCESSO DE ANÁLISE

Embora não seja tarefa do gestor hospitalar proceder à análise das demonstrações contábeis, julgamos necessário o conhecimento das etapas que envolvem essa importante técnica contábil.

O trabalho do analista começa quando termina o do contador. De posse das demonstrações contábeis, o analista vai decompô-las por meio do exame minucioso de cada uma das contas que compõem essas demonstrações, transcrevendo-as em mapas padronizados, a fim de facilitar o processo de análise. Além disso, desenvolverá as seguintes atividades: coletará dados; escolherá os indicadores apropriados para a obtenção dos resultados pretendidos; efetuará os cálculos de quocientes, coeficientes e números-índices; interpretará isolada e conjuntamente esses dados, comparando-os com padrões, para, finalmente, apresentar suas conclusões em relatórios.

O processo de análise pode ser desenvolvido em sete etapas:

- **1ª Etapa – exame e padronização das principais demonstrações contábeis**: Balanço Patrimonial, Demonstração do Resultado do Exercício (DRE), Demonstração de Lucros ou Prejuízos Acumulados (DLPA), Demonstração das Mutações do Patrimônio Líquido (DMPL), Demonstração dos Fluxos de Caixa (DFC) e Demonstração do Valor Adicionado (DVA). Nesta etapa da análise, é feito um exame minucioso, abrangendo cada uma das contas que compõem a demonstração financeira objeto da análise. O analista se familiariza com pormenores que envolvem a composição de cada conta, bem como dos respectivos grupos.
- **2ª Etapa – coleta de dados**: extração de valores das demonstrações financeiras, como total do Ativo Circulante, do Ativo Imobilizado, do Patrimônio Líquido, valor das vendas líquidas etc.
- **3ª Etapa – cálculo dos indicadores**: quocientes, coeficientes e números-índices.
- **4ª Etapa – interpretação de quocientes**: interpretação isolada e conjunta.
- **5ª Etapa – análises vertical e horizontal**: interpretação isolada e conjunta de coeficientes e números-índices.
- **6ª Etapa – comparação com padrões**: cálculos e comparações com quocientes-padrão (média alcançada pelas empresas do mesmo ramo).
- **7ª Etapa – relatórios**: apresentação das conclusões da análise em forma de relatórios inteligíveis por leigos. Quando destinados aos gestores internos, esses relatórios deverão contemplar o grau de conhecimento contábil de cada um.

8.4 ANÁLISE POR QUOCIENTE

8.4.1 INTRODUÇÃO

A análise de demonstrações financeiras encontra seu ponto mais importante no cálculo e avaliação do significado de quocientes, relacionando principalmente itens e grupos do Balanço Patrimonial e da Demonstração do Resultado do Período.

Esse é o processo de análise mais utilizado, porque oferece uma visão global da situação econômica e financeira da organização, que é um conhecimento imprescindível para a tomada de decisão.

O uso dos quocientes tem como finalidade principal permitir ao analista extrair tendências e comparar os quocientes com padrões preestabelecidos.

A finalidade da análise é, mais do que retratar o que aconteceu no passado, fornecer algumas bases para inferir o que poderá acontecer no futuro.

As limitações da análise financeira prendem-se basicamente à diversidade de métodos contábeis adotados pelas empresas, até dentro do mesmo setor.

Há um número infinito de indicadores que podem ser apresentados pelo contador gerencial como suporte aos gestores para suas tomadas de decisão, conforme seus interesses.

No caso de expansão do negócio, por exemplo, são indispensáveis as informações derivadas do grupo de quocientes que revelam a saúde financeira e o grau de endividamento da organização, conforme veremos a seguir.

Quocientes, portanto, são índices extraídos das demonstrações financeiras por meio de confrontos entre contas ou grupos de contas.

A periodicidade da análise depende dos objetivos que se pretendem alcançar. Para fins gerenciais, ela deve ser realizada sempre que os gestores precisarem conhecer a situação econômica e financeira da organização para direcionar suas decisões. Tratando-se de análise para finalidades externas, basicamente um cálculo anual ou semestral é suficiente.

Recomenda-se analisar a situação financeira separadamente da situação econômica, para que, em um segundo estágio, os resultados obtidos em cada uma dessas duas análises sejam conjugados, a fim de compor um quadro geral que reflita adequadamente o desempenho do patrimônio da organização.

A situação financeira é evidenciada pelos quocientes de estrutura de capitais e pelos de liquidez, enquanto a situação econômica é ressaltada pelos quocientes de rentabilidade.

8.4.2 INTERPRETAÇÃO DE QUOCIENTES

A interpretação dos quocientes pode ser feita em três etapas:

1. Interpretação isolada.
2. Interpretação conjunta.
3. Comparação com quocientes-padrão.

Como os interesses dos usuários internos no conhecimento do estado patrimonial da organização são variados, cabe aos analistas selecionar, da melhor maneira possível, um conjunto de quocientes que lhes permita obter os resultados desejados.

8.4.3 QUOCIENTES DE ESTRUTURA DE CAPITAIS

Os **quocientes de estrutura de capitais** servem para evidenciar o grau de endividamento da organização em decorrência das origens dos capitais investidos no patrimônio. Eles mostram a proporção existente entre os capitais próprios e os capitais de terceiros, sendo calculados com base em valores extraídos do Balanço Patrimonial.

No Balanço Patrimonial, o lado do Passivo mostra a origem dos capitais que estão à disposição da empresa, enquanto o lado do Ativo mostra em que esses capitais foram aplicados.

Assim, com base no confronto entre o capital próprio e o capital de terceiros, sabe-se quem investiu mais na empresa: proprietários ou pessoas estranhas ao negócio.

São os capitais próprios e de terceiros demonstrados do lado do Passivo que financiam os investimentos efetuados pela empresa em bens e direitos, demonstrados do lado do ativo.

Quando os investimentos são financiados em maior proporção pelo capital próprio do que pelo capital de terceiros, podemos afirmar, em princípio, que a situação financeira da empresa é satisfatória. Por outro lado, quando os investimentos são financiados em maior proporção pelo capital de terceiros do que pelo capital próprio, então, em princípio, a empresa está endividada. Nesse caso, é provável que uma parcela maior dos lucros seja destinada à remuneração do capital de terceiros.

8.4.3.1 Participação de capital de terceiros

Esse quociente revela a proporção existente entre capital de terceiros e capital próprio, isto é, quanto a empresa utiliza de capital de terceiros para cada R$ 1,00, de capital próprio.

$$\text{Participação do capital de terceiros} = \frac{\text{Exigível total}}{\text{Patrimônio Líquido}}$$

Em que:

Exigível total = Passivo Circulante + Passivo não Circulante – Receitas diferidas

Para fins de análise, é comum que as receitas diferidas integrem o grupo do Patrimônio Líquido.

Ao multiplicarmos esse quociente por 100, obtemos a resposta em porcentagem, ou seja, quanto por cento do capital próprio corresponde à participação do capital de terceiros na empresa. Veja o exemplo a seguir.

Em determinada empresa, o exigível total é R$ 60.000,00, enquanto o Patrimônio Líquido é igual a R$ 30.000,00.

Aplicando a fórmula apresentada, obtemos:

$$60.000/30.000 = 2$$

Assim, para cada R$ 1,00 de Patrimônio Líquido, existem R$ 2,00 de exigível total.

Multiplicando o quociente por 100, temos:

$$2 \times 100 = 200\%$$

Isso significa que o montante do exigível total corresponde a 200% do montante do Patrimônio Líquido. Em outras palavras, concluímos que os investimentos de terceiros na empresa equivalem a 200% dos investimentos dos proprietários.

Interpretação: quanto menor é esse quociente, melhor para a empresa.

A interpretação desse quociente serve como um parâmetro para medir o grau de endividamento da empresa.

Existem alguns pontos importantes a considerar:

- Quanto menor for a participação de capital de terceiros na empresa, menor será seu grau de endividamento e maior será sua liberdade financeira para tomar decisões.
- Sempre que esse quociente for menor que 1 (ou 100%), indicará o excesso de capital próprio sobre o capital de terceiros, evidenciando que a empresa possui liberdade financeira para a tomada de decisão. Por outro lado, quando esse quociente for maior que 1, representa que o capital de terceiros foi investido na empresa em maior proporção do que o capital próprio, indicando a existência de dependência financeira da empresa junto aos seus credores. Havendo dependência financeira, a empresa terá de se sujeitar às regras impostas por tais credores

(altas taxas de juros, curto prazo para pagamento das obrigações, dificuldades para obtenção de créditos junto a outras instituições etc.).

- Quando o grau de endividamento mostrado por esse quociente for elevado, a empresa encontrará dificuldades para a obtenção de recursos financeiros no mercado, porque poderá oferecer poucas garantias em troca de recursos, sejam eles destinados à expansão do negócio ou ao cumprimento de compromissos imediatos ou inesperados. Sempre haverá capital de terceiros para financiar novos investimentos ou para cobrir dificuldades momentâneas de Caixa (débitos de financiamento), como empréstimos captados em bancos, e até para financiar o desenvolvimento normal da empresa (débitos de funcionamento), como pagamento de fornecedores, governo, funcionários etc. O importante é a empresa saber administrar bem os recursos de terceiros disponíveis, fazendo que os lucros obtidos com a aplicação desses recursos superem os juros que remunerarão esses capitais.
- Não se pode esquecer de que a interpretação desse quociente somente será completa quando comparada com padrões; mesmo endividada, a empresa poderá encontrar-se em situação de normalidade se o seu grau de endividamento for compatível com o grau de endividamento das empresas do mesmo ramo de atividade. Caso contrário, a permanência da empresa nessa situação, em períodos sucessivos, poderá indicar grande probabilidade de falência. Entretanto, se a empresa conseguir renovar periodicamente suas dívidas, poderá sobreviver, reduzindo os riscos de falência. É evidente que o endividamento, ainda que administrável, não deve perdurar por muito tempo, pois inibe o desenvolvimento da empresa. Dessa forma, é imprescindível descobrir suas causas e procurar saídas. Por exemplo, o endividamento pode ser administrável se decorrer da captação de recursos para grandes investimentos.

8.4.3.2 Composição do endividamento

O quociente a seguir revela qual a proporção existente entre as obrigações de curto prazo e as obrigações totais, isto é, quanto a empresa terá de pagar a curto prazo para cada R$ 1,00 do total das obrigações existentes.

$$\text{Composição do endividamento} = \frac{\text{Passivo Circulante}}{\text{Exigível total}}$$

Esse quociente revela qual a proporção existente entre as obrigações de curto prazo e as obrigações totais, isto é, quanto a empresa terá de pagar a curto prazo para cada R$ 1,00 do total das obrigações existentes.

Ao multiplicarmos esse quociente por 100, obtemos a resposta em porcentagem, isto é, quanto por cento das obrigações totais correspondem às obrigações de curto prazo.

Interpretação: quanto menor é esse quociente, melhor para a empresa.

Por meio da interpretação desse quociente, verifica-se a necessidade de a empresa gerar ou não recursos a curto prazo para saldar seus compromissos.

Existem alguns pontos importantes a considerar:

- Quanto menor for o valor a pagar a curto prazo em relação às obrigações totais, mais tempo a empresa terá para gerar recursos financeiros para saldar todos os seus compromissos.
- A fim de gerar recursos a curto prazo para cobrir os compromissos do Passivo Circulante, a empresa poderá realizar várias operações, como fazer empréstimos para pagamento a longo prazo, oferecer descontos especiais para estimular as vendas, incentivar seus clientes a pagar as duplicatas antes dos vencimentos concedendo-lhes descontos etc. Essas operações, entretanto, nem sempre oferecem resultados satisfatórios, pois dependem de fatores externos que fogem do controle da empresa, como a existência de disponibilidade dos estabelecimentos bancários em oferecer empréstimos a longo prazo, a situação financeira dos clientes para poderem antecipar pagamentos etc.
- Gerar recursos financeiros a curto prazo nem sempre constitui tarefa de fácil realização por parte da administração da empresa.
- Os recursos financeiros para cobrir os compromissos de longo prazo poderão surgir em função do desenvolvimento normal das atividades da empresa, sem a necessidade de recorrer a operações que, embora gerem recursos imediatos, complicam ainda mais a situação de solvência em um prazo um pouco mais longo. Por isso, nem sempre essas operações são benéficas para a saúde financeira da empresa.
- Quanto menor for esse quociente, maiores serão os prazos que a empresa terá para saldar seus compromissos. Consequentemente, melhor será sua situação financeira atual.

8.4.3.3 Imobilização do Patrimônio Líquido

Esse quociente revela qual parcela do Patrimônio Líquido foi utilizada para financiar a compra do Ativo Fixo, isto é, quanto a empresa imobilizou no Ativo Fixo para cada R$ 1,00 de Patrimônio Líquido.

$$\text{Imobilização do Patrimônio Líquido} = \frac{\text{Ativo não Circulante (Realizável a Longo Prazo)}}{\text{Patrimônio Líquido}}$$

Ao multiplicarmos esse quociente por 100, obtemos a resposta em porcentagem, ou seja, quanto por cento do Patrimônio Líquido foi aplicado no Ativo Fixo.

Interpretação: quanto menor é esse quociente, melhor para a empresa.

nota

A expressão **Ativo Fixo**, utilizada neste capítulo para fins de análise de demonstrações contábeis, corresponde ao Ativo não Circulante diminuído do Ativo Realizável a Longo Prazo, que é igual à soma dos subgrupos Investimentos, Imobilizado e Intangível.

Por meio da interpretação desse quociente, verifica-se a existência ou não de capital circulante próprio.

Existem alguns pontos importantes a considerar:

- Capital circulante próprio é a denominação que se dá ao excesso do Patrimônio Líquido sobre o Ativo Fixo. Ele pode ser apurado pela fórmula:

$$CCP = PL - AF$$

Em que:

CCP = capital circulante próprio;

PL = Patrimônio Líquido;

AF = Ativo Fixo, que corresponde ao Ativo não Circulante diminuído do Ativo Realizável a Longo Prazo.

- O capital circulante próprio é a parte do capital próprio investida no Ativo Circulante.
- Outro aspecto evidenciado por esse quociente é a existência ou não da dependência de capitais de terceiros para financiar o Ativo Circulante. Se todo Patrimônio Líquido for utilizado para financiar o Ativo Fixo, não existindo capital circulante próprio, significará que todo o Ativo Circulante mais o Realizável a Longo Prazo foram financiados somente com recursos de terceiros. Mas é preciso considerar, em princípio, que esse fato não indica situação desfavorável.
- Quando esse quociente indicar que todo Ativo Circulante mais o Realizável a Longo Prazo foram financiados com capitais de terceiros, será interessante analisar outros quocientes, como aqueles que relacionam as obrigações de curto prazo com as obrigações totais, para verificar se a empresa precisa se desdobrar para conseguir recursos financeiros visando cobrir compromissos de curto prazo.
- Sempre que esse quociente for menor que 1 (ou 100%), indicará que a empresa não imobilizou todo o seu Patrimônio Líquido, existindo, então, o capital circulante próprio. Quanto maior for a parcela do Patrimônio Líquido aplicada no Ativo Fixo, menor será a participação dos capitais próprios para financiar o Ativo Circulante e maior será a dependência da empresa em relação ao capital de terceiros.
- Quando esse quociente indicar que parte do capital próprio foi investida no Ativo Circulante, estará revelando que a empresa possui liberdade financeira para movimentar o seu negócio. Ela pode efetuar operações de compra e venda livremente, sem a necessidade de recorrer a terceiros para obter recursos financeiros. Poderá negociar descontos e prazos com seus fornecedores e repassar essas vantagens a seus clientes, melhorando sua competitividade no mercado.
- É perfeitamente aceitável que as empresas invistam uma parte maior do capital próprio no Ativo Fixo e uma menor no Ativo Circulante. Isso é normal, porque é mais difícil conseguir recursos financeiros para financiar o Ativo Fixo. Além disso, não é aconselhável utilizar capitais de terceiros de curto prazo para financiar o Ativo Fixo, pois o retorno do investimento no Ativo Fixo se dá, em geral, a longo prazo.
- Quando houver necessidade de utilizar recursos de terceiros para financiar o Ativo Fixo, como ocorre nas ocasiões de modernização ou mesmo de ampliação do negócio, esses recursos devem ser captados para

serem pagos a longo prazo, de modo que possam ser remunerados com os lucros obtidos com a própria movimentação das imobilizações. Remunerar capitais de terceiros investidos no Ativo Fixo com recursos gerados por outras fontes que não os lucros poderá colocar a empresa em situação de insolvência, obrigando-a a trabalhar mais rapidamente para gerar recursos a curto prazo. Por outro lado, é mais fácil conseguir financiamento para obter recursos a fim de investir no Ativo Circulante. Geralmente, esses recursos decorrem da atividade normal da empresa, como aqueles derivados de compras de medicamentos, de mercadorias, bens de uso ou serviços a prazo (Contas a Pagar a fornecedores) da utilização de serviços dos empregados (salários e encargos a pagar) etc.

- Se esse quociente for maior que 1 (ou 100%), indicará que a empresa aplicou, no Ativo Fixo, todo o capital próprio e ainda uma parcela de capitais de terceiros. Nesse caso, para saber se a empresa investiu, no Ativo Fixo, recursos de terceiros tomados a curto ou longo prazo, será necessário analisar o quociente de imobilização dos recursos não correntes.
- Há outro aspecto que precisa ser considerado na interpretação desse quociente: em determinados ramos de atividade, é comum imobilizar mais que o Patrimônio Líquido. É o que ocorre com as empresas do ramo de transporte de pessoas, principalmente nos períodos de expansão. Nesse caso, porém, como parte do Ativo Fixo e todo o Ativo Circulante mais o Realizável a Longo Prazo foram financiados com capital de terceiros, podemos dizer que a empresa está nas mãos de terceiros, que investiram mais na empresa do que seus proprietários. Para saber se a empresa estará ou não agindo com normalidade, será necessário comparar esse quociente com o quociente-padrão. De outro modo, a interpretação do quociente de imobilização dos recursos não correntes vai indicar se o excesso de imobilizações foi feito dentro de um programa que possa ser cumprido pela empresa sem causar desequilíbrio financeiro.

8.4.3.4 Imobilização dos recursos não correntes

Esse quociente revela a proporção existente entre o Ativo Fixo e os recursos não correntes, isto é, quanto a empresa investiu no Ativo Fixo para cada R$ 1,00 de Patrimônio Líquido mais Exigível a Longo Prazo.

$$\text{Imobilização dos recursos não correntes} = \frac{\text{Ativo não Circulante (Realizável a Longo Prazo)}}{\text{Patrimônio Líquido + Passivo Exigível a Longo Prazo}}$$

Ao multiplicarmos esse quociente por 100, obtemos a resposta em porcentagem, ou seja, quanto por cento do capital próprio mais Exigível a Longo Prazo a empresa investiu no Ativo Fixo.

Interpretação: quanto menor é esse quociente, melhor para a empresa.

Por meio da interpretação desse quociente, verifica-se se o capital circulante próprio negativo foi compensado por empréstimos a longo prazo.

Existem alguns pontos importantes a considerar:

- O capital circulante próprio negativo ocorre quando o Patrimônio Líquido é inferior ao Ativo Fixo.
- Em qualquer circunstância, o ideal é que o Patrimônio Líquido seja suficiente para financiar todo o Ativo Fixo e ainda uma parte do Ativo Circulante. Essa folga garante que a empresa tenha liberdade em sua tomada de decisão, sendo benéfica para sua situação financeira.
- Quando o excesso das imobilizações sobre o Patrimônio Líquido for financiado por obrigações do Passivo Circulante, a empresa poderá enfrentar sérios problemas de solvência. Por isso, esse quociente não deve ser maior que 1 (ou 100%), para que não haja obrigações de curto prazo financiando o Ativo Fixo.
- A existência de capital circulante próprio negativo não deve ser vista como situação de desespero para a empresa, pois isso pode ocorrer perfeitamente nos momentos de ampliação ou expansão do negócio. A captação de empréstimos imediatos para serem pagos a longo prazo pode ser uma boa atitude para sanar esse problema. Com os recursos financeiros obtidos por meio desses empréstimos, a empresa cobrirá os compromissos de curto prazo e terá tempo suficiente para esperar a geração de lucros em função dos investimentos efetuados no Ativo Fixo, que permitirão a remuneração do capital de terceiros tomado para pagamento a longo prazo.
- Quando a análise do quociente de imobilização dos recursos próprios indicar a existência de capital circulante próprio negativo, haverá forte

evidência de que a situação financeira da empresa não é boa. Entretanto, não se pode concluir que ela atravessa momentos de desequilíbrio financeiro, pois a interpretação do quociente de imobilização dos recursos não correntes poderá revelar a existência de um quadro mais ameno. Finalmente, mesmo quando a interpretação desses quocientes evidenciar tendência de desequilíbrio financeiro, para saber se a empresa se encontra ou não em situação de insolvência, será preciso interpretar os quocientes de liquidez.

8.4.4 QUOCIENTES DE LIQUIDEZ (OU SOLVÊNCIA)

Os **quocientes de liquidez** evidenciam o grau de solvência da empresa em decorrência da existência ou não de solidez financeira que garanta o pagamento dos compromissos assumidos com terceiros.

Esses quocientes mostram a proporção existente entre os investimentos efetuados no Ativo Circulante e no Ativo Realizável a Longo Prazo em relação aos capitais de terceiros (Passivo Circulante e Passivo Exigível a Longo Prazo). São calculados com base em valores extraídos do Balanço Patrimonial.

Como regra geral, podemos dizer que, quando a análise dos quocientes de estrutura de capitais indicar a existência de um grau de endividamento aceitável, provavelmente a análise dos quocientes de liquidez também revelará a existência de grau de solvência satisfatório.

Para que se possa obter um diagnóstico mais completo acerca da solidez financeira da empresa, vários aspectos precisam ser relevados:

a) alto grau de endividamento nem sempre é sinônimo de insolvência – a empresa poderá estar endividada, mas pagar seus compromissos em dia. Isso é possível, por exemplo, nos casos em que a empresa consegue renegociar facilmente suas dívidas;
b) a empresa poderá apresentar baixo grau de liquidez a curto prazo, porém um bom grau de liquidez a longo prazo e vice-versa;
c) a empresa poderá contar com alto grau de liquidez, mas não dispor de dinheiro para pagar seus compromissos imediatos.

Esses e outros aspectos poderão ser esclarecidos por meio da análise isolada e conjunta dos quocientes de liquidez.

8.4.4.1 Liquidez geral

O quociente evidencia se os recursos financeiros aplicados no Ativo Circulante e no Ativo Realizável a Longo Prazo são suficientes para cobrir as obrigações totais, isto é, quanto a empresa tem de Ativo Circulante mais Realizável a Longo Prazo para cada R$ 1,00 de obrigação total.

Interpretação: quanto menor é esse quociente, melhor para a empresa.

$$\text{Liquidez geral: } \frac{\text{Ativo Circulante + Ativo Realizável a Longo Prazo}}{\text{Passivo Circulante + Passivo Exigível a Longo Prazo}}$$

Por meio da interpretação desse quociente, verifica-se se a empresa tem solidez financeira suficiente para cobrir os compromissos de curto e longo prazos assumidos com terceiros.

Existem alguns pontos importantes a considerar:

- Quando esse quociente for igual ou maior que 1, pode-se afirmar, em princípio, que a empresa está satisfatoriamente estruturada do ponto de vista financeiro.
- Quando esse quociente for menor que 1, pode-se, em princípio, dizer que a empresa se encontra em situação de insolvência, pois o capital de terceiros (obrigações totais) financiou todo o Ativo Circulante e Realizável a Longo Prazo, além de parte do Ativo Fixo, revelando que a empresa se encontra nas mãos de terceiros.
- Um aspecto importante na análise desse quociente diz respeito aos prazos: é preciso verificar as diversas datas de vencimento dos direitos do Ativo Circulante, conjugando-as com as diversas datas das obrigações do Passivo Circulante, pois as divergências de prazos existentes entre direitos e obrigações poderão modificar sensivelmente a opinião do analista. Vamos assumir, por exemplo, que determinada empresa apresente o quociente de liquidez geral igual a 1.

  Aparentemente, essa empresa terá condições de cumprir seus compromissos junto aos seus credores e não terá folga financeira para tomar outras decisões, pois tudo o que receberá, se realizar o Ativo Circulante mais o Realizável a Longo Prazo, será utilizado para pagar as obrigações totais. Contudo, se o prazo de vencimento dos direitos de curto prazo for de, no máximo, 120 dias e o das obrigações de curto prazo for a partir de 200 dias, a empresa terá uma folga financeira de 80 dias. Por outro lado, em situação inversa, mesmo com o quociente igual a 1, a empresa precisará recorrer a empréstimos ou promover descontos a seus devedores para cumprir seus compromissos de curto prazo.

- Com relação aos direitos e às obrigações vencíveis a longo prazo, alguns cuidados também deverão ser tomados: poderão constar, no Ativo Realizável a Longo Prazo, direitos referentes a empréstimos efetuados a empresas coligadas e controladas, diretores ou acionistas cujos direitos não tenham prazo de vencimento ou sejam de curto prazo. Da mesma forma, poderão constar no Exigível a Longo Prazo empréstimos tomados de diretores ou acionistas ou mesmo de outras pessoas, mediante a emissão de debêntures conversíveis em ações, cujos compromissos não correspondam a saídas de numerários para serem liquidados.
- Há casos em que o quociente de liquidez geral menor que 1 não indica situação de insolvência. Por exemplo, ocorre quando a empresa, para saldar compromissos de curto prazo, toma empréstimos a pagar em cinco anos; nesse caso, haverá tempo suficiente para gerar recursos visando saldar tais compromissos. A análise do quociente de liquidez seca evidenciará essa situação.

8.4.4.2 Liquidez corrente

Esse quociente revela a capacidade financeira de a empresa cumprir seus compromissos de curto prazo, isto é, quanto a empresa tem de Ativo Circulante para cada R$ 1,00 de Passivo Circulante.

$$\text{Liquidez corrente} = \frac{\text{Ativo Circulante}}{\text{Passivo Circulante}}$$

Interpretação: quanto menor é esse quociente, melhor para a empresa.

A interpretação desse quociente deve ser direcionada para verificar a existência ou não do Capital Circulante Líquido (CCL).

Um ponto importante a se considerar sobre esse quociente é que, por ele ser o que melhor espelha o grau de liquidez da empresa, também é denominado **medida de solvência**.

O Capital Circulante Líquido pode ser apurado pela fórmula:

CCL = Ativo Circulante – Passivo Circulante

Quando esse quociente for igual a 1, indicará que a empresa possui um grau de solvência suficiente, que lhe permite cobrir os compromissos de curto prazo.

Quando esse quociente for maior que 1, indicará a existência de uma folga financeira de curto prazo, que corresponde ao Capital Circulante Líquido. Essa folga financeira possibilita que a empresa efetue transações sem prejudicar sua liquidez, podendo ser utilizada na aquisição de estoques, em aplicações financeiras de curto prazo etc.

No numerador da fórmula desse quociente consta o grupo do Ativo Circulante, composto de disponibilidades, direitos realizáveis a curto prazo (Contas a Receber de clientes, estoques, impostos a recuperar, investimentos temporários a curto prazo, entre outros), além das despesas do exercício seguinte. No denominador da fórmula, consta o Passivo Circulante, composto de obrigações que têm prazos de vencimentos que variam de 1 a 360 dias. Considerando que as obrigações têm data certa para serem pagas e que parte do Ativo Circulante não tem data certa para recebimento, além de nem todos os valores serem conversíveis em dinheiro, para melhor avaliar o grau de solvência a curto prazo da empresa é preciso considerar ainda:

a) **os prazos** – é preciso conjugar a data dos vencimentos dos direitos do Ativo Circulante com a data das obrigações do Passivo Circulante, como já comentamos no estudo do quociente de liquidez geral. Pode haver um equilíbrio ou uma disparidade entre elas. Se as obrigações tiverem vencimentos anteriores aos direitos, isso poderá representar problemas de liquidez;
b) **o estoque** – várias questões podem ser levantadas acerca desse item. Entretanto, não se pode esquecer de que, nas organizações comerciais, os estoques somente serão transformados em dinheiro depois que forem vendidos, e as vendas poderão ser recebidas no mesmo dia, em poucos dias ou após longo tempo da data da transação. Nos casos de venda a longo prazo, elas não representarão ingresso de dinheiro no momento das vendas. Outro aspecto importante é a verificação dos prazos de rotação, para saber quantas vezes os estoques girarão durante

o ano. Quando se tratar de organizações hospitalares, que são o objeto desta obra, os estoques existentes normalmente não serão vendidos, pois se referem a materiais que serão aplicados nos serviços de saúde, tanto durante as cirurgias como durante o período de recuperação dos pacientes, e a materiais de consumo (expediente, informática, higiene, limpeza etc.);

c) **os impostos a recuperar** – tendo em vista que não correspondem a importâncias conversíveis em dinheiro, uma vez que a empresa somente poderá compensá-los com obrigações do mesmo gênero, podem até ser suprimidos do Ativo Circulante para fins de cálculo desse quociente;

d) **a natureza de cada investimento temporário a curto prazo** – para saber se os valores atuais são compatíveis com os contabilizados e sobre a idoneidade dos estabelecimentos em que foram feitas tais aplicações etc.;

e) **as despesas do exercício seguinte** – outro grupo de contas que não representa valores conversíveis em dinheiro, pois correspondem a pagamentos de despesas efetuadas antecipadamente. Esses pagamentos garantem à empresa apenas o direito de obtenção do serviço correspondente, como ocorre com os prêmios de seguro pagos antecipadamente. Eles asseguram o direito de cobertura do risco correspondente. Por fim, a empresa não poderá contar com os valores contabilizados nesse grupo para saldar as suas obrigações. Assim, ele também poderá ser excluído do Ativo Circulante para fins de cálculo do quociente de liquidez corrente.

Portanto, considerando os aspectos já apresentados, mesmo quando o quociente de liquidez corrente for maior que 1, a empresa poderá, em certos momentos, não dispor de dinheiro suficiente para cobrir compromissos imediatos. Nesse caso, para levantar empréstimos junto a estabelecimentos bancários, a empresa não encontrará dificuldades, por apresentar o quociente maior que 1. Entretanto, se a folga financeira for muito pequena ou o quociente for menor que 1, ela poderá ter dificuldades para cobrir seus compromissos, bem como para captar dinheiro no mercado.

Desse modo, quanto maior for esse quociente, maior será a liberdade financeira da empresa para obter recursos. Consequentemente, melhor será seu grau de liquidez.

8.4.4.3 Liquidez seca

Esse quociente revela a capacidade financeira líquida da empresa para cumprir os compromissos de curto prazo, isto é, quanto a empresa tem de Ativo Circulante líquido para cada R$ 1,00 do Passivo Circulante.

$$\text{Liquidez seca} = \frac{\text{Ativo Circulante} - \text{Estoques}}{\text{Passivo Circulante}}$$

Interpretação: quanto maior é esse quociente, melhor para a empresa.

A interpretação desse quociente deve ser direcionada a verificar se o Ativo Circulante líquido é suficiente para saldar os compromissos de curto prazo.

É importante considerar que o valor do Ativo Circulante líquido poderá ser apurado de duas maneiras:

a) subtraindo-se do Ativo Circulante os valores que não representam conversibilidade de dinheiro garantida, como os estoques, os impostos a recuperar e as despesas do exercício seguinte;
b) somando-se às disponibilidades os valores dos investimentos temporários a curto prazo e as Contas a Receber de clientes.

Portanto, a fórmula para apurar o quociente de liquidez seca poderá ser a apresentada no início desta seção, desde que já estejam deduzidos do Ativo Circulante os valores dos impostos a recuperar e as despesas do exercício seguinte.

Há, ainda, outra fórmula que pode ser utilizada:

$$LS = \frac{\text{Disponibilidades} + \text{Contas a Receber} + \text{Investimentos temporários a curto prazo}}{\text{Passivo Circulante}}$$

Esse quociente deve ser analisado em conjunto com o quociente de liquidez corrente. Para conclusões mais precisas além da simples observação do resultado obtido pela aplicação da fórmula, os mesmos detalhes apresentados para fins de análise do quociente de liquidez corrente são aplicáveis no presente caso, principalmente com relação aos prazos de vencimentos de direitos e obrigações.

O quociente de liquidez corrente relaciona o Ativo Circulante com o Passivo Circulante; entretanto, sabe-se que as obrigações do Passivo Circulante possuem data certa para serem liquidadas, enquanto os bens e direitos do Ativo Circulante nem sempre representam conversibilidade garantida. O maior exemplo refere-se aos estoques que estão sujeitos à deterioração, à obsolescência etc.

Por esse motivo, o valor dos estoques deve ser excluído da fórmula para fins de apuração do quociente de liquidez seca. Assim, podem-se colocar em evidência os elementos de conversibilidade garantida do Ativo Circulante com as obrigações líquidas e certas do Passivo Circulante. Esse é um dos quocientes mais utilizados pelas instituições financeiras para o fornecimento de créditos a seus clientes.

Suponhamos, por exemplo, que determinada empresa tenha obrigações a pagar dentro de dez dias, no valor de R$ 8.000,00, possuindo apenas R$ 3.000,00 disponíveis. Como as Contas a Receber de clientes somente vencerão após 30 dias, ocorrendo o mesmo com os investimentos temporários a curto prazo, e sendo o quociente de liquidez seca igual a 1,60, essa empresa poderá se dirigir a qualquer instituição financeira e obter o empréstimo desejado para pagar em até 60 dias. O quociente de liquidez seca reflete um grau de solvência que permite efetuar tal operação.

8.4.4.4 Liquidez imediata

Esse quociente revela a capacidade de liquidez imediata da empresa para saldar seus compromissos de curto prazo, ou seja, quanto a empresa possui em dinheiro no caixa, nas contas correntes bancárias e em Equivalentes de Caixa para cada R$ 1,00 do Passivo Circulante.

$$\text{Liquidez imediata} = \frac{\text{Disponibilidades}}{\text{Passivo Circulante}}$$

Interpretação: quanto maior é esse quociente, melhor para a empresa.

A interpretação desse quociente deve ser direcionada para verificar se existe ou não necessidade de recorrer a algum tipo de operação visando obter mais dinheiro para cobrir obrigações vencíveis a curto prazo.

É importante considerar que, quando a empresa possui dinheiro em caixa suficiente para saldar seus compromissos de curto prazo, obviamente está tranquila sob o ponto de vista de solvência.

Esse quociente apresenta pouca validade para analisar a situação de liquidez da empresa, pelos seguintes motivos:

a) não adota boa política financeira a empresa que mantém elevadas importâncias em disponibilidade (Caixa, Bancos e Equivalentes de Caixa), em detrimento de aplicações mais produtivas, como em estoques, no financiamento de vendas a prazo, na disponibilização de novos serviços etc.;

b) o Passivo Circulante é composto por obrigações que possuem prazos de vencimentos variados, conforme já estudamos; grande parte delas pode, inclusive, ter prazos de vencimentos superiores a seis meses. Por esse motivo, não é recomendável ter disponibilidades imediatas suficientes para saldar compromissos seis meses antes do vencimento;

c) é importante a empresa manter equilíbrio entre a entrada e a saída de dinheiro, sendo aceitável a manutenção de saldos elevados em Caixa quando representarem provisionamentos para pagamentos de obrigações que vençam em poucos dias.

Mesmo que esse quociente seja menor que 1, poderá não representar uma situação de insolvência, pois as obrigações constantes do Passivo Circulante poderão ter prazos de vencimentos que permitam à empresa obter recursos financeiros para pagá-los, com o desenvolvimento normal de suas atividades, sem a necessidade de manter saldos elevados em Caixa.

Suponhamos que determinada empresa possua, no Passivo Circulante, obrigações no valor de R$ 30.000,00 e que o quociente de liquidez imediata seja de 0,33. Esse quociente indica que a empresa possui disponível apenas R$ 0,33 para cada R$ 1,00 de dívidas, ou seja, R$ 10.000,00 para pagar R$ 30.000,00 de obrigações. Aparentemente, a situação é negativa. Se todas essas obrigações tivessem vencimentos em prazo máximo de cinco dias, poderíamos afirmar que o quociente de R$ 0,33 revelaria uma situação altamente negativa do ponto de vista da solvência, pois a empresa não teria condições de saldar seus compromissos com os recursos de que dispõe. Entretanto, se 90% dessas obrigações, ou seja, R$ 27.000,00, tiverem vencimentos em prazos superiores a 120 dias, o quociente de R$ 0,33 será perfeitamente aceitável.

Assim, a discrepância existente entre os prazos de vencimentos das obrigações de curto prazo e as disponibilidades enfraquecem muito a validade desse quociente, podendo distorcer uma aparente situação favorável ou desfavorável evidenciada pela simples verificação do resultado obtido pela aplicação da fórmula.

Outro aspecto a ser considerado na interpretação do quociente é que os valores constantes do Balanço Patrimonial representam situação estática na data do respectivo balanço. Assim, quando o quociente é calculado com base nos valores extraídos do Balanço Patrimonial de 31 de dezembro, poderá não refletir a situação de liquidez imediata da empresa durante o ciclo operacional, pois fatos inesperados poderão acarretar aumentos ou diminuições no saldo das contas na época do levantamento do Balanço Patrimonial.

Para uma análise mais completa, seria conveniente considerar os valores médios das disponibilidades e das obrigações do Passivo Circulante.

Esses valores médios poderão ser obtidos dividindo-se por 12 o somatório dos saldos existentes no final de cada mês.

8.4.5 QUOCIENTES DE RENTABILIDADE

Os **quocientes de rentabilidade** servem para medir a capacidade econômica da empresa, isto é, evidenciam o grau de êxito econômico obtido pelo capital investido. São calculados com base em valores extraídos da Demonstração do Resultado do Período e do Balanço Patrimonial.

A rentabilidade do capital investido na empresa é conhecida por meio do confronto entre contas ou grupos de contas da Demonstração do Resultado do Período ou conjugando-as com grupos de contas do Balanço Patrimonial.

8.4.5.1 Giro do Ativo

Esse quociente evidencia a proporção existente entre o volume das vendas e os investimentos totais efetuados na empresa, isto é, quanto a empresa vendeu para cada R$ 1,00 de investimento total.

$$\text{Giro do Ativo} = \frac{\text{Vendas líquidas}}{\text{Ativo Total}}$$

Nas empresas comerciais cuja principal atividade é a compra e venda de mercadorias, as vendas líquidas correspondem ao montante das vendas realizadas (faturamento bruto ou venda bruta), diminuído dos tributos incidentes sobre as vendas, das vendas canceladas e dos descontos incondicionais e abatimentos concedidos. Nas organizações hospitalares, as vendas líquidas correspondem ao montante recebido de seus clientes (pacientes) pelos serviços a eles prestados, diminuído dos tributos incidentes sobre a prestação desses serviços, inclusive dos tributos incidentes sobre os medicamentos e outros materiais utilizados na prestação dos serviços (conforme a legislação específica estabelecer), e dos descontos incondicionais e abatimentos concedidos.

Interpretação: quanto maior é esse quociente, melhor para a empresa.

A interpretação desse quociente deve ser direcionada para verificar se o volume das vendas realizadas no período foi adequado em relação ao capital total investido na empresa.

Existem alguns pontos importantes a considerar:

- Como o quociente serve para medir o volume das vendas em relação ao capital total investido na empresa, é importante saber que o volume de vendas ideal para cada empresa é o que permite a obtenção de rentabilidade suficiente para cobrir todos os gastos, possibilitando ainda uma margem de lucro.
- Como os gastos efetuados pelas empresas para o desenvolvimento normal de suas atividades variam em função de seu ramo de atividade, também o volume de vendas ideal para cada empresa dependerá de seu ramo de negócio. O ideal é que esse quociente seja maior que 1, caso em que indica que o volume das vendas superou o valor investido na empresa. Por exemplo, vamos assumir que, no período x_1, o Hospital São Lucas tenha auferido, na prestação de serviços, receita líquida no valor de R$ 60.000,00 para um capital total investido no Ativo igual a R$ 20.000,00. Suponhamos, ainda, que um hospital concorrente, no mesmo período, tenha auferido receita líquida na prestação de serviços no valor de R$ 300.000,00 para um capital total investido no Ativo igual a R$ 450.000,00.

  Aparentemente, o hospital concorrente realizou melhores negócios, pois o volume de sua receita líquida correspondeu a cinco vezes o volume das receitas líquidas do Hospital São Lucas. Contudo, se compararmos o volume das receitas líquidas realizadas com o valor dos investimentos totais efetuados no hospital, concluiremos que o Hospital São Lucas foi o que alcançou melhores resultados, pois sua receita líquida correspondeu três vezes ao valor do capital total investido, ao passo que o hospital concorrente não conseguiu girá-lo uma só vez. É evidente que outros aspectos precisam ser considerados, pois, mesmo não conseguindo girar uma só vez o valor do capital total investido, o concorrente pode ter obtido maior lucratividade que o Hospital São Lucas. Por isso, é importante analisar o quociente a seguir.

8.4.5.2 Margem Líquida

Esse quociente revela a margem de lucratividade obtida pela empresa em função do seu faturamento, isto é, quanto a empresa obteve de lucro líquido para cada R$ 1,00 vendido.

$$\text{Margem Líquida} = \frac{\text{Lucro líquido}}{\text{Vendas líquidas}}$$

Interpretação: quanto maior é esse quociente, melhor para a empresa.

Por meio da interpretação desse quociente, é possível verificar a margem de lucro da empresa em relação às vendas.

Há um ponto importante a considerar: quanto maior, isto é, quanto mais próximo de 1 for esse quociente, maiores serão os lucros obtidos pela empresa. É importante verificar a relação entre esse quociente e o anterior (Giro do Ativo), pois:

a) quando o quociente Giro do Ativo é maior que 1, a situação, aparentemente, é favorável; contudo, se o quociente Margem Líquida for muito menor que 1, indicará que essa aparente situação favorável poderá não ser suficiente para cobrir os custos necessários à sua obtenção;
b) quando o quociente de Giro do Ativo é menor que 1, indica, em princípio, situação desfavorável, o que poderá não corresponder à realidade se o quociente Margem Líquida estiver bem próximo de 1. Isso revela que, embora as vendas tenham sido baixas em relação ao capital total investido na empresa, foram suficientes para cobrir os custos necessários à sua obtenção, podendo, inclusive, revelar a existência de uma margem de lucro.

Portanto, nem sempre um volume de vendas superior ao Ativo Total é sinônimo de lucratividade garantida e vice-versa, ou seja, nem sempre um volume de vendas inferior ao Ativo Total é sinônimo de prejuízo. Por isso, é importante analisar o quociente Giro do Ativo em conjunto com o quociente Margem Líquida.

8.4.5.3 Rentabilidade do Ativo

Esse quociente evidencia o potencial de geração de lucros por parte da empresa, isto é, quanto a empresa obteve de lucro líquido para cada R$ 1,00 de investimentos totais.

$$\text{Rentabilidade do Ativo} = \frac{\text{Lucro líquido}}{\text{Ativo Total}}$$

Interpretação: quanto maior é esse quociente, melhor para a empresa.

A interpretação desse quociente deve ajudar a verificar o tempo necessário para o retorno dos capitais totais (próprios e de terceiros) investidos na empresa.

Este é um ponto importante a considerar: quanto maior for esse quociente, maior será a lucratividade obtida pela empresa em relação aos investimentos totais. Trabalhando com capitais de terceiros, a empresa obviamente precisará remunerá-los com os lucros apurados no desenvolvimento de suas atividades operacionais normais. Quando isso for possível, a situação será favorável; se a lucratividade obtida não for suficiente para remunerar os capitais de terceiros, será preciso buscar outras fontes para gerar recursos, que normalmente representam a captação de recursos emprestados de terceiros, fato que contribuirá com o aumento do endividamento da empresa.

O conhecimento do tempo necessário para que haja retorno dos capitais próprios e de terceiros investidos na empresa pode ser obtido por meio dos seguintes procedimentos:

a) multiplica-se o quociente por 100 (cem) para obter a resposta em porcentagem;
b) por meio da regra de três, conhece-se a quantidade de anos necessários para que haja retorno do capital total investido. Por exemplo, suponhamos que, em determinada organização hospitalar, o quociente de rentabilidade do Ativo seja igual a 0,25. Para conhecer o tempo necessário para o retorno dos capitais totais investidos nessa organização hospitalar, faremos:

$$0{,}25 \times 100 = 25\%$$

$$1 \text{ ano} = 25\%$$

$$x \text{ anos} = 100\%$$

Assim, temos:

$$x = 1 \times 100 \div 25 = 4 \text{ anos}$$

Com base na lucratividade de 25% ao ano, essa organização hospitalar necessitará de quatro anos apenas para dobrar o valor do capital total investido, contando apenas com os lucros apurados.

8.4.5.4 Rentabilidade do Patrimônio Líquido

Esse quociente revela qual foi a taxa de lucratividade obtida pelo capital próprio investido na empresa, isto é, quanto a empresa ganhou de lucro líquido para cada R$ 1,00 de capital próprio investido.

$$\text{Rentabilidade do Patrimônio Líquido} = \frac{\text{Lucro líquido}}{\text{Patrimônio Líquido}}$$

Interpretação: quanto maior é esse quociente, melhor para a empresa.

A interpretação desse quociente deve ser direcionada para verificar qual é o tempo necessário para obter o retorno do capital próprio investido na empresa, ou seja, quantos anos serão necessários para que os proprietários obtenham de volta o valor do capital que investiram na empresa.

É importante considerar que, para que o resultado obtido na análise desse quociente seja mais eficiente, deve-se utilizar, para fins de cálculo, o valor do Patrimônio Líquido Médio. Assim, a fórmula mais adequada, quando for possível calcular esse valor, será:

$$\text{Rentabilidade do Patrimônio Líquido} = \frac{\text{Lucro líquido}}{\text{Patrimônio Líquido Médio}}$$

O valor do Patrimônio Líquido Médio (PLM) pode ser apurado pela fórmula:

$$\text{PLM} = \frac{\text{Patrimônio Líquido inicial} + \text{Patrimônio Líquido final}}{2}$$

Interpretação: quanto maior for esse quociente, maior será o grau de lucratividade apurado pela empresa em relação ao capital próprio investido.

O tempo necessário para obter o retorno do valor do capital próprio investido na empresa pode ser calculado da mesma maneira que se calcula o tempo de retorno do capital total apresentado anteriormente, ou seja:

a) Multiplica-se o quociente por 100 (cem) para obter o resultado em porcentagem.
b) Por meio de regra de três, conhece-se o tempo necessário para o retorno do capital próprio investido.

Outro aspecto que evidencia a validade desse quociente é que o proprietário ou os acionistas poderão comparar o ganho obtido com o capital investido na empresa com o ganho que obteriam se investissem esse capital no mercado financeiro ou no mercado de capitais.

Para essa comparação, basta confrontar a taxa de lucratividade que teriam se investissem o capital no mercado financeiro ou de capitais com a taxa de lucratividade obtida nesse quociente.

8.4.6 QUADRO-RESUMO DOS QUOCIENTES

Quocientes		Fórmulas
Estrutura de capitais	1. Participação de capitais de terceiros	$\frac{\text{Exigível total}}{\text{Patrimônio Líquido}}$
	2. Composição do endividamento	$\frac{\text{Passivo Circulante}}{\text{Exigível total}}$
	3. Imobilização do Patrimônio Líquido	$\frac{\text{Ativo não Circulante Realizável a Longo Prazo}}{\text{Patrimônio Líquido}}$
	4. Imobilização dos recursos não correntes	$\frac{\text{Ativo não Circulante Realizável a Longo Prazo}}{\text{Patrimônio Líquido + Passivo Exigível a Longo Prazo}}$
Liquidez ou solvência	5. Liquidez geral	$\frac{\text{Ativo Circulante + Ativo Realizável a Longo Prazo}}{\text{Passivo Circulante + Passivo Exigível a Longo Prazo}}$
	6. Liquidez corrente	$\frac{\text{Ativo Circulante}}{\text{Passivo Circulante}}$
	7. Liquidez seca	$\frac{\text{Ativo Circulante – Estoques}}{\text{Passivo Circulante}}$
	8. Liquidez imediata	$\frac{\text{Disponibilidades}}{\text{Passivo Circulante}}$

Quocientes		Fórmulas
Rentabilidade	9. Giro do Ativo	$\frac{\text{Vendas líquidas}}{\text{Ativo Total}}$
	10. Margem Líquida	$\frac{\text{Lucro líquido}}{\text{Vendas líquidas}}$
	11. Rentabilidade do Ativo	$\frac{\text{Lucro líquido}}{\text{Ativo Total}}$
	12. Rentabilidade do Patrimônio Líquido	$\frac{\text{Lucro líquido}}{\text{Patrimônio Líquido}}$

Fonte: RIBEIRO, Osni Moura. *Estrutura e análise de balanço fácil.* 10. ed. São Paulo: Saraiva, 2015b. p. 176-177.

8.5 INTERPRETAÇÃO ISOLADA DE QUOCIENTES

8.5.1 INTRODUÇÃO

Agora apresentaremos um exemplo prático em que analisaremos as situações econômica e financeira de uma entidade por meio da interpretação isolada dos quocientes em relação a um só período (ou exercício social).

A **interpretação isolada dos quocientes** consiste em uma avaliação do significado intrínseco de cada quociente. Trata-se de um processo simples que apresenta efeito mais didático do que propriamente prático, pois a análise de demonstrações contábeis só alcança sua plenitude quando efetuada por meio da interpretação conjunta dos quocientes em um mesmo período ou em sucessivos períodos, além da comparação com quocientes-padrão.[3]

8.5.2 EXEMPLO PRÁTICO

Fundamentados nas informações apresentadas na Seção 8.4 deste capítulo, analisaremos a situação econômica e financeira do Hospital São Paulo S/A.

[3] Caso você se interesse em aprofundar um pouco mais os seus conhecimentos sobre Análise de Balanços, indicamos o livro RIBEIRO, Osni Moura. Estrutura e Análise de Balanço fácil. 11. ed. São Paulo: Saraiva, 2014c.

ENTIDADE: HOSPITAL SÃO PAULO S/A	
Balanço Patrimonial padronizado	
Período findo em: 31.12.x_1	
Contas	R$
Ativo	
Ativo Circulante	
Financeiro	
Disponibilidades	60.000,00
Investimentos temporários a curto prazo	36.000,00
Soma	96.000,00
Operacional	
Contas a Receber de clientes	204.000,00
Estoques	300.000,00
Outros direitos de curto prazo	–
Soma	504.000,00
Total do Ativo Circulante	600.000,00
Ativo não Circulante	
Ativo Realizável a Longo Prazo	100.000,00
Investimentos	90.000,00
Imobilizado	195.000,00
Intangível	15.000,00
Total do Ativo não Circulante	400.000,00
Total do Ativo	1.000.000,00
Passivo	
Passivo Circulante	
Operacional	
Contas a Pagar a fornecedores	60.000,00
Outras obrigações de curto prazo	130.000,00
Soma	190.000,00
Financeiro	
Empréstimos	104.000,00
Duplicatas descontadas	–
Soma	104.000,00
Total do Passivo Circulante	194.000,00
Passivo não Circulante	
Passivo Exigível a Longo Prazo	200.000,00
Exigível total	**494.000,00**
Patrimônio Líquido	
Capital	300.000,00
Reservas	206.000,00
Total do Patrimônio Líquido	**506.000,00**
Total do Passivo	1.000.000,00

ENTIDADE: HOSPITAL SÃO PAULO S/A	
Demonstração do Resultado do Período padronizada	
Período findo em: 31.12.x_1	
Descrição	R$
Receita líquida de vendas de serviços	1.071.225,00
(–) Custo dos serviços prestados	450.000,00
(=) Lucro bruto	621.225,00
(–) Despesas operacionais	
Despesas com prestação de serviços	144.450,00
Despesas gerais e administrativas	257.310,00
Outras despesas operacionais	9.000,00
(+) Outras receitas operacionais	18.085,00
(=) Resultado operacional (antes do resultado financeiro)	228.550,00
(+) Receitas financeiras	36.000,00
(–) Despesas financeiras	8.550,00
(=) Resultado operacional	256.000,00
(+ ou –) Outros resultados	26.000,00
(=) Resultado do período antes da tributação	230.000,00
(–) Tributos	36.000,00
(–) Participações	-
(=) Lucro ou prejuízo líquido do período	194.000,00

8.5.2.1 Solução

Veja, a seguir, como efetuar a análise do significado intrínseco de cada quociente, devidamente separada pelos respectivos grupos.

ANÁLISE DA SITUAÇÃO FINANCEIRA

1. Quocientes de estrutura de capitais

   a) Participação dos capitais de terceiros

$$\frac{\text{Exigível total}}{\text{Patrimônio Líquido}} = \frac{494.000}{506.000} = 0{,}97$$

O quociente de 0,97 encontrado indica que, para cada R$ 1,00 de capital próprio, existe R$ 0,97 de capital de terceiros aplicados na empresa. A folga de R$ 0,03 indica que a empresa não se encontra em mãos de terceiros.

Embora a diferença entre o capital próprio e o capital de terceiros seja pequena, o quociente revela que o Hospital São Paulo opera com capital próprio em proporção maior do que com capital de terceiros, apresentando uma situação satisfatória sob o ponto de vista do endividamento.

b) Composição do endividamento

$$\frac{\text{Passivo Circulante}}{\text{Exigível total}} = \frac{294.000}{494.000} = 0{,}59$$

O quociente de 0,59 indica que, para cada R$ 1,00 de dívidas totais, existem R$ 0,59 de obrigações vencíveis a curto prazo, isto é, o Hospital São Paulo terá de repor, a curto prazo, apenas 59% dos capitais tomados de terceiros.

Considerando que é normal as obrigações de curto prazo serem superiores às obrigações de longo prazo, podemos concluir que o quociente revela uma situação favorável, pois 41% dos recursos tomados de terceiros serão pagos após um ano, tempo suficiente para que a organização gere recursos para saldá-los.

c) Imobilização do Patrimônio Líquido

$$\frac{\text{Ativo não Circulante} - \text{Realizável a Longo Prazo}}{\text{Patrimônio Líquido}} = \frac{300.000}{506.000} = 0{,}59$$

O quociente de 0,59 revela que, para cada R$ 1,00 do Patrimônio Líquido, a empresa imobilizou R$ 0,59. Sendo menor que 1, o quociente indica a existência de capital circulante próprio, utilizado para financiar parte do capital em giro (Ativo Circulante mais Ativo Realizável a Longo Prazo), constituindo ponto altamente positivo para a situação financeira da empresa.

d) Imobilização dos recursos não correntes

$$\frac{\text{Ativo não Circulante} - \text{Realizável a Longo Prazo}}{\text{Patrimônio Líquido} + \text{Passivo Exigível a Longo Prazo}} = \frac{300.000}{706.000} = 0{,}42$$

O quociente de 0,42 indica que, para cada R$ 1,00 de Patrimônio Líquido mais Exigível a Longo Prazo, a empresa imobilizou R$ 0,42.

Na análise do quociente anterior, verificamos que os investimentos efetuados no Ativo Fixo consumiram apenas 59% do Patrimônio Líquido. A análise do presente quociente apresenta situação ainda melhor, pois, no denominador, adicionamos ao Patrimônio Líquido o total do Exigível a Longo Prazo. Assim, o quociente revela que os recursos não correntes foram suficientes para cobrir todo o Ativo Fixo e ainda parte do capital em giro na empresa.

2. Quocientes de liquidez

a) Liquidez geral

$$\frac{\text{Ativo não Circulante} - \text{Realizável a Longo Prazo}}{\text{Patrimônio Líquido} + \text{Passivo Exigível a Longo Prazo}} = \frac{700.000}{494.000} = 1{,}41$$

O quociente de 1,41 indica que o Hospital São Paulo possui, no Ativo Circulante e Realizável a Longo Prazo, recursos financeiros suficientes para cobrir todas as suas obrigações de curto e de longo prazos, tendo ainda uma folga de R$ 0,41 para cada R$ 1,00 de dívida. Essa folga de R$ 0,41 decorre da existência do capital circulante próprio, que ficou evidenciado pela análise do quociente de imobilização do Patrimônio Líquido.

b) Liquidez corrente

$$\frac{\text{Ativo Circulante}}{\text{Passivo Circulante}} = \frac{600.000}{294.000} = 2{,}04$$

O quociente de 2,04 revela que o Hospital São Paulo possui, no Ativo Circulante, recursos suficientes para pagar todas as obrigações de curto prazo e ainda sobra uma folga de R$ 1,04 para cada R$ 1,00 de dívida. Essa folga de R$ 1,04 revela a existência de capital circulante líquido, evidenciando que a empresa em análise não utilizou capital de terceiros em excesso e, consequentemente, não precisará transferir todo o seu lucro para terceiros.

Se o Hospital São Paulo não tiver dinheiro suficiente em caixa para cobrir obrigações de curtíssimo prazo, poderá levantar recursos em qualquer instituição financeira, uma vez que o quociente de 2,04 evidencia a existência de garantia aos credores para esse tipo de operação.

c) Liquidez seca

$$\frac{\text{Ativo Circulante} - \text{Estoques}}{\text{Passivo Circulante}} = \frac{300.000}{294.000} = 1{,}02$$

Esse quociente revela que o Hospital São Paulo possui recursos em seu Ativo Circulante líquido (disponibilidades mais direitos de conversibilidade garantida) suficientes para saldar seus compromissos de curto prazo. Se a análise do quociente de liquidez corrente já revelou uma situação de solvência bastante satisfatória, esse quociente, que indica com maior precisão a situação de solvência do hospital, evidencia também ótima situação de liquidez.

d) Liquidez imediata

$$\frac{\text{Disponibilidades}}{\text{Passivo Circulante}} = \frac{60.000}{294.000} = 0{,}20$$

O quociente de 0,20 indica que, para cada R$ 1,00 de dívida a curto prazo, existem R$ 0,20 no Caixa do hospital. Para melhor aquilatar a validade intrínseca desse quociente, será necessário analisar outros dados, principalmente os prazos de vencimento das obrigações, conforme já comentamos.

No caso específico do Hospital São Paulo, em razão da própria situação favorável revelada pelos demais quocientes de liquidez, vamos supor que, do total das obrigações de curto prazo, 10% vençam dentro de 20 dias. Nesse caso, podemos considerar satisfatório o quociente de 0,20 encontrado.

3. Quocientes de rentabilidade

a) Giro do Ativo

$$\frac{\text{Vendas líquidas}}{\text{Ativo Total}} = \frac{1.071.225}{1.000.000} = 1{,}07$$

O quociente de 1,07 indica que os investimentos totais efetuados na organização giraram mais de uma vez. Para saber se esse quociente é satisfatório ou não, deve-se analisar o quociente de Margem Líquida.

b) Margem Líquida

$$\frac{\text{Lucro líquido}}{\text{Vendas líquidas}} = \frac{194.000}{1.071.225} = 0{,}18$$

O quociente de 0,18 obtido indica que, para cada R$ 1,00 de vendas, o hospital obteve R$ 0,18 de lucro líquido. Conjugando o resultado desse quociente com o resultado do quociente anterior, podemos dizer que o volume de vendas efetuado foi suficiente para cobrir os custos, restando ainda uma margem de lucro.

c) Rentabilidade do Ativo

$$\frac{\text{Lucro líquido}}{\text{Ativo Total}} = \frac{194.000}{1.000.000} = 0{,}19$$

O quociente de 0,19 revela que, para cada R$ 1,00 investido no ativo, houve lucratividade de R$ 0,19. Para melhor avaliar a importância desse quociente de 0,19, vamos calcular o prazo de retorno do capital total investido na empresa para saber em quantos anos a empresa terá duplicado o valor do seu Ativo.

Multiplica-se o quociente por 100:

$$0{,}19 \times 100 = 19\%$$

Por meio de regra de três, calculamos o prazo de retorno do capital investido:

$$1 \text{ ano} = 19\%$$

$$x \text{ anos} = 100\%$$

Assim, temos:

$$x = \frac{1 \times 100}{19} = 5{,}26 \text{ anos}$$

Concluímos que, utilizando exclusivamente os lucros apurados, o Hospital São Paulo precisará de 5,26 anos para dobrar os investimentos efetuados em seu Ativo. Para saber se esse quociente é satisfatório, há necessidade de compará-lo com os quocientes-padrão, alcançados por organizações que atuam no mesmo ramo e na mesma região.

d) Rentabilidade do Patrimônio Líquido

$$\frac{\text{Lucro líquido}}{\text{Patrimônio Líquido}} = \frac{194.000}{506.000} = 0{,}38$$

O quociente de 0,38 indica que o Hospital São Paulo obteve R$ 0,38 de lucro líquido para cada R$ 1,00 de capital próprio investido. Para melhor interpretar a importância do quociente de 0,38, vamos calcular o prazo de retorno do capital investido:

Multiplica-se o quociente por 100:

$$0{,}38 \times 100 = 38\%$$

Por meio da regra de três, calcula-se o tempo necessário para obter o retorno do capital investido:

1 ano = 38%

x anos = 100%

Assim, temos:

$$x = \frac{1 \times 100}{38} = 2{,}63 \text{ anos}$$

Pelos cálculos efetuados, concluímos que os proprietários da organização hospitalar em análise terão de volta o valor do capital que investiram na organização em 2,63 anos. Em outras palavras, significa que a organização precisa de apenas 2,63 anos para dobrar o valor do capital investido, utilizando apenas os lucros apurados. Independentemente de comparação com padrões, o quociente representa situação altamente positiva.

8.6 INTERPRETAÇÃO CONJUNTA DOS QUOCIENTES

Embora a interpretação isolada dos quocientes tenha a sua importância, a análise de demonstrações contábeis por meio de quocientes ganha maior solidez quando eles são interpretados conjuntamente.

A interpretação conjunta dos quocientes pode ser feita comparando-os entre si e/ou em sucessivos períodos. Os quocientes de estrutura de capitais, liquidez e rentabilidade são interdependentes, pois a empresa que tiver boa rentabilidade certamente não estará endividada e terá liquidez estável.

As indagações que surgem na interpretação isolada de cada quociente podem ser esclarecidas por meio da interpretação conjunta. Você deve ter percebido que, mesmo analisando o significado intrínseco de cada quociente, em várias ocasiões fizemos, ainda que de forma incipiente, comparação entre alguns deles. Para que a análise das demonstrações contábeis reflita adequadamente a situação econômica e financeira da entidade objeto da análise, é preciso que todo o processo de análise seja realizado, isto é, além da interpretação dos quocientes isoladamente e em conjunto, seja feita a análise vertical e horizontal e a comparação com padrões.

8.7 ANÁLISE VERTICAL E ANÁLISE HORIZONTAL

8.7.1 INTRODUÇÃO

A análise vertical e a análise horizontal devem ser utilizadas conjuntamente. Servem para complementar as observações efetuadas por meio da análise por quocientes.

A **análise por quocientes** apresenta dados resultantes da comparação entre itens ou grupos da Demonstração do Resultado do Período e do Balanço Patrimonial. As análises vertical e horizontal são mais detalhadas, envolvendo todos os itens das demonstrações, e revelam as falhas responsáveis pelas situações de anomalia da entidade.

8.7.2 ANÁLISE VERTICAL

A **análise vertical**, também denominada por alguns analistas análise por coeficientes, é aquela por meio da qual se compara cada um dos elementos do conjunto em relação a seu total. Ela evidencia a porcentagem de participação de cada elemento no conjunto. O cálculo do percentual que cada elemento ocupa em relação ao conjunto é feito por meio da regra de três, em que o valor base é igualado a 100, sendo os demais calculados em relação a ele.

Exemplo:

Para calcular a porcentagem de participação que a conta Despesas Administrativas, de R$ 257.310,00, ocupa na Demonstração do Resultado do Período, que tem uma receita operacional líquida de R$ 1.372.500,00, faremos:

$$1.372.500 = 100\%$$

$$257.310 = x$$

Logo,

$$x = \frac{257.310 \times 100}{1.372.500} = 18{,}75\%$$

A porcentagem encontrada corresponde ao percentual de participação das Despesas Administrativas em relação ao volume da receita líquida das vendas.

No Balanço Patrimonial, a análise vertical abrange cálculos de percentuais de todas as contas, podendo relacioná-las tanto com os grupos a que pertencem como com o total do Ativo e/ou do Passivo, conforme o caso.

Exemplo prático:

Veja o Balanço Patrimonial padronizado do Hospital São Paulo, com os percentuais devidamente calculados para efeito de análise vertical.

ENTIDADE: HOSPITAL SÃO PAULO S/A		
Balanço Patrimonial padronizado		
Período findo em: 31.12.x_1		
Contas	**Valores absolutos (R$)**	**Análise vertical (%)**
Ativo		
Ativo Circulante		
Financeiro		
Disponibilidades	60.000,00	6,0
Investimentos temporários (CP)	36.000,00	3,6
Total do Ativo Circulante financeiro	96.000,00	9,60
Operacional		
Contas a Receber de clientes	204.000,00	20,40
Estoques	300.000,00	30,00
Outros direitos (CP)	–	–
Total do Ativo Circulante operacional	504.000,00	50,40
Total do Ativo Circulante	600.000,00	60,00
Ativo não Circulante		
Ativo Realizável a Longo Prazo	100.000,00	10,00
Investimentos	90.000,00	9,00
Imobilizado	195.000,00	19,50
Intangível	15.000,00	1,50
Total do Ativo	**1.000.000,00**	**100,00**
Passivo		
Passivo Circulante		
Operacional		
Contas a Pagar a fornecedores	60.000,00	6,00
Outras obrigações (CP)	130.000,00	13,00
Total do Passivo Circulante operacional	190.000,00	19,00
Financeiro		
Empréstimos	104.000,00	10,40
Duplicatas descontadas	–	–
Total do Passivo Circulante financeiro	104.000,00	10,40
Total do Passivo Circulante	**294.000,00**	**29,40**
Passivo não Circulante		
Passivo Exigível a Longo Prazo	200.000,00	20,00
Exigível total	**494.000,00**	**49,40**
Patrimônio Líquido		

Capital	300.000,00	30,00
Reservas	206.000,00	20,60
Total do Patrimônio Líquido	**506.000,00**	**50,60**
Total do Passivo	**1.000.000,00**	**100,00**

Veja a Demonstração do Resultado do Período padronizada, com os cálculos efetuados para fins de análise vertical, do Hospital São Paulo, referente ao período de x_1.

ENTIDADE: HOSPITAL SÃO PAULO S/A		
Demonstração do Resultado do Período padronizada		
Período findo em: 31.12.x_1		
Contas	**Valores absolutos (R$)**	**Análise vertical (%)**
Receita líquida da prestação de serviços	1.071.225,00	100,00
(–) Custo dos serviços prestados	(450.000,00)	42,00
(=) Lucro bruto	621.225,00	58,00
(–) Despesas operacionais		
Despesas com prestação de serviços	(144.450,00)	13,48
Despesas gerais e administrativas	(257.310,00)	24,02
Outras despesas operacionais	(9.000,00)	0,84
(+) Outras receitas operacionais	18.085,00	1,68
(=) Resultado operacional antes do resultado financeiro	228.550,00	21,33
(+) Receitas financeiras	36.000,00	3,36
(–) Despesas financeiras	8.550,00	0,79
(=) Resultado operacional	256.000,00	23,89
(+ ou –) Outros resultados	26.000,00	2,42
(=) Resultado do período antes da tributação	230.000,00	21,47
(–) Tributos	36.000,00	3,36
(–) Participações	–	–
(=) Lucro ou prejuízo líquido do período	194.000,00	18,11

O principal objetivo da análise vertical é mostrar a importância de cada conta na demonstração contábil a que pertence. A análise vertical pode ser feita em qualquer demonstração contábil, mas alcança sua plenitude quando efetuada na Demonstração do Resultado do Período.

A Demonstração do Resultado do Período padronizada para fins de análise, apresentada como sugestão nesta obra, inicia-se com o valor da receita líquida da prestação de serviços, do qual é subtraído o custo dos serviços prestados (além de todas as despesas incorridas no período) e adicionado o valor das demais receitas, chegando-se ao resultado do período antes da tributação (ou antes das deduções). Depois de deduzidos os tributos incidentes sobre o lucro líquido e as participações, se houver, chega-se ao lucro ou prejuízo líquido do período.

Observe a Demonstração do Resultado do Período do Hospital São Paulo e veja que a porcentagem do lucro líquido do período em relação à receita líquida da prestação de serviços é de 18,11%.

Quanto maiores forem os custos e as despesas, menor será a porcentagem do lucro líquido em relação à receita líquida da prestação de serviços.

Assim, a porcentagem de participação de cada conta de receita, custo e despesa tem influência direta sobre a porcentagem do lucro líquido.

A redução do lucro líquido de um período para outro pode ser resultado do aumento indesejado de alguns itens de despesa, o que é facilmente verificado por meio da análise vertical. É conveniente acompanhar constantemente o percentual de participação de cada despesa em relação ao valor da receita líquida da prestação de serviços para evitar que esses percentuais, que têm influência direta no resultado do período, ultrapassem os limites orçados.

8.7.3 ANÁLISE HORIZONTAL

A **análise horizontal**, também denominada por alguns analistas análise por meio de números-índices, tem por finalidade evidenciar a evolução dos itens das demonstrações contábeis ao longo dos anos.

Esse tipo de análise possibilita o acompanhamento do desempenho de cada uma das contas que compõem a demonstração em análise, ressaltando as tendências evidenciadas em cada uma delas, sejam de evolução ou de retração. Vamos considerar o valor da receita líquida da prestação de serviços de uma organização hospitalar que, no ano x_1, foi de R$ 10.000,00 e, no ano x_5, de R$ 210.000,00. Aparentemente, essa conta apresentou grande evolução, tendo crescimento igual a 2.000% (dois mil por cento) em cinco anos.

Por meio da análise horizontal, o analista poderá verificar a evolução normal dessa conta e compará-la com a evolução das demais contas da demonstração para concluir se o lucro líquido se comportou da mesma maneira no período. Caso isso não tenha ocorrido, a análise das demais contas permitirá verificar os pontos que impediram o crescimento e, ainda, avaliar as tendências de aumento ou diminuição de custos, despesas e outras receitas.

O analista não poderá, evidentemente, desprezar a influência da inflação, que pode concorrer para um crescimento aparente ou para a redução dos valores em análise.

Enquanto a análise vertical é feita pela comparação de cada elemento do conjunto em relação ao total, em um mesmo período, a análise horizontal compara a evolução dos valores de cada conta das demonstrações em análise ao longo de vários períodos.

A análise horizontal é feita por meio de números-índices. Número-índice é uma operação estatística, utilizada pela análise de demonstrações contábeis, que consiste em substituir os valores constantes das contas de cada período por um número percentual que facilita a comparação entre eles. O mecanismo consiste em escolher um período – geralmente o mais antigo – como base, atribuindo aos seus valores o percentual de 100 e, a partir desse período, calcular os demais valores dos outros períodos por meio da regra de três, sempre em relação ao primeiro.

Por exemplo, suponhamos que a Demonstração do Resultado do Período de determinada organização hospitalar apresente os seguintes valores da receita operacional líquida:

Período de x_1 = 2.500.000

Período de x_2 = 7.322.200

Período de x_3 = 9.547.111

Escolhendo o período de x_1 como base, fazemos o cálculo do índice para o período de x_2, por meio de regra de três:

R$ 2.500.000,00 = 100%

R$ 7.322.200,00 = x

Logo,

$$x = \frac{7.322.200 \times 100}{2.500.000} = 292\%$$

Cálculo do índice para o período de x_3:

R$ 2.500.000,00 = 100%

R$ 9.547.111,00 = x

Logo,

$$x = \frac{9.547.111 \times 100}{2.500.000} = 382\%$$

Para fins de análise horizontal, podemos elaborar uma tabela com base nos dados apurados. Veja:

Contas	X_1	X_2	X_3
Receita operacional líquida	100%	292%	382%

De posse da tabela devidamente elaborada, basta analisar a evolução ou a retração de cada conta em relação ao período escolhido como base.

A análise pode ser feita, inicialmente, comparando-se os índices obtidos em cada ano, sempre em relação ao ano-base. Pode ser feita especificamente em cada item e depois em conjunto, possibilitando verificar a influência de cada item um sobre o outro.

Por meio da análise horizontal, é possível visualizar a evolução ou a regressão de cada item da demonstração.

8.8 QUOCIENTES-PADRÃO

8.8.1 CONCEITO

Quocientes-padrão são os quocientes alcançados com maior frequência por empresas que exercem o mesmo ramo de atividade e atuam em uma mesma região. Conforme vimos, a interpretação isolada e conjunta dos quocientes referentes a um ou a vários períodos pode revelar, com precisão, os graus de endividamento, solvência e rentabilidade alcançados por uma empresa.

A empresa que alcançar um quociente de liquidez corrente igual a 1,20 poderá ser considerada bem estruturada do ponto de vista da solvência, pois o quociente de 1,20 indica que, no Ativo Circulante, há recursos financeiros suficientes para cobrir todas as obrigações de curto prazo e ainda sobrar uma margem de R$ 0,20 para cada R$ 1,00 de dívida. Contudo, mesmo com essa situação satisfatória, a empresa poderá não estar alcançando o grau de solvência ideal para o seu ramo de atividade em comparação com seus concorrentes. Para saber se essa situação é ótima, boa ou regular, precisamos comparar o quociente encontrado com o quociente-padrão.

8.8.2 COMO CALCULAR O QUOCIENTE-PADRÃO

Quando se pretendem obter quocientes de uma empresa, basta aplicar as fórmulas próprias, utilizando valores extraídos das demonstrações contábeis da respectiva empresa.

Quando se pretendem obter quocientes-padrão confiáveis, que possam servir de parâmetro para a análise comparativa da situação econômica e financeira das entidades, é preciso coletar dados do maior número possível de organizações que exerçam o mesmo ramo de atividade, do mesmo porte, no mesmo período e que atuem na mesma região, sob o mesmo regime econômico.

Os cálculos necessários para chegar ao quociente-padrão envolvem uma série de procedimentos, que exigem do analista muito cuidado para que possa refletir adequadamente o comportamento médio de determinada categoria de empresas.

Há casos em que a situação econômica e financeira da empresa não é boa, embora ela tenha alcançado o padrão, ou é considerada ótima para o momento, mesmo estando abaixo ou acima do padrão.

Vários fatores influenciam na análise e na interpretação da situação econômica e financeira de uma entidade, motivo pelo qual o caminho para chegar ao quociente-padrão deve ser criteriosamente selecionado. Por isso, devem ser aplicados conhecimentos estatísticos. As medidas mais utilizadas são as médias aritmética, moda e mediana, além de outras, como quartis, decis etc. Não avançaremos no estudo dos cálculos dos quocientes-padrão, dada a natureza da presente obra.

Veja, a seguir, o resultado da Análise do Balanço Patrimonial e da Demonstração do Resultado do Período do Hospital São Paulo, consubstanciado no relatório de análise.

8.9 RELATÓRIO DE ANÁLISE

O relatório de análise é um documento elaborado pelo analista de demonstrações contábeis (ou analista de balanços) que contém as conclusões resultantes do desenvolvimento do processo de análise.

Os relatórios de análise de demonstrações contábeis podem conter muitas ou poucas informações, conforme as necessidades dos usuários. Em geral, o relatório de análise deve apresentar informações sobre a situação econômica e financeira da entidade objeto da análise e sobre seu desempenho ao longo dos períodos analisados, bem como as tendências para o futuro. Devem ser esclarecidas, ainda, as causas que proporcionaram o grau de endividamento, liquidez e rentabilidade encontrados, sejam eles favoráveis ou não.

A seguir, apresentaremos um modelo de relatório breve, elaborado mediante as interpretações isolada e conjunta dos quocientes econômicos e financeiros calculados com base no Balanço Patrimonial e na Demonstração do Resultado do Período do Hospital São Paulo, desenvolvidas nas Seções 8.5 e 8.6 deste capítulo. Esse modelo considera, ainda, os quocientes-padrão hipotéticos, conforme consta do mapa anexo ao relatório a seguir.

RELATÓRIO DE ANÁLISE DE DEMONSTRAÇÕES CONTÁBEIS

(Destinatário)

Após a análise e interpretação dos quocientes econômicos e financeiros calculados com base no Balanço Patrimonial e Demonstração do Resultado do Período do Hospital São Paulo, levantados em 31 de dezembro de x_1, apresentamos as seguintes informações:

1. Situação financeira

Endividamento – a organização apresenta grau de endividamento satisfatório, uma vez que os quocientes de estrutura de capitais se encontram abaixo do quociente mediano de seus concorrentes. Isso pode ser comprovado pela preponderância do capital próprio sobre o capital de terceiros, pela boa margem existente entre as obrigações de longo prazo e as de curto prazo e pela não imobilização total do capital próprio, revelando a existência de liberdade financeira para tomadas de decisão sem a necessidade de se sujeitar a regras impostas por credores.

Liquidez – em relação à solvência, a organização encontra-se muito bem estruturada, apresentando solidez financeira, que garante o cumprimento de seus compromissos de curto e longo prazos. Operando com quocientes acima da mediana do ramo, apresenta garantia que pode ser oferecida a terceiros quando fatos inesperados colocarem a empresa em situação de insolvência momentânea.

2. Situação econômica

Rentabilidade – a organização apresenta situação econômica satisfatória em decorrência da boa rentabilidade, que permite girar em 5,26 anos o capital total investido.

3. Situações econômica e financeira

O Hospital São Paulo encontra-se muito bem estruturado sob os pontos de vista econômico e financeiro, em razão do baixo grau de endividamento, do alto grau de liquidez e do grau de rentabilidade, que permite o retorno do capital próprio investido em apenas 2,63 anos, constituindo negócio altamente positivo para os que confiaram na organização.

(Local, data, assinatura e identificação do analista)

Finalmente, é importante destacar que devem ser anexados ao relatório de análise todos os documentos que serviram de suporte ao analista, como as demonstrações contábeis e extracontábeis, os cálculos efetuados e, inclusive, um quadro contendo os quocientes-padrão.

ANEXOS AO RELATÓRIO DE ANÁLISE DO HOSPITAL SÃO PAULO

Tendo em vista que tanto as demonstrações contábeis como os cálculos dos quocientes já foram vistos ao longo deste capítulo, apresentaremos a seguir apenas o mapa contendo os quocientes-padrão. Veja:

Índices econômico-financeiros

Indicadores	Exercício x_1	
	Quocientes Absolutos (QA)	Quocientes-padrão Hipotéticos (QPH)
Situação financeira		
Estrutura de capitais		
Participação de capitais de terceiros	0,97	0,98
Composição do endividamento	0,59	0,65
Imobilização do Patrimônio Líquido	0,59	0,63
Imobilização dos recursos não correntes	0,42	0,45
Liquidez		
Liquidez geral	1,41	1,20
Liquidez corrente	2,04	1,89
Liquidez seca	1,02	1,01
Liquidez imediata	0,20	0,18
Situação econômica	-	-
Rentabilidade	-	-
Giro do Ativo	1,07	1,01
Margem Líquida	0,18	0,15
Rentabilidade do Ativo	0,19	0,17
Rentabilidade do Patrimônio Líquido	0,38	0,22

ATIVIDADES TEÓRICAS

1. Responda:

1.1 O que é Análise de Balanços?

1.2 Como é possível conhecer o desempenho econômico de uma organização?

1.3 A análise da situação financeira da organização é feita com base em que demonstração contábil?

1.4 A análise da situação econômica da organização é feita com base em que demonstração contábil?

1.5 A rentabilidade do capital investido pelos sócios na organização pode ser avaliada por meio de que tipo de análise?

1.6 O grau de endividamento da organização pode ser conhecido por meio de informações extraídas de que demonstração contábil?

1.7 Sabemos que o gestor hospitalar não precisa ser um exímio conhecedor de contabilidade. Contudo, precisa conhecer pelo menos duas demonstrações contábeis. Quais são elas?

1.8 Em que consiste a Análise de Balanços Interna?

1.9 Por que a análise interna é considerada mais completa que a externa?

1.10 O que é análise externa e qual é sua finalidade?

1.11 Em que consiste a etapa da Análise de Balanços denominada "exame e padronização das principais demonstrações contábeis"?

1.12 Em que consiste a etapa de análise denominada "coleta de dados"?

1.13 Qual é o processo de Análise de Balanços mais utilizado? Justifique.

1.14 Que informações são indispensáveis para o gestor tomar decisões visando à expansão do negócio?

1.15 O que são quocientes?

1.16 Para fins gerenciais, qual é a periodicidade ideal para realizar uma Análise de Balanços?

1.17 A interpretação dos quocientes pode ser feita em três etapas. Quais são elas?

1.18 Para que servem os quocientes de estrutura de capitais?

1.19 O que mostram os quocientes de estrutura de capitais?

1.20 Escreva a fórmula utilizada para o cálculo de cada um dos quocientes a seguir e diga o que cada um deles revela:

a) Participação do capital de terceiros em relação ao capital próprio.
b) Composição do endividamento.
c) Imobilização do Patrimônio Líquido.
d) Imobilização dos recursos não correntes.

1.21 Para que servem os quocientes de liquidez?

1.22 O que os quocientes de liquidez mostram?

1.23 Escreva as fórmulas que devem ser utilizadas para o cálculo dos seguintes quocientes e explique o que cada um revela:

a) Liquidez geral.
b) Liquidez corrente.
c) Liquidez seca.
d) Liquidez imediata.

1.24 Para que servem os quocientes de rentabilidade?

1.25 Como são calculados os quocientes de rentabilidade?

1.26 Escreva as fórmulas utilizadas para o cálculo dos seguintes quocientes e explique o que cada um revela:

a) Giro do Ativo.
b) Margem Líquida.
c) Rentabilidade do Ativo.
d) Rentabilidade do Patrimônio Líquido.

1.27 Em que consiste a interpretação isolada dos quocientes?

1.28 O que é análise vertical?

1.29 Qual é o principal objetivo da análise vertical?

1.30 Qual é a finalidade da análise horizontal?

1.31 O que é número-índice?

1.32 O que são quocientes-padrão?

1.33 O que é relatório de análise?

1.34 O que o relatório de análise deve apresentar?

2. Julgue se as afirmativas a seguir são falsas (F) ou verdadeiras (V):

2.1 ( ) Quem analisa as demonstrações contábeis são os gestores financeiros.

2.2 ( ) Quem analisa as demonstrações contábeis são os analistas de balanços.

2.3 ( ) A Análise de Balanços permite conhecer a situação econômica e financeira da organização.

2.4 ( ) As expressões “demonstrações contábeis” e “demonstrações financeiras” são empregadas com o mesmo significado na ciência contábil.

2.5 ( ) Análise de Balanços é uma técnica contábil que se destina exclusivamente à análise do balanço das organizações.

2.6 ( ) As expressões “Demonstração do Resultado do Exercício” e “Demonstração do Resultado do Período” têm o mesmo significado, isto é, evidenciam os fluxos de receitas e despesas ocorridos na organização em determinado período.

2.7 ( ) O uso dos quocientes tem como finalidade principal permitir ao analista extrair tendências e comparar os quocientes com padrões preestabelecidos.

2.8 ( ) A situação econômica é evidenciada pelos quocientes de estrutura de capitais e de liquidez, enquanto a situação financeira é ressaltada por meio dos quocientes de rentabilidade.

2.9 ( ) Os quocientes de estrutura de capitais são calculados com base em valores extraídos do Balanço Patrimonial.

2.10 ( ) Quando os investimentos na empresa são financiados pelo capital próprio em proporção maior do que pelo capital de terceiros, podemos afirmar, em princípio, que a situação financeira da empresa é satisfatória.

2.11 ( ) Os quocientes de estrutura de capitais são calculados com base em valores extraídos da Demonstração do Resultado do Período.

2.12 ( ) Os quocientes de liquidez são calculados com base em valores extraídos do Balanço Patrimonial.

2.13 ( ) No que concerne aos quocientes de estrutura de capitais, vale a máxima "quanto menor, melhor".

2.14 ( ) No que concerne aos quocientes de liquidez, vale a máxima "quanto maior, melhor".

2.15 ( ) No que concerne aos quocientes de rentabilidade, vale a máxima "quanto menor, melhor".

2.16 ( ) A interpretação conjunta dos quocientes pode ser feita comparando-os entre si e/ou em sucessivos períodos.

2.17 ( ) Na análise vertical, quanto maiores forem os custos e as despesas, menor será a porcentagem do lucro líquido em relação à receita líquida da prestação de serviços.

2.18 ( ) A análise vertical é feita por meio de números-índices.

2.19 ( ) A análise horizontal é feita por meio de números-índices.

capítulo 9

PLANEJAMENTO ESTRATÉGICO E OPERACIONAL

OBJETIVOS

Lendo este capítulo, você:

- entenderá por que o planejamento é importante para o sucesso de qualquer empreendimento;
- conhecerá o conceito de planejamento estratégico e operacional;
- saberá o que são *stakeholders*;
- entenderá a influência que os *stakeholders* exercem no momento da elaboração dos planejamentos;
- saberá o que é planejamento estratégico e em que circunstâncias ele deve ser elaborado;
- saberá o que é planejamento operacional e em que circunstâncias ele deve ser elaborado;
- conhecerá as etapas do planejamento;
- compreenderá por que é importante monitorar a execução de um planejamento;
- estará apto a discutir sobre a importância do planejamento para o sucesso de qualquer empreendimento.

9.1 INTRODUÇÃO

O sucesso de um empreendimento decorre da forma como foi planejado. As grandes organizações desenvolvem suas atividades sempre apoiadas em planos previamente orçados (administração proativa ou planejada), embora seja comum entre as empresas de pequeno porte, especialmente nas familiares, o proprietário realizar quase todas as tarefas, sem nenhuma programação (administração reativa ou improvisada).

Na prática, não existe administração totalmente reativa ou totalmente proativa. Na gestão organizacional, por mais ordenada que seja, sempre haverá tarefas que precisarão ser executadas sem planejamento. Por outro lado, não há administrador que, por mais irresponsável que seja, consiga administrar seu negócio sem um mínimo de programação. A própria rotina de um pequeno comércio ensina o comerciante a comprar volumes de mercadorias compatíveis com a demanda, evitando a paralisação de recursos financeiros em estoques que não circulam ou circulam lentamente.

É evidente que o planejamento, por si só, não garante o sucesso da organização; entretanto, a improvisação é forte indício de fracasso.

Alcançarão melhores resultados as organizações que tiverem por praxe a execução de tarefas, de curto, médio ou longo prazos, apoiadas em previsões cuidadosamente trabalhadas.

O planejamento deve estar presente em todos os processos de gestão desenvolvidos nas organizações, pois ele definirá as metas e as ferramentas que serão utilizadas para atingi-las. Em resumo, cabe à equipe de planejamento, ou ao responsável pelo planejamento em relação a cada plano, definir:

- o que fazer;
- como fazer;
- para que fazer;
- quando fazer;
- onde fazer; e
- quem deve fazer.

Nas organizações de grande porte, compostas por vários estabelecimentos situados na mesma região ou em regiões diferentes, poderá haver um gestor corporativo responsável pelo gerenciamento de todas as unidades da organização e vários gestores com funções específicas, como: gestão de suprimentos, gestão financeira, gestão de pessoas, gestão da qualidade etc.

Nunca é demais repetir que o gestor não trabalha sozinho. Para alcançar sucesso em suas ações, em decorrência da heterogeneidade de metas, que podem direcionar os mais variados planejamentos, é imprescindível que ele goze de bom prestígio entre as pessoas de todos os escalões da organização, porque, na maioria dos casos, precisará convencer cada um dos envolvidos, tanto da própria equipe de gestão como de outras equipes, da importância de alcançar os objetivos, que resultarão em benefícios não só para os proprietários da organização mas também para todos que trabalham nela.

Na verdade, como o planejamento envolve recursos humanos, financeiros, físicos e tecnológicos, para alcançar as metas desejadas, o gestor deve ser um líder capaz de manter um comportamento harmonioso entre todas as pessoas que trabalham na organização, independentemente dos cargos que ocupam ou das funções que exercem, para que, nas suas negociações, consiga convencer e envolver todos em seus projetos.

Conforme já comentamos, o conhecimento da estrutura organizacional tratada no Capítulo 3, ajuda o gestor a entender melhor o comportamento das pessoas na realização das tarefas na área em que atuam.

9.2 CONCEITO

De acordo com os principais dicionários da língua portuguesa, **planejamento** é o ato ou efeito de planejar. Por sua vez, **planejar** significa "elaborar um plano de ação ou roteiro que sirva de guia para alcançar um objetivo". Planejar, portanto, é estabelecer diretrizes e fixar metas a serem alcançadas.

Para os especialistas em gestão organizacional, o planejamento é a primeira etapa do processo administrativo.[1] Consiste na elaboração de um plano de ação (programa ou roteiro com diretrizes) que irá nortear os trabalhos do administrador visando alcançar os objetivos desejados. Trata-se de uma ferramenta de gestão indispensável para que a organização atinja as metas necessárias, a fim de alcançar lucratividade e longevidade com a máxima eficiência, independentemente da complexidade ou do assunto em questão.

É importante destacar, ainda, que, dependendo da complexidade, da abrangência e do prazo estimado para sua realização, o planejamento poderá ser classificado como estratégico ou operacional, conforme veremos nas Seções 9.4 e 9.5 adiante.

[1] Etapas do processo administrativo: planejar, organizar, dirigir e controlar, conforme vimos no Capítulo 1.

9.3 A INFLUÊNCIA DOS *STAKEHOLDERS* NO PLANEJAMENTO

Os mais renomados tratadistas de gestão organizacional afirmam com muita propriedade que os objetivos de uma organização devem ser definidos de acordo com os interesses de pelo menos cinco grupos de pessoas (*stakeholders*): proprietários, clientes, fornecedores, empregados (funcionários) e comunidade.

Os *stakeholders* podem ser representados por pessoas físicas ou jurídicas. Cada um deles ocupa papel decisivo no planejamento das ações a serem implementadas pela organização porque eles têm interesse no sucesso delas pois isso ajuda a alcançar suas metas.

O sucesso ou as dificuldades encontradas pela organização em alcançar seus objetivos depende da forma como o gestor promove a articulação com esses grupos de pessoas. Portanto, na fase de planejamento de qualquer processo de gestão, seja ele estratégico, tático ou operacional, o gestor deve estar ciente de que a organização para a qual trabalha não só oferece benefícios como também os recebe desses cinco grupos de pessoas. Assim, poderá contemplar em seus planos o que proprietários, clientes, fornecedores, funcionários e comunidade oferecem e esperam da organização.

Os proprietários definem os objetivos primários para a organização, enquanto clientes, fornecedores, empregados e comunidade definem os objetivos secundários.

Os objetivos primários ou estratégicos são de longo prazo e geram planejamentos globais envolvendo a organização como um todo, ao passo que os objetivos secundários ou operacionais são de curto e médio prazos e geram planejamentos que envolvem partes da organização. Contudo, eles são indispensáveis para que a organização atinja seus objetivos primários.

Os proprietários das organizações econômicas têm como principal objetivo o aumento da riqueza que investiram nelas. Eles oferecem para a organização recursos financeiros (capital) na expectativa de que a organização garanta ao menos o retorno da quantia investida, no prazo por eles fixado.

É fácil compreender que os proprietários das entidades que têm finalidade lucrativa almejam, além do retorno do capital investido, a remuneração desse capital com juros superiores àqueles praticados no mercado e que remuneram outros investimentos. (Veja o custo de oportunidade no Capítulo 5.)

Essa é a meta que deve nortear todas as ações implementadas pela organização que tem finalidade lucrativa.

Os clientes oferecem aumento das vendas para as organizações e esperam que elas atendam às suas expectativas, oferecendo-lhes mercadorias e/ou serviços da melhor qualidade, pelo menor custo, e que cumpram tudo aquilo que foi prometido por ocasião das vendas, inclusive que seja disponibilizado um serviço de atendimento ao consumidor para facilitar o contato em casos de serviços pós-vendas.

Os fornecedores oferecem, para as organizações, mercadorias, matérias--primas, insumos, máquinas, equipamentos, tecnologia e recursos financeiros (empréstimos para financiar investimentos ou o capital de giro), na expectativa de receber em troca, e nos prazos contratados, a remuneração adequada dos capitais investidos no fornecimento desses bens e serviços.

Os empregados oferecem para a organização conhecimentos técnicos, habilidades e esforço físico e mental. São os responsáveis pela movimentação do patrimônio da organização. Eles esperam que a organização atenda às suas expectativas oferecendo-lhes condições de trabalho adequadas (ambiente de trabalho com qualidade), remuneração justa, garantia de permanência no emprego, bem como assistência médica e previdenciária para si e seus familiares.

Os funcionários são responsáveis pelo planejamento e pela execução das ações estimadas para alcançar os objetivos primários da organização, visando ao aumento da riqueza em benefício dos proprietários. Na verdade, quando os funcionários conseguem fazer que a organização desempenhe as duas atividades satisfatoriamente, beneficiam não só os proprietários, que alcançarão as metas almejadas, como também a si próprios, pela garantia do recebimento de salários e da manutenção de seus empregos.

A comunidade oferece os trabalhadores, fornecedores e clientes para a organização e espera que as ações promovidas por ela contemplem as convenções legais e sociais, funcionando em ambiente de sustentabilidade adequado, sem poluir o ar, agredir o solo nem incomodar o sossego público.

Veja, a seguir, as informações contidas na letra G do perfil da organização extraídas do *Relatório de gestão* do Instituto do Coração (InCor), de 2009:[2]

> G – SOCIEDADE
>
> O hospital mantém diversos programas institucionais voltados para minimizar o impacto de suas atividades sobre a sociedade e os ecossistemas, entre eles, os programas de: Gerenciamento de

[2] Disponível em: <http://www.incor.usp.br/sites/incor2013/docs/relatorios_pngs/Relatorio-PNGS-2009.pdf>. Acesso em: 27 nov. 2016.

Resíduos Sólidos; Tratamento de Materiais de Análises Clínicas; e Proteção da Radiação Ionizante.

Os padrões de trabalho da organização estão alinhados com a legislação competente nos âmbitos municipal, estadual e federal, sob regulamentação e fiscalização de diferentes agências e órgãos como: Conselho Nacional do meio Ambiente (Conama), Sociedade Brasileira de Análises Clínicas, Agência Nacional de Vigilância Sanitária (Anvisa), Vigilância Sanitária Estadual e Municipal (VISAs), Departamento Municipal de Limpeza Urbana, Secretaria Municipal da Saúde e Conselho Nacional de Energia Nuclear (CNEM).

A Unidade de Saúde e Segurança atua sobre a saúde, a segurança e o bem-estar dos seres que convivem no ambiente hospitalar, a partir da atenção aos elementos bióticos e abióticos que compõem o ecossistema.

O hospital mantém o Programa de Gerenciamento de Resíduos de Serviços de Saúde (PGRSS), que, a partir de um conjunto de procedimentos de gestão, é planejado e implementado em bases científicas, normativas e legais.

O impacto das ações do InCor sobre a sociedade, no entanto, vai além do cumprimento da legislação. Resulta também da execução de programas inovadores que visam o bem-estar e a saúde da população pelos mais diferentes meios.

O Laboratório de Simulação e Treinamento em Emergências Cardiovasculares presta assessoria técnica e treinamento a prefeituras, agremiações esportivas e ao Metrô de São Paulo, entre outras organizações, para adequação dos espaços públicos à legislação sobre atendimento de emergências cardiovasculares em locais de grande concentração de pessoas.

O Instituto se destaca também como centro de referência em São Paulo para o atendimento cardiológico do índio, por meio da manutenção de ambulatório especializado na Casai – Casa de Saúde Indígena, projeto mantido pela Funasa – Fundação Nacional de Saúde, no âmbito do projeto Cirsai – Centro Integrado de Referência em Saúde Indígena.

Em ações mais amplas, o InCor realiza, desde 2003, campanha antitabagismo, visando motivar, orientar e encaminhar fumantes para o abandono do vício, que se caracteriza como um dos maiores fatores de risco isolados para as doenças cardiovasculares.

> No âmbito da comunicação de massa, o Instituto participa expressivamente de matérias jornalísticas de orientação da população brasileira sobre prevenção e tratamento das doenças e os avanços da ciência e da tecnologia na cardiologia e na pneumologia em âmbito mundial. Em média, o Instituto obtém cerca de 2,5 mil inserções anuais em jornais, revistas, rádios, TV's e Internet.

Portanto, conforme comentamos, na visão de alguns tratadistas de gestão empresarial, o sucesso de uma organização depende da importância que o gestor atribui aos cinco grupos de *stakeholders*. Esses grupos estarão satisfeitos quando forem recompensados pela organização, em troca do que lhe ofereceram.

Quando esses grupos de *stakeholders* não se sentem recompensados, eles deixam de contribuir e a organização se torna insustentável. Lembre-se: sócios (investidores) insatisfeitos (que não alcançam os lucros desejados) retiram seus capitais da organização e vão em busca de mercados mais promissores, e, consequentemente, a entidade, sem recursos financeiros, encerra suas atividades; clientes insatisfeitos procuram outros fornecedores; fornecedores insatisfeitos procuram novos clientes; trabalhadores insatisfeitos mudam de emprego; e comunidade insatisfeita inviabiliza a permanência da organização na localidade, fazendo campanhas e buscando sanções legais contra ela.

9.4 PLANEJAMENTO ESTRATÉGICO

Planejamento estratégico ou de longo prazo é aquele que envolve a organização como um todo. Diz respeito aos pressupostos de visão e missão escolhidos pela organização, e, por esse motivo, sua elaboração envolve o gestor geral ou corporativo e a alta cúpula da organização (diretoria e presidência).

Além de ser uma responsabilidade do gestor geral ou corporativo, outra característica do planejamento estratégico é que, dependendo do tema a ser planejado, pode abranger todos os setores da organização ou grande parte deles. Por impactar diretamente na competitividade e no resultado da organização, a fixação de preços de vendas (precificação) de mercadorias, produtos e serviços pode afetar, além da alta cúpula, os departamentos de compras, vendas, finanças, contabilidade de custos e marketing.

A palavra **estratégia** foi importada para os meios empresariais da terminologia militar. Segundo os principais dicionários da língua portuguesa, essa palavra significa "a arte de conceber operações de guerra em planos de conjunto".

Ela ainda tem como sinônimos as seguintes palavras: astúcia, estratagema, engenhosidade, inteligência, manha, sutileza etc. Portanto, no meio militar, plano estratégico é um conjunto de procedimentos táticos e engenhosos que serão levados a efeito no campo de batalha e que, na visão dos comandantes (planejadores), foram traçados com perspicácia suficiente para torná-los capazes de enganar e derrotar o inimigo.

No ambiente globalizado e competitivo em que vivemos nesta segunda década do terceiro milênio, dependendo do ramo de atividade desenvolvido pela organização, sua permanência no mercado depende sempre da adoção de planos robustos, audaciosos e criativos. Daí a importação da terminologia militar usada nos campos de batalha para o mundo empresarial, para identificar os planejamentos de longo prazo cujos resultados impactarão no destino da organização.

Conforme já comentamos, a criatividade é um dos atributos do gestor organizacional. Criar significa "dar existência, originar, gerar, inventar, tirar do nada etc.". Contudo, gestor criativo não é obrigatoriamente o profissional que inventa, gera ou apresenta algo que não existia, mas sim aquele capaz de inovar, reaproveitando e aprimorando métodos e procedimentos já consagrados, adaptando-os para a realidade do seu negócio.

Um sistema de vendas muito comum nos supermercados é o "pegue e pague".

Você sabe que supermercado é um grande estabelecimento comercial em que o comprador retira as mercadorias das prateleiras, estantes, gôndolas etc., efetuando o pagamento na saída. No entanto, antes do advento dos supermercados, no Brasil, bebidas e produtos de gêneros alimentícios eram comercializados em armazéns.

O armazém era um salão dividido em duas partes por um balcão. Em geral, na parte do fundo, que continha o maior espaço, eram armazenadas as mercadorias para venda e, na parte da frente, de menor espaço, atendiam-se os consumidores.

A operação de compra e venda ocorria da seguinte maneira: o cliente entregava ao vendedor uma relação de mercadorias que desejava comprar, e o vendedor se encarregava de coletar as mercadorias das prateleiras e colocá-las no balcão.

O sistema "pegue e pague" revolucionou essa operação comercial. Difundido nos Estados Unidos, surgiu como uma forma estratégica para promover e facilitar as vendas.

É dispensável discorrer sobre como as operações de compra e venda ocorrem dentro de um supermercado e como esse sistema foi útil para o consumidor, que não precisa mais perguntar ao vendedor de quais mercadorias dispõe, mas pode examinar os preços e as novidades antes de comprar.

Para o comerciante, o sistema "pegue e pague" reduziu custos, na medida em que tornou desnecessária a manutenção de um número excessivo de vendedores e fez do próprio estabelecimento o responsável pela publicidade dos produtos disponíveis para venda.

Agora vamos assumir que você é um grande empresário e o gestor recém-contratado lhe sugere a implantação de um revolucionário sistema de vendas denominado "pegue e não pague". A sua primeira impressão é de que esse sistema é suicida e, uma vez aplicado, levará sua organização ao fracasso em pouco tempo. No entanto, esse estratégico sistema de vendas já existe e é eficiente.

Enquanto o sistema "pegue e pague" é útil para empresas que comercializam mercadorias no varejo, o sistema "pegue e não pague" é utilizado com muito sucesso nas organizações que atuam no ramo de prestação de serviços de publicidade.

O Google, por exemplo, ao adotar esse sistema estratégico de vendas, tornou-se a maior rede de consultas da internet e uma das organizações com maior faturamento do mundo. Ela oferece serviços de boa qualidade e de graça, sem cobrar nada de seus clientes.

Esse segmento de prestação de serviços é conhecido como "mercado de duas faces", no qual um único fornecedor atende ao mesmo tempo duas categorias de clientes: de um lado, os que a procuram para fazer publicidade de outro, aqueles que a procuram apenas para consultas gratuitas (curiosos e pesquisadores de todo o mundo). A receita do Google não deriva dos bilhões de internautas que utilizam a rede diariamente, mas dos anúncios vendidos para todo tipo de organização.

O planejamento estratégico moderno, embora seja um plano estimado com normas e diretrizes que devem ser adotadas para atingir as metas desejadas, é, também, flexível e permite que seu executor utilize suas competências e até improvisações necessárias diante de circunstâncias inusitadas que possam ocorrer na fase da execução do que foi projetado. O gestor precisa de liberdade para aplicar suas competências, desde que não descaracterize aquilo que foi inicialmente programado; afinal, planejar é prever o futuro e não adivinhar para antecipar os acontecimentos.

É evidente que o plano estratégico implantado pelo Google não foi um acontecimento inédito no mercado. Ela é uma empresa de publicidade e, como importante veículo de comunicação, nada fez além do que outros veículos já faziam, como o rádio e a televisão. Contudo, na fase do planejamento, a criatividade, a ousadia, a coragem e, principalmente, a flexibilidade dos planejamentos favorecem a readaptação e o surgimento de situações inovadoras e capazes de manter a continuidade das organizações.

O planejamento estratégico compreende decisões envolvendo grandes projetos, como ampliação da planta industrial; abertura de filiais; expansão do negócio com o incremento de novas atividades; modernização de toda a organização com a substituição de máquinas e equipamentos; implantação de sistema de precificação de mercadorias, produtos e serviços etc.

É importante destacar que a classificação do planejamento em estratégico e operacional depende também da relevância daquilo que se pretende empreender. A relevância pode ser influenciada tanto pelo volume financeiro envolvido no projeto como pelo impacto ocasionado no resultado da organização.

Assim, quando uma organização hospitalar decide, por exemplo, substituir parte dos equipamentos médico-hospitalares com custos elevados, esse planejamento deve ser tratado como estratégico, com decisões a cargo do gestor geral ou corporativo; por outro lado, quando houver necessidade de comprar ou substituir um ou poucos equipamentos médico-hospitalares, o planejamento para esse empreendimento poderá ficar a cargo do gestor de suprimentos, por exemplo, e ser classificado como operacional.

9.5 PLANEJAMENTO OPERACIONAL

Planejamento operacional, de curto ou médio prazo, é aquele que envolve partes da organização. Embora seja do conhecimento da alta cúpula, sua realização fica a cargo dos gerentes dos setores ou das divisões que serão afetadas pela sua execução.

Alguns tratadistas preferem classificar o planejamento em três categorias: operacionais, táticos e estratégicos. Para esses profissionais, o planejamento operacional é pontual, de pequeno porte e curto prazo, abrangendo uma seção ou um procedimento administrativo ou produtivo; o planejamento tático é de médio porte e médio prazo, abrangendo um departamento ou uma divisão; e o planejamento estratégico é de grande porte e longo prazo e envolve toda a organização.

Assim, o planejamento estratégico objetiva o crescimento do negócio, implementando ações que impactam toda a organização, como a ampliação da planta, abertura de filiais, ampliação da missão da organização com o incremento de atividades diferentes daquelas que já executava, – por exemplo, uma organização industrial que decide explorar também atividades de transporte de cargas, comercialização a varejo dos próprios produtos e de produtos adquiridos de terceiros, prestação de serviços de usinagem etc. Já o planejamento operacional é específico e encarrega-se, por exemplo, da substituição de poucas máquinas e equipamentos por outros mais modernos, da troca de fornecedores de alguns serviços por outros, de pequenas reformas em dependências da organização, de avaliações de desempenho, da decisão sobre prestar um serviço ou terceirizar etc.

Veja detalhes sobre a decisão de prestar um serviço ou terceirizá-lo no Capítulo 12.

9.6 COMO ELABORAR UM PLANEJAMENTO

9.6.1 INTRODUÇÃO

O gestor organizacional deve ter sempre em mente que todo plano de ação, independentemente da sua abrangência, deve ser útil e viável. O plano é útil quando sua realização traz benefícios para o desenvolvimento da organização e é viável quando a organização possui os recursos humanos, financeiros, materiais e tecnológicos necessários para sua realização.

9.6.2 ETAPAS DO PLANEJAMENTO

Tendo em vista que o planejamento é uma ferramenta de gestão que deve nortear todas as atividades desenvolvidas nas organizações, dependendo da complexidade que demandar cada atividade, ele poderá ser mais ou menos complexo.

Existem diversos planos: os que são desenvolvidos para atender a simples desejos dos proprietários; os que decorrem de estratégias que visam manter a competitividade da organização para que tenha vida longa e promissora; os que decorrem de necessidades operacionais, apenas para cumprir etapas dos processos produtivos, comerciais ou administrativos; os que são acarretados pela execução de uma atividade já devidamente planejada ou mesmo para reparar desencontros entre o que foi planejado e o que foi possível realizar etc. Assim, a quantidade e o tipo de etapas que envolvem os planejamentos organizacionais nem sempre são homogêneos. Para fins didáticos e a título de colaboração, apresentaremos a seguir um conjunto de etapas que podem integrar a fase do planejamento.

9.6.2.1 Identificar um sinal de advertência

Conforme estudamos no Capítulo 2, o sinal de advertência indica a existência de um problema. Os sinais de advertência podem ser de várias naturezas. Eles são facilmente detectados pelo gestor, que, atento às suas obrigações, monitora e analisa permanentemente o desempenho da organização.

9.6.2.2 Diagnosticar o problema

A queda no faturamento de um hospital, por exemplo, é sinal de que algo não vai bem. Detectada a existência de um sintoma, o próximo passo será diagnosticá-lo para descobrir o motivo de sua existência.

Vamos assumir que o diagnóstico indique que a queda no faturamento decorreu da redução da capacidade produtiva ocasionada pela quebra de vários equipamentos médico-hospitalares. Diante desse diagnóstico, o gestor deverá responder à seguinte pergunta: O que fazer?

O gestor, após detectar o problema, deverá definir uma meta que, uma vez alcançada, seja capaz de extinguir tal problema.[3]

9.6.2.3 Fixar metas para serem alcançadas

Vamos assumir que a meta seja consertar ou substituir os equipamentos danificados. Supondo que se decida pela substituição, o próximo passo será comprar novos equipamentos.

9.6.2.4 Definir estratégias

Consiste em escolher as táticas,[4] bem como as ferramentas que serão utilizadas para operacionalizar o plano definido.

[3] É importante salientar que nem todo planejamento decorre obrigatoriamente de um problema diagnosticado em função de um sinal de advertência detectado. Contudo, os sintomas de que algo não vai bem na organização como um todo ou em algum setor ajudam os gestores a identificar problemas e buscar soluções.

[4] Tática é a maneira hábil de conduzir uma organização, um negócio etc.

9.6.2.5 Elaborar o plano de ação

Conforme você estudou, o planejamento objetiva estampar as estratégias, as táticas e as ferramentas, bem como os recursos humanos, financeiros, físicos e tecnológicos que serão utilizados para alcançar as metas fixadas.

Quando o plano de ação estiver devidamente formalizado, estarão encerradas as funções da equipe de planejamento. A partir de então, o plano deverá ser executado. Dependendo da abrangência da ação que foi planejada, conforme já comentamos, a execução poderá envolver toda a organização ou parte dela. Entretanto, os trabalhos da equipe de planejamento em relação a cada plano elaborado não se extinguem totalmente com a elaboração do plano, pois, após sua execução, a equipe de planejamento deverá monitorá-lo para checar o desempenho dos trabalhos, conferindo o executado com o planejado. Geralmente, os executores encontrarão situações que poderão dificultar a boa realização do projeto. Dependendo das circunstâncias, a equipe de planejamento poderá monitorar a execução do plano ou somente conferir os resultados após a conclusão do projeto. Essas decisões serão tomadas pelo gestor responsável.

Dessa forma, a equipe de planejamento tem mais uma função, além das já apresentadas. Essa função consiste em monitorar os procedimentos para verificar se os objetivos e as metas traçados foram alcançados.

Com base no resultado do monitoramento, deverão ser propostas as correções necessárias (quando forem encontradas divergências entre o que foi planejado e o que foi executado), visando ao aprimoramento do projeto. Sendo as diferenças expressivas, pode-se adotar novo planejamento e repetir o ciclo apresentado com novos procedimentos, conforme as necessidades.

ATIVIDADES TEÓRICAS

1. Responda:

1.1 O que é planejamento?

1.2 O que significa planejar?

1.3 O que é administração proativa?

1.4 O que é administração reativa?

1.5 Por que o planejamento deve estar presente em todos os processos de gestão desenvolvidos nas organizações?

1.6 O que os planejadores devem definir para cada planejamento que elaborarem?

1.7 O que é recomendado ao gestor para alcançar sucesso em suas ações, tendo em vista a heterogeneidade de metas que podem direcionar os mais variados planejamentos em uma organização?

1.8 Por que todos os especialistas em gestão organizacional são unânimes em afirmar que, para alcançar as metas desejadas, o gestor deve ser um líder capaz de manter um comportamento harmonioso entre todas as pessoas que trabalham na organização?

1.9 O que é planejamento na visão dos especialistas em gestão organizacional?

1.10 O que são *stakeholders*?

1.11 Cite os cinco principais grupos de *stakeholders*.

1.12 O que são objetivos primários de uma organização?

1.13 O que são objetivos secundários de uma organização?

1.14 Qual é o principal objetivo dos proprietários nas organizações econômicas? O que eles oferecem e o que esperam da organização?

1.15 O que os clientes oferecem e esperam das organizações?

1.16 O que os fornecedores oferecem e esperam das organizações?

1.17 O que os empregados oferecem e esperam das organizações?

1.18 O que a comunidade oferece e espera das organizações?

1.19 Quando os cinco grupos de *stakeholders* estarão satisfeitos com a gestão da organização?

1.20 Por que os gestores devem se preocupar com os interesses dos cinco grupos de *stakeholders* ao elaborar os planejamentos da organização?

1.21 O que é planejamento estratégico?

1.22 Por que a fixação de preços de vendas deve ser decidida pela cúpula da organização?

1.23 Os gestores do Hospital Nossa Senhora Aparecida elaboraram cinco planejamentos que envolviam: ampliação da planta; reparos no prédio onde está instalada a administração; expansão do negócio com a instalação de vários equipamentos de análises; renovação de contratos com o estacionamento que fica em frente ao hospital e contratação de serviços de dois motociclistas. Com base nessa relação, quantos planos podem ser considerados estratégicos e quantos podem ser considerados operacionais?

1.24 O que é planejamento operacional?

1.25 Alguns tratadistas preferem classificar os planejamentos em três categorias: operacional, tático e estratégico. Explique.

1.26 Em que circunstância o planejamento é útil para a organização?

1.27 Em que circunstância o planejamento é viável para a organização?

1.28 Mesmo considerando a heterogeneidade de situações que podem envolver a elaboração de um planejamento, cite as cinco etapas de um planejamento que foram apresentadas a título de colaboração no presente capítulo.

1.29 Por que a equipe de planejamento deve monitorar a execução do que foi planejado?

2. Julgue se as afirmativas a seguir são falsas (F) ou verdadeiras (V):

2.1 ( ) O gestor corporativo é responsável pela gestão de vários estabelecimentos pertencentes a um mesmo grupo.

2.2 ( ) Para alcançar as metas desejadas, é irrelevante que o gestor conheça a estrutura organizacional.

2.3 ( ) As etapas do processo administrativo são: planejar, organizar, dirigir e coordenar.

2.4 ( ) As etapas do processo administrativo são: planejar, organizar, dirigir e controlar.

2.5 ( ) Os empregados definem os objetivos primários para a organização, enquanto clientes, fornecedores, proprietários e comunidade definem os objetivos secundários.

2.6 ( ) Os proprietários definem os objetivos primários para a organização, enquanto clientes, fornecedores, empregados e comunidade definem os objetivos secundários.

2.7 ( ) Os objetivos secundários são indispensáveis para que a organização atinja seus objetivos primários.

2.8 ( ) Os objetivos primários geram planejamentos estratégicos, enquanto os objetivos secundários geram planejamentos operacionais.

2.9 ( ) A elaboração do planejamento estratégico envolve o gestor geral ou coorporativo e a alta cúpula da organização, pois diz respeito aos pressupostos de visão e missão escolhidos pela organização.

2.10 ( ) A classificação do planejamento em estratégico ou operacional depende, também, da relevância daquilo que se pretende empreender.

2.11 ( ) A relevância de um planejamento pode ser influenciada tanto pelo volume financeiro envolvido no projeto quanto pelo impacto que ele ocasionará no resultado da organização.

2.12 ( ) O planejamento operacional, por envolver toda a organização, deve ficar a cargo do gestor corporativo.

2.13 ( ) O planejamento operacional, pela sua característica, fica a cargo do gestor da área que será beneficiada por ele e não precisa ser informado para a alta cúpula da organização.

2.14 ( ) A quantidade e os tipos de etapas que envolvem os planejamentos organizacionais são homogêneos.

2.15 ( ) Para detectar sinais de advertência na gestão organizacional, é recomendável que o gestor monitore permanentemente a execução de todos os planos elaborados.

capítulo 10

ORÇAMENTO ORGANIZACIONAL

OBJETIVOS

Lendo este capítulo, você:

- ficará sabendo o que é e para que serve o orçamento organizacional;
- entenderá o processo orçamentário;
- conhecerá os tipos de orçamento quanto à sua natureza;
- conhecerá os tipos de orçamento quanto à abrangência;
- conhecerá os tipos de orçamento quanto ao período de abrangência;
- conhecerá os tipos de orçamento quanto à operacionalização;
- entenderá o orçamento público;
- ficará sabendo o que é orçamento de capital;
- saberá o que os proprietários esperam alcançar com os orçamentos de capital;
- entenderá a necessidade e a aplicabilidade do orçamento nas organizações prestadoras de serviços;
- conhecerá um modelo de orçamento doméstico;
- estará apto a discutir sobre a importância do orçamento no equilíbrio das finanças domésticas;
- estará apto a discutir sobre a importância do orçamento na gestão organizacional.

10.1 INTRODUÇÃO

Conforme explicado no capítulo anterior, o sucesso de um empreendimento decorre da forma como foi planejado. Não restam dúvidas de que alcançarão melhores resultados as organizações que desenvolverem suas atividades, sejam elas operacionais ou estratégicas, apoiadas em previsões orçamentárias bem definidas. Assim, a adoção do orçamento na administração empresarial, conforme veremos nas seções seguintes, é indispensável para que a organização atinja as metas desejadas com a maior eficiência possível.

Devido à grande importância que o orçamento exerce na administração empresarial, as entidades organizam comitês para cuidar desse assunto, independentemente das metas desejadas, de curto, médio ou longo prazo. Esses comitês, normalmente, são compostos de pessoas que exercem funções heterogêneas na organização, sempre sob a coordenação do gestor geral ou corporativo (quando se tratar de organização composta por vários estabelecimentos) ou do gestor a ele subordinado. Contudo, quando o orçamento possui metas estratégicas, está subordinado aos altos funcionários da organização, como diretores e presidente.

Essas pessoas se reúnem periodicamente para planejar, discutir e acompanhar o desempenho da organização, sempre fundamentadas nas metas fixadas e consubstanciadas nos orçamentos.

Na empresa familiar, a adoção do orçamento ajuda na melhor aplicação dos recursos financeiros de que ela dispõe, sem causar dissabores.

O gasto sem previsão desequilibra o fluxo de entradas e saídas de dinheiro, causando sérios embaraços para ajustá-lo.

O segredo para manter o equilíbrio financeiro no ambiente empresarial está em não deixar que as despesas superem as receitas e, no ambiente familiar, da mesma forma, está em não gastar mais do que se ganha.

Em geral, uma família aplica seus recursos financeiros para atender suas necessidades vitais básicas, como alimentação, moradia, vestuário, saúde, educação, higiene, transporte, lazer e previdência social. Na Seção 10.8 você verá um modelo de orçamento doméstico.

Quando os recursos financeiros são suficientes para atender esses gastos básicos, o excesso pode ser utilizado para outros fins, como aquisição de bens de consumo durável, investimentos em poupança, viagens etc.

O grande dissabor de uma família ocorre quando os recursos financeiros de que ela dispõe não são suficientes para cobrir gastos habituais, levando-a ao endividamento (a falta de planejamento pode levar ao fluxo de caixa negativo). Então, o orçamento doméstico ajuda a família a não gastar mais do que ganha.

A situação não é diferente em uma organização empresarial. Quando as atitudes são realizadas dentro do que foi planejado, dificilmente levará o negócio ao desequilíbrio e à falência. Entretanto, uma organização tem objetivos muito mais abrangentes que os objetivos de uma família, e esse é o motivo pelo qual os orçamentos empresariais visam não só ao equilíbrio do fluxo de caixa mas também à eficiência no desempenho do imenso volume de atividades operacionais, os quais, conjugados, possibilitam alcançar as metas desejadas com melhor aproveitamento de todos os recursos existentes.

10.2 CONCEITO

Os especialistas em gestão organizacional afirmam que orçamento é a formalização do planejamento. Nos principais dicionários da língua portuguesa, encontramos que orçamento é o "ato ou efeito de orçar". Orçar significa "estimar, prognosticar, calcular, computar, esmar".

Quando pretendemos comprar materiais ou contratar serviços de terceiros, solicitamos do comerciante ou do prestador dos serviços que nos forneça um orçamento. Nesses casos, o orçamento nada mais é do que uma relação dos materiais ou dos serviços com os respectivos preços, podendo ou não conter outras previsões, como prazo de entrega, recursos a serem utilizados (quando se tratar de prestação de serviços) etc. Nas organizações, o orçamento não se restringe a uma simples relação de bens ou serviços com os respectivos preços. Como, na visão dos especialistas, o orçamento reflete tudo aquilo que foi planejado, nele são previstas as tarefas que serão executadas pela organização, seja ela pública ou privada, tenha ou não finalidade lucrativa.

Essas tarefas poderão envolver o patrimônio como um todo ou apenas parte dele. Geralmente, o orçamento organizacional é feito englobando todas as tarefas para um período e são feitos orçamentos parciais para detalhar separadamente cada tarefa.

O processo orçamentário, conforme veremos na Seção 10.3, é desenvolvido em três etapas: planejamento (previsão), execução e controle.

As organizações públicas de qualquer esfera (federal, estadual ou municipal), inclusive as autarquias, fundações etc., por força de lei, somente podem efetuar gastos devidamente previstos em orçamentos. Nessas organizações, os orçamentos são elaborados em um exercício para serem realizados no exercício seguinte, conforme veremos na Seção 10.5, sobre orçamento público.

Orçamento organizacional é, portanto, o documento no qual são discriminados os objetivos desejados, bem como os meios necessários para atingi-los. Pode envolver todos os tipos de atividades realizadas na organização, sejam elas operacionais ou financeiras, como a previsão do fluxo de receitas e de despesas, do fluxo de caixa, das receitas de vendas, de gastos de capitais, política de estoque, produção, aquisição de materiais, contratação e treinamento de mão de obra, resultados etc.

Orçamento é também uma ferramenta de gestão necessária e, por isso, deve ser elaborado sempre que a organização tiver uma meta a cumprir, seja grande, pequena ou média, de curto, médio ou longo prazo.

Não se pode admitir tomada de decisão que envolva o incremento de recursos humanos, financeiros, tecnológicos e materiais sem o suporte de orçamentos, nos quais tenham sido feitos planejamentos adequados que possibilitem o alcance das metas desejadas.

Finalmente, é importante destacar que, além de apresentar as diretrizes a serem tomadas pela organização, o monitoramento (controle) do orçamento pode revelar a existência de problemas potenciais e indicar caminhos para solução.

10.3 PROCESSO ORÇAMENTÁRIO

O processo orçamentário engloba três elementos fundamentais: previsão (planejamento), orçamento e controle.

- **Previsão:** estudo antecipado das alternativas de ação diante dos objetivos desejados. Em resumo, o planejamento deve prever as metas a serem alcançadas, sejam elas de curto, médio ou longo prazo.
- **Orçamento:** definição e formalização do plano de ação com especificação dos objetivos e meios para alcançá-los.
- **Controle:** comparação do desempenho real com o padrão fixado no orçamento, para levantar e analisar as variações visando aparar possíveis arestas que possam estar retardando a plena realização de tudo aquilo que foi planejado. Possibilita, portanto, a reavaliação dos objetivos almejados e das táticas e estratégias aplicadas.

10.4 TIPOS DE ORÇAMENTO

10.4.1 QUANTO À NATUREZA

Podem ser: financeiros ou operacionais.

Os **orçamentos financeiros**, representados por demonstrações como o Balanço Patrimonial, a Demonstração dos Fluxos de Caixa e a Demonstração do Resultado do Exercício, refletem o resultado financeiro esperado das atividades integrantes dos orçamentos operacionais. Comparando os dados contidos no Balanço Patrimonial e na Demonstração do Resultado do Exercício elaborados antecipadamente com esses mesmos demonstrativos feitos no final do período, os gerentes podem avaliar as repercussões financeiras das decisões propostas. Pela análise das informações contidas na Demonstração dos Fluxos de Caixa, eles podem planejar ações em períodos de escassez ou de abundância de recursos financeiros. Os gerentes planejam a melhor utilização dos excessos de caixa em investimentos nos períodos de abundância e planejam a captação de recursos para cobrir os períodos previstos de falta de recursos financeiros.

Os **orçamentos operacionais** envolvem atividades como compras de materiais, produção, vendas e gastos de capital (investimentos em bens de uso). Em geral, são interligados. Quando os responsáveis pelo planejamento de vendas preparam seus orçamentos, devem consultar os responsáveis pela elaboração dos orçamentos de produção, para analisar se a capacidade de produção, utilizando os recursos existentes, conseguirá atingir o volume de produção compatível com o volume das vendas planejado, ou se o aumento dos custos que o incremento da produção gerará será compensado pelas novas receitas de vendas. Esse estudo conjugado entre o planejamento de produção e o de vendas auxilia os gestores a tomar decisões para ampliar a planta industrial ou abandonar a proposta de expansão.

Quando a análise for favorável, a ampliação do negócio exigirá a elaboração de orçamento de capital para aumentar a capacidade produtiva, viabilizando atingir níveis de produção compatíveis com o novo volume das vendas. Esse comportamento cuja decisão esbarra em mais de um orçamento é denominado **planejamento agregado**.

A adoção do planejamento agregado evita frustrações tanto no relacionamento interno entre o pessoal envolvido (produção, compras, vendas, estocagem, logística etc.) quanto no relacionamento com os clientes, seja no cumprimento dos contratos de vendas assumidos, seja na prestação dos serviços pós-vendas.

10.4.2 QUANTO À ABRANGÊNCIA

Podem ser: globais (*master budgets*) ou parciais (*sub budgets*).

O **orçamento global** consiste em um resumo quantitativo de todos os itens operacionais e financeiros da organização. Possibilita a elaboração do Balanço Patrimonial e da Demonstração do Resultado do Exercício antes de iniciado o período a que se refere.

Orçamentos parciais ou derivativos são desdobramentos do orçamento global. Trata-se de operações específicas, financeiras ou operacionais.

Os orçamentos parciais financeiros dão suporte à elaboração do Balanço Patrimonial prévio e dependem dos valores fixados nos orçamentos parciais operacionais.

São exemplos de orçamentos parciais financeiros: orçamento de caixa, orçamento de valores a receber e a pagar, orçamento de aumentos de capital ou de investimentos etc.

Os orçamentos parciais operacionais abrangem não só as atividades operacionais normais da organização, mas também aquelas estranhas à sua atividade principal. Esses orçamentos oferecem elementos para a elaboração antecipada da Demonstração do Resultado do Exercício (ou Demonstração do Resultado do Período).

São exemplos de orçamentos parciais operacionais: orçamento de vendas, orçamento de produção (orçamento das quantidades a serem produzidas, de utilização e compra de materiais diretos e indiretos, de mão de obra direta, de custos indiretos de fabricação e de prestação de serviços), orçamento de despesas de vendas e distribuição, orçamento de despesas administrativas e orçamento de outras receitas e despesas.

10.4.3 QUANTO AO PERÍODO DE ABRANGÊNCIA

Podem ser: de curto ou longo prazo.

Orçamentos de curto prazo são aqueles que se destinam a cobrir períodos de até um ano. Podem ser mensais, bimestrais, trimestrais, semestrais ou anuais. Já os **orçamentos de longo prazo ou plurianuais** são os orçamentos que cobrem períodos superiores a um ano.

Os orçamentos públicos plurianuais ou de longo prazo são globais e têm duração de quatro anos. São elaborados no primeiro ano de governo para vigorar do segundo até o primeiro ano do governo seguinte.

Os orçamentos públicos de curto prazo, ou parciais, são elaborados em um exercício para vigorar sempre no exercício seguinte e não podem conflitar com o orçamento global ou de longo prazo. Nas organizações de iniciativa privada, a maior parte dos orçamentos, tanto financeiros como operacionais, é de curto prazo. Contudo, dependendo das características do ramo de atividade desenvolvido pela organização, os orçamentos podem abranger período maior, como ocorre, por exemplo, nas indústrias que atuam no ramo automobilístico, em que os projetos para lançamentos de novos modelos de veículos podem durar vários anos. Ainda em relação ao período que cobrem, os orçamentos podem ser considerados periódicos ou contínuos.

São periódicos aqueles elaborados para abranger um período fechado, durante o qual não sofrem alterações. São contínuos aqueles que, após decorrer parte do período para o qual foram previstos, são reajustados normalmente ou podem, em função do desempenho positivo ou negativo de parte do período já incorrido, atingir melhor os objetivos propostos.

10.4.4 QUANTO À OPERACIONALIZAÇÃO

Podem ser: fixos ou flexíveis (variáveis).

Orçamentos fixos são aqueles que, uma vez elaborados, não terão seus objetivos modificados até a execução final, ainda que desvios ocorram em relação ao que foi determinado previamente. Por sua vez, **orçamentos flexíveis** são aqueles que permitem modificações ou ajustes em suas previsões em decorrência dos desvios observados durante sua execução, com base no que foi fixado e no que foi realizado. Esses reajustes podem estar previstos em decorrência do prazo de abrangência do orçamento ou mesmo das oscilações que são normais entre o padrão fixado e o desempenhado. Dificilmente, um orçamento é executado totalmente conforme o planejado. Muitos fatores podem influenciar, desde a data do planejamento até a realização. Quando o orçamento for do tipo operacional e se referir à produção, por exemplo, podem ocorrer variações no custo da matéria-prima, dos salários, do volume de fabricação etc.

Portanto, as diferenças que normalmente são encontradas no confronto entre os resultados alcançados e aqueles planejados são denominadas **variâncias**. Essas variâncias são sinais indicativos de que os resultados planejados não foram atingidos. Assim, elas auxiliam os gestores a medir a capacidade operacional da organização em comparação com seus concorrentes. Conhecendo a eficácia do sistema operacional, devem ser tomadas decisões para aprimorar os comportamentos que não estejam apresentando os resultados desejados.

10.5 ORÇAMENTO PÚBLICO

Orçamento público é um documento anualmente encaminhado pelo Poder Executivo ao Poder Legislativo por meio da lei denominada "Lei Orçamentária" (§ 5º do art. 165 da Constituição Federal de 1988).

Nesse documento, que é elaborado em um exercício para vigorar no exercício seguinte, a receita é estimada, enquanto a despesa é fixada. Isso significa que, no orçamento público, há flexibilidade em relação ao valor previsto para arrecadação das receitas, uma vez que vários fatores poderão contribuir para que as metas previstas não sejam atingidas ou mesmo superadas, circunstâncias consideradas normais. Por outro lado, o governo não pode gastar mais do que o valor fixado para as despesas, embora existam mecanismos legais que lhe permitem aumentar as despesas ou criar gastos que não tenham sido fixados. Contudo, embora previsíveis, esses casos são excepcionais.

É importante destacar, no entanto, que o processo orçamentário público é composto de três documentos, todos apoiados em leis de iniciativa do Poder Executivo (art. 165 da Constituição Federal de 1988):

- o plano plurianual;
- as diretrizes orçamentárias;
- os orçamentos anuais.

O **plano plurianual**, também conhecido como orçamento plurianual ou global, tem duração de quatro anos, sendo elaborado no primeiro ano do governo para vigorar do segundo ano do seu mandato até o primeiro ano do mandato seguinte. Nesse plano, são definidas as diretrizes, os objetivos e as metas da administração pública para as despesas de capital e outras delas decorrentes e para as relativas aos programas de duração continuada.

As **diretrizes orçamentárias** compreendem as metas e prioridades da administração pública, incluindo as despesas de capital para o exercício financeiro subsequente; orientação para elaboração da lei que aprovará os orçamentos anuais; disposição sobre as alterações na legislação tributária, além da política de aplicação das agências financeiras oficiais de fomento.

Os **orçamentos anuais** conterão as previsões das receitas e a fixação das despesas do poder público competente, seja União, estados ou municípios, além de fundos, órgãos e entidades da administração direta e indireta, inclusive fundações instituídas e mantidas pelo poder público. Conterão, também, o orçamento de investimento das empresas em que o poder público, direta ou indiretamente, detenha a maioria do capital social com direito a voto bem como o orçamento da seguridade social.

As normas para elaboração dos orçamentos públicos foram estatuídas pela Lei n. 4.320, de 17/3/1964. Segundo essa lei, nos orçamentos públicos, as receitas e as despesas serão classificadas em duas categorias econômicas: correntes e de capital.

São receitas correntes as receitas tributária, de contribuições, patrimonial, agropecuária, industrial, de serviços e, ainda, as provenientes de recursos financeiros recebidos de outras pessoas de direito público ou privado, quando destinadas a atender despesas classificáveis em despesas correntes.

São receitas de capital as provenientes da realização de recursos financeiros oriundos de constituição de dívidas; da conversão, em espécie, de bens e direitos; os recursos recebidos de outras pessoas de direito público ou privado, destinados a atender despesas classificáveis em despesas de capital e, ainda, o superávit do orçamento corrente.

O superávit do orçamento corrente resulta do confronto entre o total das receitas correntes e o total das despesas correntes.

São despesas correntes:

a) **despesas de custeio:** dotações[1] para manutenção de serviços anteriormente criados, inclusive as destinadas a atender a obras de conservação e adaptação de bens imóveis;
b) **transferências correntes:** dotações para despesas a que não corresponda contraprestação direta em bens ou serviços, inclusive para contribuições e subvenções destinadas a atender à manifestação de outras entidades de direito público ou privado.

São despesas de capital:

a) **investimentos:** dotações para o planejamento e a execução de obras;
b) **inversões financeiras:** dotações destinadas à aquisição de imóveis, de títulos representativos do capital de empresas ou entidades de qualquer espécie etc.;
c) **transferências de capital:** dotações para investimentos ou inversões financeiras que outras pessoas de direito público ou privado devam realizar, independentemente de contraprestação direta em bens ou serviços, constituindo essas transferências em auxílios ou contribuições, segundo derivem diretamente da Lei de Orçamento ou de lei especialmente anterior, bem como dotações para amortização da dívida pública.

1 Montante de recursos financeiros ou verba reservada no orçamento público para determinado fim.

Para as organizações privadas, o processo orçamentário, ou controle orçamentário (que, conforme vimos na Seção 10.3, se compõe de previsão, execução e acompanhamento do desempenho do orçamento), ocorre de forma semelhante à da administração pública. Nas organizações públicas, há a fase da previsão, com o planejamento do orçamento plurianual, da elaboração das diretrizes orçamentárias para quatro anos e da elaboração dos orçamentos anuais. A fase do controle nos órgãos públicos também está prevista no § 3º do art. 165 da Constituição Federal de 1988: "o Poder Executivo publicará, até trinta dias após o encerramento de cada bimestre, relatório resumido da execução orçamentária".

O controle orçamentário é feito internamente nas organizações privadas, enquanto nas organizações públicas, além de ser feito pelo próprio Poder Executivo, é fiscalizado pelos tribunais de contas da União e dos estados.

10.6 ORÇAMENTO DE CAPITAL

10.6.1 INTRODUÇÃO

O **orçamento de capital** envolve planos para aquisição, fabricação, construção ou ampliação de bens de capital. **Bens de capital** são bens de uso, ou seja, aqueles que servem de meios para a organização produzir, comercializar ou prestar serviços.

Os **orçamentos de capital**, portanto, abrangem planos estratégicos de longo prazo para compra de máquinas, equipamentos industriais, veículos, computadores, imóveis de uso; ampliação da planta industrial; construção de novas unidades produtivas em outras localidades etc.

Tendo em vista que os investimentos em bens de capital interferem nos destinos da organização, pois podem exigir a realocação de recursos financeiros do capital de Giro do Ativo Circulante para o Ativo não Circulante, ou mesmo de novos aportes de capital por parte dos acionistas ou proprietários, o planejamento do orçamento de capital é decidido sempre pela diretoria e pela alta gerência.

10.6.2 O QUE OS PROPRIETÁRIOS ESPERAM COM OS ORÇAMENTOS DE CAPITAL

Com os orçamentos de capital, os proprietários ou acionistas esperam entender não só a possibilidade de expansão do negócio mas também o tempo que deverão esperar para obter o retorno do capital que será aplicado para viabilizar os novos empreendimentos.

Outra questão muito importante quando se analisa o orçamento de capital sob a visão do empresário é, sem dúvida, conhecer antecipadamente o preço do uso do dinheiro. O empresário quer saber, quando investe determinada importância em bens de capital, cujo retorno é de longo prazo, quanto estaria perdendo por ter optado por imobilizar no seu patrimônio um montante de recurso financeiro em vez de investi-lo em outro tipo de aplicação fora da organização (custo de oportunidade – veja o Capítulo 5).

Há organizações nas quais o retorno do capital imobilizado em bens de uso, dadas as características do negócio, é possível somente após alguns anos. Um exemplo de empreendimento dessa natureza é a perfuração de poços de petróleo, que, além dos altos gastos com pesquisa, equipamentos sofisticados e pessoal altamente capacitado, requer algum tempo para que o óleo comece a jorrar na superfície, especialmente quando se trata de perfurações em lâminas d'água de mais de 2 mil metros de profundidade, como ocorre em grande parte dos campos petrolíferos da costa brasileira.

10.7 ORÇAMENTO NAS ORGANIZAÇÕES PRESTADORAS DE SERVIÇOS

Conforme já comentamos, o orçamento é uma ferramenta de gestão indispensável em qualquer tipo de organização, seja qual for o ramo de atividade por ela desenvolvido, tenha ou não finalidade lucrativa.

Nas organizações que atuam no ramo industrial, o foco principal dos orçamentos operacionais recai em um planejamento adequado, que possibilite a redução dos custos de fabricação e a melhoria constante na qualidade dos produtos.

Nenhuma organização, com ou sem finalidade lucrativa, sobrevive se não houver pessoas interessadas em consumir seus produtos ou utilizar seus serviços. Não restam dúvidas de que a satisfação dos clientes é a chave para manter viva qualquer tipo de organização.

Nas organizações prestadoras de serviços, e em especial nas organizações hospitalares, o maior volume dos custos com a prestação dos serviços está na mão de obra, embora essas organizações, para prestar os seus serviços, possam também empregar materiais e utilizar máquinas e equipamentos. Na realidade, o custo dos serviços hospitalares é tão complexo quanto o custo de uma empresa industrial.

Nas organizações industriais, conforme já estudamos, quando não há produção de bens, não há incorrência de custos variáveis; contudo, os custos fixos ou comprometidos, como independem do volume produzido, permanecem estáveis. Da mesma forma, nas organizações hospitalares, também não havendo prestação de serviços, não haverá custos variáveis, embora os custos fixos ou comprometidos não cessem na mesma velocidade que pode cessar a prestação de alguns serviços.

Nos períodos de baixa demanda, as organizações industriais levam vantagem sobre as hospitalares. Ocorre que, nesses períodos, embora não haja procura de seus produtos, seja pela sazonalidade ou por outro motivo qualquer, as organizações industriais, para amenizar os custos com a ociosidade, podem continuar seus processos de produção, estocando produtos e aguardando melhores momentos para negociá-los. Essa possibilidade não é contemplada nas organizações hospitalares. Pela impossibilidade de estocar serviços, os hospitais não têm como reduzir os custos com a ociosidade nos períodos de baixa demanda de serviços sem promover demissões de parte dos seus trabalhadores.

Diante do exposto, é fácil compreender que os gestores das entidades prestadoras de serviços precisam planejar adequadamente a contratação de mão de obra, bem como o oferecimento de determinados serviços que possam estar sujeitos a momentos de escassez de procura, problema que não existe ou que existe em menor escala nas organizações industriais, embora se deva reconhecer que há situações em que, nos períodos de baixa demanda, as organizações industriais procedam a cortes em suas produções uma vez que a estocagem de certos produtos, como automóveis, nem sempre é procedimento saudável.

Nas organizações hospitalares, o foco dos gestores, consubstanciados nos orçamentos operacionais, estará sempre calcado na melhoria da qualidade dos serviços dos profissionais, principalmente médicos especialistas e enfermeiros.

Na expansão dos serviços já prestados e na diversificação dos serviços com o incremento de outros que até então não eram disponibilizados, uma das preocupações dos gestores hospitalares é a procura no mercado de médicos e de outros profissionais altamente especializados que possam realizar tanto os serviços ampliados como os novos com a eficiência que o processo de prestação desses serviços requer.

Quando a demanda pela prestação de serviços em um hospital aumenta, sem a necessidade de diversificação, bastará procurar no mercado profissionais qualificados e encaixá-los nas rotinas do hospital. Contudo, quando o interesse da organização residir na expansão do negócio com a abertura de novas frentes de prestação de serviços, então os orçamentos devem prever não só a compra de novos equipamentos mas também a contratação de profissionais especializados em serviços que antes não eram disponibilizados e que, a partir dos novos investimentos, serão.

Em resumo, as preocupações dos gestores, tanto nas organizações industriais como nas organizações hospitalares, apresentam muita semelhança, pois, em ambos os tipos, haverá sempre a preocupação de utilizar os melhores e mais sofisticados equipamentos fabricados com a observância das mais modernas tecnologias; na aplicação dos materiais de melhor qualidade disponíveis no mercado e na utilização dos melhores recursos humanos possíveis.

Enfim, em ambos os tipos de organização, os orçamentos sempre deverão apresentar os melhores planos de ação, para oferecer aos consumidores produtos e serviços com menores custos e máxima qualidade.

10.8 MODELO DE ORÇAMENTO DOMÉSTICO

Veja a seguir como uma família com renda mensal de R$ 5.000,00 pode programar seus gastos. Para fins didáticos, vamos assumir que R$ 5.000,00 seja o salário bruto mensal, do qual ocorre apenas a retenção de R$ 500,00 para a previdência social obrigatória.

Orçamento doméstico					
Período: maior de x_1					
Itens	**Gastos**	**%**	**Previsão (R$)**	**Realização (R$)**	**Diferenças (R$)**
1.0	Alimentação				
1.1	Supermercados				
1.2	Padaria				
1.3	Feira				
	Total alimentação	20	1.000,00		
2.0	Moradia				
2.1	Aluguel				
2.2	Condomínio				
2.3	IPTU				
2.4	Energia elétrica				
2.5	Água/esgoto				
	Total moradia	30	1.500,00		
3.0	Vestuário				
3.1	Roupas				
3.2	Calçados				
	Total vestuário	10	500,00		

Orçamento doméstico					
Período: maior de x_1					
Itens	**Gastos**	**%**	**Previsão (R$)**	**Realização (R$)**	**Diferenças (R$)**
4.0	Saúde				
4.1	Plano médico				
4.2	Médicos				
4.3	Farmácia				
4.4	Dentista				
	Total saúde	10	500,00		
5.0	Educação				
5.1	Mensalidades				
5.2	Livros				
	Total educação	5	250,00		
6.0	Higiene				
	Total higiene	5	250,00		
7.0	Transporte				
7.1	Ônibus/metrô				
	Total transporte	3	150,00		
8.0	Lazer				
	Total lazer	4	200,00		
9.0	Previdência social				
9.1	Previdência oficial	10	500,00		
9.2	Previdência privada				
	Total previdência social	10	500,00		
10.0	Poupança				
10.1	Caderneta de poupança				
	Total poupança	3	150,00		
	Total geral	**100%**	**5.000,00**		

1. Note que optamos pela apresentação de um modelo de orçamento doméstico porque ele pode ser configurado em uma planilha simples, contendo seis colunas: a primeira destinada à numeração de cada item que compõe o orçamento; a segunda destinada à especificação dos gastos; a terceira destinada à informação dos percentuais de cada grupo de gastos em relação ao salário total (receita da família); a quarta destinada ao valor previsto; a quinta destinada ao valor realizado; e a última, aos desvios entre o que foi previsto e o que foi realizado.

2. De acordo com a complexidade que envolver as metas desejadas pela organização, o orçamento poderá conter várias páginas ou ser inferior ao modelo ora apresentado.

3. Os orçamentos anuais da União, dos estados e dos municípios brasileiros, por preverem com detalhes as receitas e fixarem também com detalhes as despesas, são complexos e podem conter dezenas de páginas. Eles são publicados nos diários oficiais e podem ser facilmente encontrados nos *sites* oficiais dos poderes públicos.

4. Os percentuais apresentados no presente quadro são meramente ilustrativos, pois eles variam de acordo com as características e necessidades de cada família. Há gastos que, em uma família, podem requerer um percentual considerável do orçamento, enquanto, em outras, o referido gasto pode não existir. Os gastos com educação, por exemplo, serão maiores nas famílias com filhos em idade escolar do que em outras cujos filhos já passaram dessa fase; os gastos com aluguéis poderão não existir nos orçamentos das famílias que possuem casa própria; os gastos com lazer (teatro, viagens etc.) tendem a ser maiores nas famílias cujos filhos já se colocaram no mercado de trabalho etc.

5. O ideal é que o orçamento tenha três colunas para valores: previsão, realização e diferenças. Assim, pode-se acompanhar o previsto com o realizado e fazer os remanejamentos de percentuais de gastos de um para outro grupo, conforme a realidade de cada momento.

ATIVIDADES TEÓRICAS

1. Responda:

1.1 O que é orçamento?

1.2 Qual é a importância do orçamento na empresa familiar?

1.3 Qual é o segredo para manter o equilíbrio financeiro no ambiente empresarial e também no familiar?

1.4 Quais são as necessidades vitais básicas de uma família?

1.5 Quais são as finalidades do orçamento empresarial?

1.6 O processo orçamentário é desenvolvido em três etapas. Quais são elas?

1.7 Cite três atividades que são desenvolvidas na organização e que devem ser objetos do orçamento.

1.8 Em que consiste a fase da previsão do processo orçamentário?

1.9 Em que consiste a fase denominada "orçamento" do processo orçamentário?

1.10 Em que consiste a fase de controle do processo orçamentário?

1.11 O que são orçamentos financeiros?

1.12 O que são orçamentos operacionais?

1.13 Com base em qual demonstração contábil os gerentes planejam a melhor utilização dos excessos de caixa em investimentos nos períodos de abundância?

1.14 O que é orçamento global?

1.15 O que são orçamentos parciais?

1.16 Cite três exemplos de orçamentos parciais financeiros.

1.17 Cite três exemplos de orçamentos parciais operacionais.

1.18 O que são orçamentos de curto prazo?

1.19 O que são orçamentos plurianuais?

1.20 Qual é a duração dos orçamentos públicos globais? Em que época são elaborados?

1.21 Qual é a duração dos orçamentos públicos de curto prazo? Em que época são elaborados?

1.22 O que são orçamentos periódicos?

1.23 O que são orçamentos contínuos?

1.24 O que são orçamentos fixos?

1.25 O que são orçamentos flexíveis?

1.26 O que são variâncias?
1.27 O que as variâncias indicam?
1.28 O que é orçamento público?
1.29 O processo orçamentário público é composto por três documentos. Quais são eles?
1.30 Em relação ao orçamento público, o que é plano plurianual?
1.31 Em relação ao orçamento público, o que são diretrizes orçamentárias?
1.32 Em relação ao orçamento público, qual será o conteúdo dos orçamentos anuais?
1.33 Segundo a Lei n. 4.320/64, nos orçamentos públicos, as receitas e as despesas são classificadas em duas categorias econômicas. Quais são elas?
1.34 O que é abrangido pelo orçamento de capital?
1.35 O que são bens de capital?
1.36 O que os proprietários e acionistas querem entender com os orçamentos de capital?
1.37 Nas organizações que atuam no ramo industrial, qual é o foco principal dos orçamentos operacionais?

2. Julgue se as afirmativas a seguir são falsas (F) ou verdadeiras (V):

2.1 ( ) O sucesso de um empreendimento decorre da forma como foi planejado.
2.2 ( ) O orçamento é uma ferramenta de gestão no qual são consubstanciadas as metas planejadas por gestores da organização.
2.3 ( ) Na empresa familiar, o gasto sem previsão desequilibra o fluxo de entradas e saídas de dinheiro, causando sérios embaraços para ajustá-lo.
2.4 ( ) Embora o orçamento seja considerado instrumento útil na gestão empresarial, não existe dispositivo normativo nem legal que obrigue empresas públicas ou privadas a elaborá-lo.
2.5 ( ) As organizações públicas de qualquer esfera (federal, estadual ou municipal), inclusive as autarquias, fundações etc., por força de lei, somente podem efetuar gastos devidamente previstos em orçamentos.
2.6 ( ) Além de apresentar as diretrizes a serem tomadas pela organização, o monitoramento do orçamento pode revelar a existência de problemas potenciais e indicar caminhos para solução.

2.7 ( ) Quanto à abrangência, os orçamentos podem ser financeiros ou operacionais.

2.8 ( ) Quanto à natureza, os orçamentos podem ser financeiros ou operacionais.

2.9 ( ) Quanto à natureza, os orçamentos podem ser globais (*master budgets*) ou parciais (*sub budgets*).

2.10 ( ) Quanto à abrangência, os orçamentos podem ser globais (*master budgets*) ou parciais (*sub budgets*).

2.11 ( ) Orçamento parcial é o mesmo que orçamento derivativo.

2.12 ( ) Quanto ao período de abrangência, os orçamentos podem ser globais e de longo prazo.

2.13 ( ) Quanto ao período de abrangência, os orçamentos podem ser de curto ou longo prazo.

2.14 ( ) Nas organizações de iniciativa privada, os orçamentos, sejam eles financeiros ou operacionais, serão sempre de curto prazo.

2.15 ( ) Quanto à operacionalização, os orçamentos podem ser fixos ou flexíveis (variáveis).

2.16 ( ) No orçamento público que é elaborado em um exercício para vigorar no exercício seguinte, a receita é fixada, enquanto a despesa é estimada.

2.17 ( ) No orçamento público que é elaborado em um exercício para vigorar no exercício seguinte, a receita é estimada, enquanto a despesa é fixada.

2.18 ( ) O superávit do orçamento corrente resulta do confronto entre o total das receitas correntes e o total das despesas correntes.

2.19 ( ) O controle orçamentário nas organizações privadas é feito internamente, enquanto nas organizações públicas, além de ser feito pelo próprio Poder Executivo, é fiscalizado pelos tribunais de contas da União e dos estados.

2.20 ( ) O planejamento do orçamento de capital é decidido sempre pela diretoria e pela alta gerência da organização.

2.21 ( ) O planejamento do orçamento de capital é decidido sempre pelos gestores que chefiam os grupos de trabalho nos setores produtivos da organização.

capítulo 11

GESTÃO FINANCEIRA

OBJETIVOS

Lendo este capítulo, você:

- entenderá o que é gestão financeira;
- compreenderá a terminologia apropriada para a gestão financeira;
- conhecerá as fontes de entradas de recursos financeiros nas organizações, especialmente nas organizações hospitalares;
- saberá o que são atividades operacionais;
- conhecerá as principais fontes de recursos financeiros derivadas das atividades operacionais;
- entenderá o que é e como se calcula o capital de giro;
- saberá o que são atividades de investimento;
- conhecerá as principais fontes de recursos financeiros derivadas das atividades de investimento;
- compreenderá o que são atividades de financiamento;
- conhecerá as principais fontes de recursos financeiros derivadas das atividades de financiamento;
- saberá diferenciar os recursos financeiros derivados de ações dos proprietários daqueles derivados da gestão do patrimônio da organização;

- saberá quais são os principais eventos que provocam saídas de recursos financeiros da organização, sejam derivados das atividades operacionais, das atividades de investimento, das atividades de financiamento ou por ação dos proprietários;
- estará apto a gerenciar o capital de giro;
- compreenderá o que é e como elaborar uma programação financeira;
- estará apto a gerenciar as finanças de uma organização.

11.1 INTRODUÇÃO

Quando falamos em gestão financeira, logo nos vem à mente o controle do dinheiro da organização. Essa conclusão está correta e aplica-se ao patrimônio de qualquer tipo de organização, tanto pública como privada, tenha ou não finalidade lucrativa.

O gestor financeiro, como o próprio nome induz, é o profissional que cuida das finanças da organização. A ele competem o controle do caixa (fluxos de entradas e saídas de dinheiro); o controle das contas a receber (de clientes, principalmente); o controle das contas a pagar (a fornecedores, aos empregados, ao governo, aos estabelecimentos bancários etc.); as conciliações bancárias; o controle das aplicações financeiras de curto e longo prazos; o controle dos investimentos de caráter permanente etc. Enfim, a função do gestor financeiro envolve o controle de todos os fatos administrativos responsáveis pelas entradas e saídas de dinheiro que ocorrem na organização; ele tem como principal meta manter o equilíbrio entre esses fluxos de entradas e de saídas de dinheiro do caixa. Para alcançá-la, o gestor financeiro deve trabalhar com planejamentos financeiros de curto e longo prazos, acompanhar permanentemente os fluxos de entradas e saídas de dinheiro e estar sempre atento para aplicar as sobras de caixa que podem gerar rendimentos para a organização, além de saber buscar recursos financeiros no mercado quando os fluxos de entradas de caixa evidenciarem insuficiências para saldar compromissos de curto e longo prazos.

Basicamente, as funções do gestor financeiro são quatro: arrecadar, pagar, investir sobras de caixa e captar dinheiro quando a arrecadação for insuficiente. Para que possa desempenhar adequadamente as tarefas de sua função, o gestor financeiro deve manter bom relacionamento com todos os responsáveis pelas áreas de produção, comercialização e administração da organização e, especialmente, com a alta cúpula (presidência e diretoria).

Embora o gestor financeiro esteja sempre bem informado sobre a situação econômica e financeira da organização, as decisões que impactam os fluxos de caixa nem sempre são tomadas com a sua aprovação. Por isso, é salutar que os dirigentes das organizações tenham consciência de que todos os planejamentos, tanto para a realização de tarefas operacionais como das estratégicas, devem ter o acompanhamento do gestor financeiro. Se seu trabalho for bem-feito, sempre terá o reconhecimento e a credibilidade de todos os dirigentes, e suas decisões poderão ser mais facilmente implementadas, principalmente quando tratarem de planos estratégicos com influência nos destinos da organização.

As entradas de dinheiro no caixa decorrem sobretudo do recebimento de receitas, enquanto as saídas se destinam principalmente ao pagamento de custos e despesas. Conforme veremos adiante, existem outras fontes que dão origem a entradas de dinheiro na organização; e, embora as saídas sejam destinadas, em geral, ao pagamento de custos e despesas, o dinheiro de uma organização também tem outros destinos.

O segredo para o sucesso de uma boa administração financeira está em saber gerar receitas em montantes superiores aos custos e despesas.

Os custos correspondem ao montante gasto para comprar mercadorias (organizações comerciais), produzir bens (organizações industriais) e prestar serviços (organizações prestadoras de serviços), ao passo que as despesas são os gastos necessários para a realização das receitas. As organizações comerciais obtêm receitas com a venda de mercadorias; as organizações industriais, com a venda de produtos por elas fabricados; e as organizações prestadoras de serviços, com a prestação de serviços. Assim, o lema para uma boa administração financeira, em qualquer tipo de organização, é fazer que as saídas de dinheiro necessárias para pagar custos e despesas sejam sempre inferiores às entradas de dinheiro decorrentes das receitas com a venda de mercadorias, produtos e serviços. Em outras palavras, na gestão de finanças, a organização nunca deve gastar mais do que ganha.

O gestor financeiro com pouca experiência profissional, para não esquecer que nunca deve gastar mais do que ganha, pode comparar o caixa de uma organização com uma caixa-d'água. Considerando que a capacidade dessa caixa-d'água seja de mil litros e que ela seja abastecida somente uma vez por mês, conclui-se que dela, só poderão sair mil litros por mês. Caso se pretenda que saiam mais de mil litros d'água por mês, será necessário um planejamento para que ela seja reabastecida mais de uma vez ao mês.

Esse é o pensamento lógico que deve nortear sempre as decisões de um gestor financeiro. Ou seja, em uma organização, só pode sair do caixa o dinheiro que nele entrou.

Como é possível uma organização tirar do caixa mais dinheiro do que entrou? Em outras palavras, como ocorrem déficits de caixa?

Os **déficits de caixa** decorrem exatamente da falta de planejamento financeiro. Contando com prováveis ingressos de receitas, a organização assume compromissos além de sua capacidade e, então, quando o montante das receitas não atinge os valores estimados, precisa ser assistida por empréstimos de curto ou longo prazo, ou mesmo pela venda de bens ou direitos para cobrir o desfalque do caixa. Ocorre que nem sempre essas transações efetuadas para captar dinheiro no mercado são tão simples; por esse motivo, podem causar sérias dependências financeiras, contribuindo para acentuar o desequilíbrio financeiro da organização, cujo acontecimento, se recorrente por um longo período, pode até levar a organização à falência.

Assim, no caso de um desequilíbrio, ocasionado em razão de o montante das despesas e custos ser maior que o das receitas, o gestor terá duas alternativas para evitar empréstimos ou a venda de bens e direitos:

a) aumentar as receitas;
b) reduzir custos e despesas.

Para aumentar as receitas em uma organização hospitalar, ele poderá promover a disponibilização de outros serviços ou aumentar a quantidade dos já disponibilizados. Quando não for possível aumentar as receitas, outra saída será reduzir custos e despesas.

A redução de custos deve ser um procedimento permanente em todas as organizações, cuidando sempre para que não haja prejuízo na qualidade das mercadorias, produtos e serviços prestados. Contudo, é importante destacar que o fluxo de saída de dinheiro de uma organização não se limita ao pagamento de custos e despesas. Embora esses dois destinos sejam os mais expressivos e recorrentes, o dinheiro disponível em uma organização também é utilizado para a compra de bens de uso, para investimentos na própria organização, para a ampliação dos negócios etc.

O ideal, conforme já dissemos, é que as entradas de dinheiro sejam sempre superiores às saídas, em cada período de operação. O resultado de uma organização que visa ao lucro normalmente é medido a cada ano. O período, que deve coincidir com o ano civil, começa no dia 1º de janeiro e termina em 31 de dezembro do mesmo ano. No final de cada um desses períodos, o setor de contabilidade das organizações apresenta o desempenho e os resultados apurados pela movimentação do patrimônio por meio de várias demonstrações contábeis, como o Balanço Patrimonial, a Demonstração do Resultado do Período, a Demonstração dos Fluxos de Caixa, entre outras.

A fim de melhor administrar as finanças da organização, o ideal é que os controles financeiros sejam feitos diariamente, embora as ações para manter o equilíbrio entre as entradas e saídas de dinheiro devam ser planejadas para períodos de um, dois ou mais meses.

O gestor financeiro deve monitorar e analisar periodicamente as situações econômica e financeira da organização por meio do Balanço Patrimonial e da Demonstração do Resultado do Período.

No Capítulo 8, apresentamos as noções de Análise de Balanços como importante instrumento de gestão. O conhecimento dos quocientes de estrutura de capitais, liquidez e rentabilidade ajuda o gestor em sua tomada de decisão.

Veja, na Seção 11.6, uma demonstração contendo cinco saldos que pode auxiliar o gestor no monitoramento do desempenho financeiro de qualquer tipo de organização. A gestão financeira exige que o gestor, além das habilidades já tratadas neste livro, tenha pleno conhecimento do significado das palavras, termos e expressões utilizados nos meios contábeis. O domínio da terminologia ajuda o gestor a descobrir os pontos de gargalo existentes e a tomar decisões corretas.

Várias vezes afirmamos que o ideal é que as entradas de dinheiro em uma organização hospitalar sejam sempre superiores às saídas de dinheiro ocorridas em um mesmo período. Contudo, é importante destacar que há situações em que o déficit temporário de caixa não determina situação desfavorável, quando há um bom planejamento financeiro em operação na organização.

11.2 TERMINOLOGIA INDISPENSÁVEL

É sempre conveniente informar que o domínio do significado de palavras, termos e expressões utilizados nos meios contábeis, em especial relacionados à área financeira da organização, ajuda o gestor financeiro a conhecer melhor os motivos que causam desconfortos para a administração, facilitando, assim, sua tomada de decisão.

O gestor financeiro precisa saber, pelo menos, que custo não é o mesmo que despesa; receita não é o mesmo que lucro, rentabilidade não é o mesmo que receita; e liquidez não é o mesmo que lucro.

Considerando que, nos capítulos anteriores, o significado de muitas palavras, termos ou expressões integrantes da terminologia contábil já foi devidamente explicado, relacionamos a seguir, em ordem alfabética, aqueles que aparecem com mais frequência na gestão financeira de qualquer tipo de organização.

- **Caixa:** segundo o item 6 da Norma Brasileira de Contabilidade NBC TG 03, aprovada pela Resolução CFC n. 1.296/2010 do Conselho Federal de Contabilidade, que trata da Demonstração dos Fluxos de Caixa, caixa compreende "numerário em espécie e depósitos bancários disponíveis". Portanto, para uma Demonstração dos Fluxos de Caixa, o conceito de caixa engloba todas as disponibilidades da empresa existentes nas contas: caixa (dinheiro em poder da própria empresa); bancos conta movimento (dinheiro da empresa em poder de estabelecimentos bancários, depositado em contas correntes) e aplicações financeiras de liquidez imediata, também denominadas **equivalentes de caixa** (dinheiro da empresa investido em aplicações de altíssima liquidez com vencimento de, no máximo, três meses a contar da data em que a empresa efetuou a aplicação. Essas três contas integram o grupo das disponibilidades no Ativo Circulante do Balanço Patrimonial.
- **Capital:** no meio comercial, essa palavra assume vários significados. É usada para representar a soma dos elementos ativos entregues pelo proprietário ou pelos sócios no momento da constituição de uma organização. Representa, também, o total de recursos que a organização tem no patrimônio, evidenciado por meio do Balanço Patrimonial, que mostra sua origem no Passivo e sua aplicação no Ativo. Com esse raciocínio, podemos afirmar que a organização tem à sua disposição dois tipos de capital: próprio (diferença entre o total do Ativo e o total das obrigações) e de terceiros (representado pelo total das obrigações).[1]
- **Capital de giro:** é o Ativo Circulante, também denominado **capital circulante**.
- **Companhia:** sociedade anônima.
- **Conta:** nome técnico dado aos componentes patrimoniais (bens, direitos, obrigações e Patrimônio Líquido) e aos elementos de resultado (despesas e receitas). É por meio das contas que a contabilidade consegue desempenhar o seu papel, que consiste no registro e controle de todos os acontecimentos responsáveis pela movimentação do patrimônio. Imagine a conta como uma caixinha, uma ficha ou um arquivo em que o contabilista armazena os dados correspondentes à movimentação

[1] Os tipos de capitais foram abordados com detalhes no Capítulo 4.

de entradas e saídas de valores de cada um dos elementos patrimoniais ou de resultado. Haverá uma conta para cada elemento. A conta caixa, por exemplo, é uma das mais movimentadas no dia a dia das empresas comerciais. Constantemente, ocorrem entradas e saídas de dinheiro do caixa e todos os fatos correspondentes a elas ficam registrados no arquivo (caixinha, ficha) destinado ao controle da conta caixa. Assim, nos registros contábeis, haverá uma conta para cada elemento, seja ele do grupo dos bens, direitos, obrigações e do Patrimônio Líquido, seja do grupo das despesas ou receitas.

- **Custo:** compreende a soma dos gastos com bens e serviços aplicados ou consumidos na fabricação de outros bens ou na prestação de serviços.[2]
- **Despesa:** compreende os gastos decorrentes do consumo de bens e da utilização de serviços das áreas administrativa, comercial e financeira que, direta ou indiretamente, objetivam a obtenção de receitas.[3]
- **Equivalentes de caixa:** aplicações financeiras de curto prazo, de alta liquidez, que são prontamente conversíveis em montante conhecido de caixa e que estão sujeitas a um insignificante risco de mudança de valor.
- **Fluxos de caixa:** entradas e saídas de caixa e equivalentes de caixa.
- **Grau de liquidez:** o maior ou menor prazo no qual bens e direitos podem ser transformados em dinheiro.
- **Liquidez:** possibilidade de bens ou direitos serem transformados em dinheiro.
- **Lucratividade:** capacidade de a organização gerar lucro. É importante esclarecer que lucratividade não é sinônimo de rentabilidade. Ver o verbete **rentabilidade**.
- **Lucro:** ganho líquido (depois de deduzidas as despesas). Essa palavra pode assumir vários significados: lucro bruto na prestação de serviços é a diferença positiva entre o preço de venda (receita de venda) e o custo do referido serviço; lucro líquido do período é a diferença positiva entre o total das receitas e o total dos custos e despesas ocorridas em determinado período.
- **Margem de contribuição unitária:** corresponde à diferença entre o preço de venda unitário e o total dos custos e despesas variáveis, incorridas na prestação da referida unidade de serviço.

---

2 Veja mais detalhes no Capítulo 5.

3 Veja mais detalhes no Capítulo 5.

- **Prejuízo:** significa perda. Essa palavra pode assumir vários significados: prejuízo na prestação de serviços é a diferença negativa entre a receita de serviços e o custo necessário para prestá-lo; prejuízo do período é a diferença negativa entre o total das receitas e o total das despesas ocorridas em determinado período.
- **Receita:** montante recebido pela venda de ativos ou pela prestação de serviços. Por ativos devemos entender todos os bens de propriedade da organização, sejam eles materiais ou imateriais (mercadorias, medicamentos, veículos, equipamentos médico-hospitalares, imóveis, lista de clientes, marcas e patentes etc.), e todos os direitos que sejam passiveis de negociação, como duplicatas a receber, títulos representativos de aplicações de liquidez imediata, títulos de crédito, títulos patrimoniais de outras empresas etc. Portanto, receita compreende todo dinheiro que ingressa na organização em decorrência da alienação de bens ou direitos e com a prestação de serviços. Receita não é o mesmo que lucro, pois aquela, como vimos, é o montante recebido pela venda de um Ativo ou pela prestação de um serviço, ao passo que este é uma parte dessa receita, ou seja, a diferença entre o montante da receita recebido e o custo do Ativo vendido ou do serviço prestado.
- **Rentabilidade:** segundo os dicionários da língua portuguesa, rentabilidade é o grau de êxito econômico de uma organização, em relação ao capital nela aplicado. Portanto, é a capacidade de a organização gerar renda, receita. Deve-se esclarecer que renda ou receita não é sinônimo de lucro. Lucro é a parte da renda ou receita que supera os custos de uma renda ou receita. Ver o verbete **lucro**.
- **Retorno do capital investido:** os proprietários (titular, sócio ou acionista) investem seus recursos no capital das organizações esperando recebê-los de volta no menor prazo possível. O retorno do capital ocorre por meio dos lucros apurados pelas organizações.[4]
- **Risco:** perda previsível. Quando os acionistas investem importâncias em dinheiro no capital de uma sociedade anônima, por exemplo, eles esperam obter o mais breve possível o retorno do capital investido e ainda uma margem de lucro. Contudo, assumem certo risco, pois a organização pode apresentar prejuízo.

[4] Veja mais detalhes no Capitulo 8.

11.3 FONTES DE ENTRADAS DE RECURSOS FINANCEIROS NA ORGANIZAÇÃO HOSPITALAR

11.3.1 INTRODUÇÃO

Conforme mencionamos anteriormente, o gestor financeiro precisa conhecer todas as fontes de receitas das quais poderá se utilizar para captar recursos financeiros para a organização. O ingresso de recursos financeiros representa fluxo de caixa positivo.

Também já assinalamos que a principal meta do gestor financeiro é manter o equilíbrio entre as entradas e saídas de dinheiro da organização e que a manutenção desse equilíbrio pode ser obtida aumentando as receitas ou reduzindo os custos e as despesas. Para que isso seja possível, é imprescindível que o gestor conheça todas as possibilidades de a organização gerar ingresso de dinheiro, bem como todos os compromissos que ocasionam a saída de seus recursos financeiros. Em outras palavras, o gestor financeiro deve ter conhecimento de todas as fontes que geram ingresso de dinheiro na organização e de todos os gastos responsáveis pela saída de dinheiro da organização.

Nas seções a seguir, abordaremos as fontes de ingresso de dinheiro nas organizações hospitalares. As mais frequentes são: receitas com a prestação de serviços; aluguéis de bens móveis ou imóveis; juros recebidos sobre transações de curto prazo; recursos financeiros captados para financiar o capital de giro; rendimentos sobre aplicações financeiras; dividendos recebidos por participações no capital de outras sociedades; juros recebidos em transações de longo prazo; receitas com a venda de Ativos de longo prazo; receitas com a venda de títulos e valores mobiliários adquiridos em caráter permanente; receitas com a venda de bens de uso; receitas com a venda de bens imateriais; juros recebidos sobre transações de longo prazo; recursos financeiros captados no mercado para financiar investimentos de longo prazo; recursos financeiros derivados de ação dos proprietários ou acionistas etc.

Essas fontes de receitas podem ser agrupadas em várias categorias. Para facilitar a análise, utilizaremos aqui o mesmo agrupamento adotado pela Lei n. 6.404/1976 (Lei das Sociedades por Ações) e incentivado pelas normas internacionais de contabilidade IFRS,[5] consubstanciadas na Norma Brasileira de Contabilidade NBC TG 03 – Demonstração dos Fluxos de Caixa, aprovada pela Resolução CFC n. 1.296/2010.

[5] Em inglês, International Financial Reporting Standards, que significa Padrões de Relatórios Financeiros Internacionais, emitidos pelo International Accounting Standards Board (IASB), com sede em Londres, Inglaterra.

Segundo estabelece o inciso I do artigo 188 da Lei n. 6.404/1976, e, ainda, em conformidade com as orientações contidas na NBC TG 03, o ideal é que as transações relativas às entradas e saídas de caixa sejam segregadas em três grupos de atividades: operacionais, de investimento e de financiamento.

11.3.2 ENTRADAS DE DINHEIRO DERIVADAS DAS ATIVIDADES OPERACIONAIS

11.3.2.1 Atividades operacionais

Compreendem as atividades desenvolvidas pelas entidades em decorrência da sua ocupação principal.

Uma entidade pode realizar diversos tipos de atividades; contudo, é a atividade preponderante que determina a característica do seu ramo de negócio. As atividades desenvolvidas pelas entidades podem ser extrativas, agrícolas, pecuárias, comerciais, industriais e de prestação de serviços.

Em cada uma dessas atividades, há uma infinidade de tarefas que podem ser realizadas, como: extração de argila, pedra, ferro, ouro, madeira, plantas etc.; cultura de verduras, frutas, cereais etc.; criação de gado, peixe, aves etc.; indústria de transformação, montagem, beneficiamento, niquelagem, cromagem etc.; comércio de roupas, calçados, eletrodomésticos, brinquedos, livros, veículos etc.; serviços de transporte, saúde, telecomunicações, energia elétrica, teatro, educação, segurança etc.

As entidades podem realizar uma, algumas ou muitas atividades diferentes. Quando uma entidade realiza várias atividades diferentes, ela deve ser classificada de acordo com sua ocupação principal, pois, conforme já informamos, é a atividade preponderante que indica a característica do seu ramo de negócio.

Dessa forma, uma organização comercial é aquela que tem como principal ocupação a compra e venda de mercadorias; uma organização extrativa pode ter como ocupação principal a extração de minérios de ferro, e assim por diante. Portanto, quando falamos em atividades operacionais, devemos entender o conjunto de fatos realizados pelas entidades para atingir seus propósitos.

Uma organização pode ter vários propósitos, praticando o extrativismo, a cultura de vegetais, a criação de animais, a industrialização, o comércio e a prestação de serviços ao mesmo tempo. Nesse caso, embora uma dessas atividades caracterize o seu ramo de negócio (por exemplo, indústria), nessa entidade são classificadas como operacionais todas as tarefas necessárias para realizar tanto a industrialização como o extrativismo, a cultura de plantas, a criação de animais, a comercialização e a prestação de serviços.

11.3.2.2 Receitas derivadas da atividade principal

Em uma organização comercial, a receita derivada da atividade principal corresponde à receita bruta auferida na venda de mercadorias; em uma empresa industrial, corresponde à receita bruta auferida na venda de produtos por ela fabricados; e nas organizações prestadoras de serviços, corresponde à receita bruta auferida na prestação de serviços.

Especificamente em relação às organizações hospitalares, são muitos os serviços de saúde que podem ser prestados para gerar receitas (ingresso de dinheiro). Quem paga o hospital pelos serviços de saúde são, via de regra, seus pacientes. Contudo, há pacientes que são atendidos por intermédio do Sistema Único de Saúde (SUS), de planos de saúde e por conta própria.

As receitas das organizações de saúde podem derivar das seguintes fontes:

a) SUS;
b) plano de saúde ou seguro próprio;
c) plano de saúde ou seguro de terceiros; e
d) pacientes particulares.

O gestor da organização hospitalar deve conhecer a capacidade produtiva, ou seja, a capacidade de prestação de serviços do hospital, bem como todas as variedades de serviços que presta ou que suas instalações comportam. Na análise dos serviços que o hospital disponibiliza aos seus clientes, vários aspectos devem ser considerados, com destaque sempre para a lucratividade.

Sabemos que o lucro gerado pela prestação de um serviço corresponde à diferença entre o preço de venda do serviço e o custo necessário para que o serviço seja prestado. Conforme já visto, esse é o conceito de lucro bruto, porque o lucro líquido, ou seja, aquele que representa o montante de dinheiro que a organização hospitalar pode ganhar com a prestação de todos os serviços de saúde, corresponde ao total das receitas (operacionais, de investimento e de financiamento) auferidas pela organização em determinado período diminuído do total dos custos necessários à prestação dos referidos serviços e das despesas incorridas no mesmo período.

Para fins gerenciais, é importante que o gestor financeiro conheça a margem de contribuição que cada serviço oferece. E o que é margem de contribuição?

Esse conceito foi tratado no Capítulo 6 e corresponde à diferença entre o preço de venda unitário e o total dos custos e despesas variáveis, incorridas na prestação da referida unidade de serviço.

Conforme estudamos no Capítulo 6, a margem de contribuição é o montante que cada unidade de serviço prestado gera para que a organização, juntamente com as margens de contribuição unitárias de todos os serviços prestados, possa cobrir o total das despesas fixas e ainda possibilitar a existência de uma margem de lucro. Então, é preciso analisar a margem de contribuição de cada serviço prestado e avaliar o interesse ou não da organização em manter, incrementar, reduzir ou descontinuar a prestação do referido serviço.

Para essa tomada de decisão, o gestor deverá levar em consideração várias situações, pois há casos em que alguns serviços, mesmo não lucrativos, devem ser mantidos, tanto para que outros possam ser prestados como para preservar os objetivos desejados pela organização em benefício da saúde dos cidadãos, que é seu principal objetivo.

O ideal é que a receita auferida pela prestação de cada serviço seja suficiente para cobrir os custos e despesas variáveis, bem como os custos e despesas fixas incorridas na prestação do referido serviço, e ofereça, ainda que proporcional ao seu valor, uma margem de lucro.

Na análise da lucratividade que cada serviço pode proporcionar, o gestor deve avaliar a possibilidade de oferecer aos seus clientes outros serviços que possam ser incluídos em sua atividade operacional, levando-se sempre em conta o custo que o novo serviço gerará. É bom lembrar que cada unidade de um novo serviço prestado gera para a organização hospitalar custos diretos e, em alguns casos, custos indiretos, que não existiriam se a referida unidade de serviço não fosse prestada.

Assim, considerando que a prestação de um novo serviço aumentará os custos e as despesas da organização, com materiais (medicamentos), mão de obra (pessoal especializado ou não) e com gastos gerais inclusos na prestação dos serviços (depreciação de máquinas e equipamentos, energia elétrica, materiais de consumo etc.), é conveniente que o gestor avalie e analise todos os aspectos positivos e negativos antes de decidir por manter, reduzir, incrementar ou criar um novo serviço a ser disponibilizado aos clientes da organização hospitalar.

11.3.2.3 Aluguéis de bens móveis ou imóveis

Essa é uma fonte de receita com que a organização pode contar por algum tempo, quando ela possuir bens móveis e imóveis que, por não estarem sendo utilizados no desenvolvimento de suas atividades operacionais, são locados para terceiros.

A organização hospitalar pode locar bens de uso que não estejam em operação e também imóveis de sua propriedade que não estejam ocupados, gerando fluxos de caixa.

11.3.2.4 Juros recebidos sobre transações de curto prazo

Juro é o preço do uso do dinheiro. Representa despesa para quem paga e receita para quem recebe.

Em uma organização hospitalar, as receitas de juros que correspondem a ingresso de dinheiro no caixa são raras e podem ocorrer no momento em que os clientes pagam ao hospital suas duplicatas com atraso. Na verdade, os juros podem decorrer de todos os direitos da organização hospitalar, sejam derivados da prestação de serviços ou de aluguéis de bens móveis ou imóveis, ou ainda da venda de outros bens, quando os devedores deixarem de quitar seus compromissos com o hospital nas datas estabelecidas.

Juro também pode ser conceituado como a remuneração do capital empregado. Assim, quando a organização investe sobras de caixa em títulos de liquidez imediata ou não, pode receber juros como parte das remunerações. Contudo, preferimos tratar esses juros como rendimentos de aplicações financeiras, conforme veremos adiante.

Tendo em vista que as receitas derivadas de juros são raras e inexpressivas quando comparadas com outras fontes de ingresso de dinheiro na organização hospitalar, julgamos que o gestor deva desprezar qualquer atitude no sentido de incrementá-las, salvo nas situações comentadas na Seção 11.3.2.6.

11.3.2.5 Recursos captados para financiar o capital de giro

Capital de giro ou capital circulante é a denominação dada ao grupo do Ativo Circulante do Balanço Patrimonial. Veja mais detalhes na Seção 11.5.

11.3.2.6 Rendimentos sobre aplicações financeiras

O gestor financeiro deve estar sempre alerta em relação às datas de vencimento das obrigações, especialmente aquelas de curto prazo, e incluir, no seu planejamento financeiro, um controle que possibilite o confronto entre as disponibilidades e os direitos com as obrigações de curto prazo, para evitar surpresas desagradáveis pela falta de solvência.

Os excessos de recursos financeiros que temporariamente permanecem compondo o saldo da conta caixa ou bancos conta movimento, enquanto não forem utilizados para atender a compromissos já assumidos ou para adquirir outros Ativos, conforme o interesse da empresa, podem ser investidos (aplicados) em outros instrumentos financeiros, visando à obtenção de rendimentos, independentemente daqueles auferidos no desenvolvimento das atividades principais da organização hospitalar.

Segundo o item 11 da NBC TG 39, instrumento financeiro é qualquer contrato que dê origem a um Ativo financeiro para a entidade e a um Passivo financeiro ou instrumento patrimonial para outra entidade.

A NBC TG 39 define **Ativo Financeiro** como qualquer Ativo que seja caixa, instrumento patrimonial de outra entidade, direito contratual etc. Também define **Passivo Financeiro** como qualquer Passivo que seja uma obrigação contratual, contrato que será ou poderá ser liquidado por instrumentos patrimoniais da própria entidade etc. Instrumento patrimonial de outra entidade é qualquer título representativo do capital da referida entidade como ação e cota.

Dependendo do tempo e do volume de recursos que a empresa tiver à sua disposição, ela poderá aplicá-los na compra de títulos de crédito ou de valores mobiliários no mercado financeiro ou no mercado de capitais. Esses investimentos podem variar quanto ao prazo de vencimento, desde curtíssimo até longo, podendo, inclusive, assumir caráter permanente.

Há uma diversidade de aplicações de recursos financeiros que podem ser efetuadas tanto no mercado financeiro quanto no mercado de capitais, na compra de títulos de crédito e valores mobiliários públicos ou particulares.

Os investimentos no mercado financeiro podem ser realizados em títulos de renda fixa (rendimentos prefixados) ou de renda variável (rendimentos pós-fixados), como: Fundos de Liquidez Imediata; Certificados de Depósitos Bancários (CDBs); Depósitos a Prazo Fixo; Títulos e Letras do Tesouro Nacional ou dos Estados; Letras de Câmbio; Aplicações em Ouro; Depósitos em Cadernetas de Poupança etc.

No mercado de capitais, os principais títulos são aqueles representativos do capital de outras sociedades, como ações e quotas, bem como debêntures, que são títulos de emissão exclusiva das sociedades anônimas.

Há investimentos cuja rentabilidade é garantida pela mesma instituição financeira em que são efetuados e, em alguns casos, pelo governo, como as Cadernetas de Poupança, as aplicações com rendimentos prefixados etc. Por outro lado, há investimentos com rentabilidade não garantida, que oferecem riscos ao investidor, isto é, na data do resgate ou alienação, o investidor poderá alcançar valor menor do que aquele que investiu, como ocorre, por exemplo, nos investimentos em ações, ouro etc.

Independendo do volume, quando o tempo de disponibilidade é pequeno, o ideal é que essas sobras de caixa sejam aplicadas nos próprios estabelecimentos bancários em que a organização mantém suas contas-correntes, comprando títulos de liquidez imediata. As aplicações de liquidez imediata compreendem as aplicações de recursos financeiros feitas por poucos dias, as quais, devido à possibilidade de serem transformadas em dinheiro a qualquer momento, figuram no Balanço Patrimonial, no Ativo Circulante, subgrupo das disponibilidades.

Geralmente, são aplicações feitas em títulos públicos, garantidos pelo governo. Portanto, a principal característica desse tipo de investimento é a liquidez imediata, ou seja, a possibilidade de resgate a qualquer momento, dependendo da vontade da empresa investidora, que resgatará juntamente com o montante investido os rendimentos correspondentes ao número de dias em que o recurso permaneceu aplicado. Esses rendimentos podem ser denominados **rendimentos sobre aplicações financeiras**.

As aplicações de sobras de caixa em títulos de liquidez imediata devem ser prática recorrente na organização, pois evitam que consideráveis montantes de dinheiro fiquem parados, enquanto podem oferecer para a organização algum rendimento, ainda que pequeno.

É importante destacar que a organização pode lançar mão também de outras aplicações de curto prazo, porém sem liquidez imediata. É o caso da compra de títulos e valores mobiliários de outras sociedades com fins especulativos, isto é, a organização, percebendo que possui um montante de dinheiro disponível que poderá ficar parado, por exemplo, por seis meses, sem lhe causar insolvência, pode adquirir, no mercado, títulos representativos do capital de outras sociedades ou mesmo títulos de crédito negociáveis e esperar o melhor momento dentro dos seis meses para renegociá-los. Dependendo do momento em que se encontrar a economia do país, poderá angariar bons lucros por ocasião da venda ou resgate desses títulos.

11.3.3 ENTRADAS DE DINHEIRO DERIVADAS DAS ATIVIDADES DE INVESTIMENTO

11.3.3.1 Atividades de investimento

São aquelas referentes à aquisição e à venda de ativos classificados no Ativo não Circulante do Balanço Patrimonial.

É importante destacar que o Ativo não Circulante é composto por quatro grupos:

1. **Ativo Realizável a Longo Prazo:** compreende os investimentos em ativos de longo prazo. Pode ser investimento em títulos representativos ou não do capital de outras sociedades, como ações, debêntures, letras de câmbio, ouro etc. A organização adquire esses títulos com a finalidade de mantê-los no patrimônio, por períodos superiores a um ano, após o qual aguarda o melhor momento para negociá-los.
2. **Investimentos:** compreendem também os investimentos em títulos representativos do capital de outras sociedades ou não, porém efetuados em caráter permanente, isto é, a organização efetua tais investimentos com o propósito de fazer deles um complemento das suas atividades econômicas. São investimentos feitos em coligadas ou em controladas e em outras sociedades que façam parte de um mesmo grupo ou estejam sob controle comum. Esses investimentos podem ser feitos ainda em outras sociedades não classificadas nos casos citados, na compra de bens de renda (imóveis para locação), em ouro, obras de arte etc.
3. **Ativo Imobilizado:** compreende os investimentos feitos em bens de uso, isto é, em bens por meio dos quais a organização desenvolve suas atividades, como móveis e utensílios, computadores, veículos, equipamentos médico-hospitalares, entre outros.
4. **Ativo intangível:** compreende os investimentos em bens incorpóreos, também necessários ao desenvolvimento das atividades operacionais da organização, como marcas e patentes, listas de clientes, fundo de comércio, franquias etc.

É evidente que, no momento em que investe nesses ativos, a organização está promovendo a saída de dinheiro do patrimônio; contudo, os ingressos de dinheiro ocorrem por ocasião do recebimento de rendimentos em forma de dividendos, juros, aluguéis etc., ou no momento em que eles são alienados (vendidos).

É importante que o gestor conheça todos esses investimentos, pois, havendo necessidade, poderá vendê-los e, então, gerar ingresso de fluxos de caixa para a organização. Entretanto, é bom salientar que esses investimentos não oferecem liquidez imediata, e, por isso, nem sempre o gestor pode contar com os recursos financeiros decorrentes dessas alienações no momento que precisar.

11.3.3.2 Dividendos recebidos

Dividendos são partes dos lucros apurados pelas sociedades em cujos capitais a organização hospitalar tem participação.

Sabe-se que a organização hospitalar pode investir recursos financeiros disponíveis na compra de títulos representativos do capital de outras sociedades e que esses investimentos podem ter caráter especulativo ou não.

Quando o caráter do investimento for especulativo, significa que a organização hospitalar investidora comprou os títulos para aguardar o melhor momento para renegociá-los a curto ou longo prazo. Enquanto esses títulos não são negociados, periodicamente ou pelo menos uma vez ao ano, havendo lucros nas investidas, estes podem ser distribuídos em forma de dividendos.

Conforme comentamos anteriormente, há também os investimentos efetuados em títulos representativos do capital de outras sociedades, porém com caráter permanente, isto é, a organização hospitalar investidora pretende manter esses investimentos para fazer deles um complemento das suas atividades econômicas. Os investimentos permanentes também rendem dividendos para a investidora e são feitos em coligadas ou em controladas e em outras sociedades que façam parte de um mesmo grupo ou estejam sob controle comum.

11.3.3.3 Juros recebidos em transações de longo prazo

Os investimentos de longo prazo compreendem aqueles feitos em títulos do governo ou em títulos representativos ou não do capital de outras sociedades.

Esses investimentos, dependendo da legislação vigente ou mesmo das cláusulas contratuais, podem pagar aos investidores rendimentos periódicos ou no momento da alienação ou resgate. Esses rendimentos podem ser denominados **rendimentos sobre aplicações financeiras de longo prazo ou de juros**.

11.3.3.4 Receitas com a venda de ativos de longo prazo ou permanentes

Havendo necessidade, a organização hospitalar poderá gerar recursos financeiros, alienando ativos de longo prazo, títulos e valores mobiliários adquiridos em caráter permanente, bens ou direitos do Ativo Imobilizado ou do Ativo intangível.

11.3.4 ENTRADAS DE DINHEIRO DERIVADAS DAS ATIVIDADES DE FINANCIAMENTO

11.3.4.1 Atividades de financiamento

São aquelas que resultam em mudanças no tamanho e na composição do capital próprio e do capital de terceiros da organização hospitalar.

O ingresso de dinheiro derivado dessas operações envolve a captação de recursos dos proprietários, acionistas ou cotistas e a captação de empréstimos para pagamento a longo prazo, visando financiar investimentos permanentes, como a expansão dos negócios com a abertura de filiais e o incremento de novos serviços a serem disponibilizados para seus clientes (compra de equipamentos, treinamento de pessoal etc.).

11.3.4.2 Juros recebidos sobre transações de longo prazo

Nas ocasiões em que a organização hospitalar precisar angariar grandes quantias de dinheiro para atender seu planejamento estratégico, ou mesmo para saldar dívidas, os juros não representarão importantes fontes de dinheiro, pois, para que possam ser obtidos em quantias consideráveis, será preciso aplicar volumosos montantes de dinheiro. Sabemos que, possuindo saldos elevados no caixa, certamente a organização não precisará captar mais dinheiro no mercado para honrar seus compromissos.

11.3.4.3 Recursos financeiros captados no mercado para financiar investimentos de longo prazo

Para realizar seus planos estratégicos, que normalmente resultam na expansão do negócio com retorno do capital investido previsto para longo prazo, as organizações podem captar dinheiro no mercado por meio de empréstimos para pagar a longo prazo junto a estabelecimentos bancários ou lançar no mercado títulos e valores mobiliários de sua emissão.

Tanto no caso dos empréstimos efetuados junto a estabelecimentos bancários como no caso de disponibilizar títulos de sua emissão, a organização se compromete em devolver o montante dos recursos financeiros captados, bem como em remunerar esses capitais, pagando juros, correção monetária e outros encargos aos respectivos credores.

Cabe ao gestor financeiro analisar o custo do dinheiro que tomará emprestado e o benefício que terá com os respectivos recursos, para decidir acerca da efetivação ou não de negócios dessa natureza.

Dependendo do comportamento do mercado e da economia do país, trabalhar com capitais de terceiros pode ser mais vantajoso do que trabalhar com capitais próprios. Isso é viável quando os rendimentos auferidos com a aplicação dos capitais de terceiros nas atividades operacionais forem superiores aos juros que devem ser pagos para remunerá-los.

Quando a organização hospitalar for constituída sob a forma jurídica de sociedade anônima, ela terá como opção para captar recurso financeiro no mercado a emissão de debêntures, cujo título de crédito é prerrogativa exclusiva dessa forma jurídica de organização.

As debêntures possibilitam a captação de grandes importâncias de dinheiro no mercado e têm como principal atrativo o patrimônio da organização, que é dado em garantia aos credores. Esses títulos rendem juros e correção monetária e podem, ainda, na data do resgate, ser convertidos em ações da companhia que os emitiu.

11.3.4.4 Recursos financeiros derivados de ação dos proprietários

As ações dos proprietários, sócios ou acionistas, para injetar dinheiro na organização, ocorrem por ocasião da integralização do capital, no momento que a organização é constituída, por ocasião das integralizações, visando aumentar o capital ou, ainda, para cobrir prejuízos que porventura a organização possa apurar no final de um exercício social.

Quando o capital de uma organização hospitalar é constituído, o proprietário, sócio ou acionista deve integralizar pelo menos parte dele, em dinheiro. A integralização do capital por parte dos acionistas em dinheiro é a primeira fonte de recurso financeiro das organizações constituídas sob a forma jurídica de sociedade por ações. Após estar operando, uma das alternativas para captar dinheiro no mercado é promovendo aumento do capital.

O aumento do capital de uma sociedade por ações, por exemplo, pode ser feito a qualquer tempo, pelos próprios acionistas ou por acionistas novos. O processo para emissão e disponibilização de novas ações no mercado, no Brasil, é feito com acompanhamento da Comissão de Valores Mobiliários (CVM), organização a que todas as sociedades anônimas são obrigadas a filiar-se.

11.4 SAÍDAS DE DINHEIRO DA ORGANIZAÇÃO HOSPITALAR

11.4.1 INTRODUÇÃO

Tendo em vista que a principal meta do gestor financeiro é promover o equilíbrio do fluxo de entradas e saídas de dinheiro da organização, além de conhecer com detalhes todas as fontes possíveis para o ingresso de dinheiro na organização em determinado período, conforme vimos na Seção 11.3, ele deve, também, conhecer com detalhes todos os destinos dados ao dinheiro em cada período de operação. Esse conhecimento é importante porque pode revelar gastos desnecessários com despesas ou custos, passíveis de redução ou exclusão.

Assim, à procura do equilíbrio entre os fluxos de entradas e saídas de dinheiro, e, após serem frustradas as tentativas para aumentar as receitas, o gestor deve estudar a possibilidade de reduzir custos e despesas.

As saídas de recursos financeiros representam os fluxos de caixa negativos.

Visando facilitar a análise, vamos agrupar as saídas de dinheiro da mesma forma que agrupamos as entradas, sempre fundamentadas na Lei n. 6.404/1976 e na NBC TG 03.

11.4.2 SAÍDAS DE DINHEIRO DERIVADAS DAS ATIVIDADES OPERACIONAIS

11.4.2.1 Atividades operacionais

Anteriormente, discorremos acerca das atividades operacionais. Agora, é importante saber que as saídas de dinheiro decorrentes dessas operações são efetuadas para cobrir custos e despesas.[6]

As saídas de dinheiro para cobrir custos envolvem a compra de materiais que serão aplicados nos processos de prestação de serviços (medicamentos e materiais de consumo), com o pagamento da mão de obra (salários e encargos de médicos, enfermeiros, técnicos de equipamentos etc.) ou de gastos gerais necessários à prestação dos serviços (energia elétrica, aluguéis, água etc.).

As despesas decorrentes das atividades operacionais podem ser agrupadas em despesas comerciais, administrativas, financeiras e outras despesas operacionais.

11.4.2.2 Custo da prestação dos serviços

Uma das bandeiras do gestor financeiro é, sem dúvida, reduzir custos. Para isso, na organização hospitalar, ele deve analisar os custos com materiais, mão de obra e gastos gerais na prestação de cada um dos serviços de saúde efetuados pelo hospital.

Para tomar decisões sobre aumento, manutenção, incremento, redução ou exclusão de serviços, é imprescindível que o gestor analise a margem de contribuição de cada serviço.[7]

---

6 Veja, no Capítulo 5, a diferença entre custos e despesas.

7 Detalhes sobre o custo da prestação dos serviços e sobre a margem de contribuição você encontrará nos Capítulos 5 e 6.

11.4.2.3 Despesas comerciais

São despesas necessárias para tornar a organização conhecida no mercado e promover vendas dos serviços disponibilizados. Envolvem gastos com pessoal (assistência médica e social, aviso-prévio e indenizações, contribuição previdenciária, Fundo de Garantia do Tempo de Serviço – FGTS, décimo terceiro salário, férias, lanches e refeições, prêmios e gratificações, pró-labore, salários, seguro de vida em grupo, seguros de acidente de trabalho, vale-refeição, vale-transporte etc.), comissões sobre vendas de serviços, propaganda e publicidade, despesas com viagens e estadas (condução e transporte, hospedagem, lanches e refeições etc.), ocupação (água e esgoto, aluguéis de bens móveis e imóveis, amortização, comunicação – telefone, internet –, energia elétrica etc.), com perdas estimadas em créditos de liquidação duvidosa, propaganda e publicidade etc.

11.4.2.4 Despesas financeiras

São despesas decorrentes de operações financeiras, de curto prazo, como as derivadas de transações comerciais (ajuste a valor presente, descontos concedidos etc.), financeiras (despesas bancárias, juros etc.), tributárias (impostos sobre operações financeiras, imposto de renda etc.) etc.

11.4.2.5 Despesas administrativas

São despesas necessárias à gestão do hospital. Ocorrem na área da administração e correspondem a gastos com pessoal (assistência médica e social, aviso-prévio e indenizações, contribuição previdenciária, FGTS, décimo terceiro salário, férias, lanches e refeições, prêmios e gratificações, pró-labore (ou honorários da diretoria), salários, seguro de vida em grupo, seguros de acidente de trabalho, vale-refeição, vale-transporte, outros encargos (despesas com viagens e estadas, condução e transporte, hospedagem, lanches e refeições etc.), com ocupação (água e esgoto, aluguéis de bens móveis ou imóveis, amortização, comunicação – telefone, internet –, conservação predial, depreciação, energia elétrica, manutenção em elevadores, manutenção e reparos), gastos gerais (arrendamentos passivos, combustíveis, despesas legais e judiciais, despesas postais, manutenção de veículos etc.), materiais de consumo (material de escritório, higiene e limpeza, informática, entre outros), serviços de terceiros (assistência técnica em processamento de dados, auditoria, consultoria etc.), segurança, tributos (contribuição sindical, impostos e taxas etc.) etc.

11.4.2.6 Outras despesas operacionais

As outras despesas operacionais ocorrem na movimentação normal do patrimônio do hospital, mas, tecnicamente, não se enquadram nos grupos das despesas com vendas, administrativas e financeiras. Correspondem a gastos com a organização ou reorganização do hospital, com multas de trânsito etc.

11.4.3 SAÍDAS DE DINHEIRO DERIVADAS DAS ATIVIDADES DE INVESTIMENTO

11.4.3.1 Atividades de investimento

Compreendem todas as despesas geradas pelos ativos de longo prazo.

Conforme vimos anteriormente, os investimentos em ativos de longo prazo efetuados pelas organizações hospitalares podem corresponder a investimentos em títulos representativos do capital de outras sociedades (ações ou cotas), em valores mobiliários de outras sociedades (debêntures, letras de câmbio, certificados de depósito bancário etc.), em ouro, em imóveis de renda etc.

Quando esses investimentos têm prazos de vencimentos fixados e são efetuados com caráter meramente especulativo, são classificados no grupo Ativo Realizável a Longo Prazo, do Ativo não Circulante. Contudo, quando a organização hospitalar pretende fazer desses investimentos um complemento das suas atividades econômicas, eles são classificados no grupo dos investimentos, também do Ativo não Circulante.

A saída de dinheiro da organização relacionada com esses investimentos ocorre no momento em que eles são adquiridos. Tendo em vista que representam investimentos, a organização os realiza para obter rendimentos. Entretanto, somente devem ser efetuados nos períodos em que haja superávits financeiros (sobras de caixa) na organização. Deve-se destacar também que, por ocasião da alienação desses títulos, quando negociados por valor abaixo do custo de aquisição, geram perdas nas respectivas alienações.

É importante salientar que se incluem no grupo das despesas derivadas das atividades de investimento as perdas incorridas na venda de bens de uso, classificados no Ativo Imobilizado (móveis e utensílios, computadores, máquinas, equipamentos médico-hospitalares, veículos, entre outros), bem como as incorridas na alienação de bens imateriais, classificados no Ativo intangível.

11.4.4 SAÍDAS DE DINHEIRO DERIVADAS DAS ATIVIDADES DE FINANCIAMENTO

11.4.4.1 Atividades de financiamento

Conforme já comentamos, são aquelas que resultam em mudanças no tamanho e na composição do capital próprio e no capital de terceiros da organização hospitalar.

As saídas de dinheiro derivadas dessas operações envolvem o reembolso do capital aos sócios ou acionistas dissidentes, a compra de ações da própria companhia (quando se tratar de sociedades anônimas) e a quitação de empréstimos captados para liquidação em longo prazo.

11.4.4.2 Juros pagos sobre transações de longo prazo

Compreendem os valores pagos pela organização em decorrência do uso de dinheiro tomado por empréstimo para pagamento a longo prazo.

Dependendo das cláusulas do contrato, os juros podem ser pagos periodicamente ou no momento da quitação do referido empréstimo.

Como já mencionamos, uma das formas utilizadas pelas sociedades anônimas para captar dinheiro no mercado é mediante a emissão de debêntures. Havendo empréstimos tomados de credores por meio desses títulos, a organização hospitalar deverá pagar, periodicamente, aos debenturistas (credores), juros, correção monetária e outras despesas que constarem das escrituras de emissão dos respectivos títulos. Na data do resgate, também, a organização deverá desembolsar elevadas importâncias para quitá-los, salvo quando forem convertidos em ações.

11.4.4.3 Saídas de recursos financeiros por ação dos proprietários

As ações dos proprietários que resultam em saída de dinheiro da organização ocorrem por ocasião do pagamento de dividendos aos acionistas ou do reembolso aos acionistas dissidentes do montante correspondente às parcelas do capital que possuíam.

Outra forma de saída de dinheiro por ação dos proprietários ocorre quando a organização, constituída sob a forma jurídica de sociedade por ações, adquire ações representativas do capital da própria sociedade para manter em tesouraria. A Lei n. 6.404/1976 (Lei das Sociedades por Ações), permite, em casos excepcionais, a compra de ações da própria companhia.

11.5 GERENCIANDO O CAPITAL DE GIRO

Para entender o que significa **capital de giro**, você precisa saber o que é Balanço Patrimonial e quais informações podem ser extraídas dele. No Capítulo 4, tratamos do patrimônio das organizações hospitalares. O patrimônio é um conjunto de bens, direitos e obrigações; esses elementos são informados por meio do Balanço Patrimonial, que é uma demonstração contábil. Nele, é informado tudo o que uma organização tem, ou seja, os elementos componentes de seu patrimônio.

Observando o Balanço Patrimonial, podem-se extrair informações como: o tamanho do patrimônio, quanto ele vale em termos monetários, o capital de giro, o montante do capital investido pelos proprietários, a origem do capital próprio, a origem do capital de terceiros, em que os capitais à disposição da organização foram aplicados etc.

Assim, como já afirmamos, os elementos componentes do patrimônio de uma organização são apresentados no Balanço Patrimonial em dois grupos: Ativo e passivo. O Passivo é dividido em três grupos principais: Passivo Circulante, Passivo não Circulante e Patrimônio Líquido. O Passivo Circulante e o Passivo não Circulante evidenciam a parte exigível da organização, que é o capital de terceiros, ou seja, as obrigações que a organização tem para pagar a terceiros; no Passivo Circulante, figuram as obrigações de curto prazo (com vencimento em até 12 meses) e, no Passivo não Circulante, as obrigações de longo prazo (com vencimentos em prazo superior a 12 meses).

Esses dois grupos do Passivo representam o capital de terceiros porque foram investidos na organização por pessoas estranhas e, por esse motivo, a organização terá de devolvê-lo para essas pessoas.

No Patrimônio Líquido, é evidenciado o capital próprio, isto é, a parcela do patrimônio que pertence aos proprietários (sócios ou acionistas). Em razão disso, a organização não tem obrigação de restituí-lo, salvo quando for liquidada. Por esse motivo, o grupo do Patrimônio Líquido também é denominado **Passivo não exigível**.

O Ativo evidencia como a organização investiu o total do capital próprio e de terceiros à sua disposição. Esses capitais estão investidos em bens e direitos.

Os bens e direitos são apresentados em dois grupos principais: Ativo Circulante e Ativo não Circulante. No **Ativo não Circulante**, constam bens e direitos investidos a longo prazo, ou com caráter permanente, inclusive representativos de bens de uso, necessários para que a organização desenvolva suas atividades operacionais. A maior parte do Ativo não Circulante é denominada **Ativo Fixo**. O **Ativo Circulante** evidencia os bens e os direitos que estão em frequente circulação, ou seja, as parcelas dos capitais que a organização tem à sua disposição e que foram aplicados em bens e direitos que giram em prazo máximo de um ano. Daí a denominação capital de giro ou capital circulante, dada ao conjunto de bens e direitos que integram o Ativo Circulante do Balanço Patrimonial. Portanto, capital de giro ou capital circulante é o mesmo que Ativo Circulante.

Para uma boa gestão financeira, é imprescindível que o gestor financeiro conheça o capital de giro em detalhes e saiba como manipulá-lo para manter as contas de curto prazo sempre equilibradas.

Para entender como é formado o capital de giro de uma organização, é preciso saber que o Ativo Circulante é composto de dinheiro e de elementos que podem ser transformados em dinheiro em até um ano. No Balanço Patrimonial, os elementos componentes do patrimônio são representados por meio das contas, como já explicamos anteriormente. No ativo, as contas representativas dos bens e dos direitos são dispostas em ordem decrescente de grau de liquidez dos elementos nelas registrados, em dois grandes grupos: Ativo Circulante e Ativo não Circulante.

O Ativo Circulante, que é o capital de giro da organização, é composto dos bens e dos direitos que estão em frequente circulação no patrimônio. Basicamente, são valores que já foram ou serão realizados (transformados em dinheiro) até o término do exercício social subsequente. Esses bens e direitos, no Ativo Circulante, são agrupados em: disponibilidades, clientes, outros créditos, tributos a recuperar, investimentos temporários a curto prazo, estoques e despesas do exercício seguinte. O grupo clientes e o grupo outros créditos podem também ser denominados simplesmente **contas a receber**.

O gestor precisa saber quando é que os bens e direitos que compõem o capital de giro serão transformados em dinheiro, para utilizá-los no pagamento das obrigações já assumidas e poder planejar novas ações para a organização.

Disponibilidades são importâncias em dinheiro que estão no caixa ou que estão depositadas em nome da empresa, em estabelecimentos bancários. Os valores existentes nos estabelecimentos bancários considerados disponíveis são aqueles depositados em contas-correntes ou em contas de aplicações financeiras de liquidez imediata, isto é, que podem ser convertidas em dinheiro a qualquer momento. Essas aplicações são também conhecidas por equivalentes de caixa.

As contas classificadas nesse subgrupo (disponibilidades) são as que possuem maior grau de liquidez entre as demais contas do ativo.

Clientes compreendem os direitos que a organização tem para receber. O grande volume é sempre representado por duplicatas a receber, decorrentes das vendas a prazo de mercadorias, produtos ou serviços. Esses direitos serão transformados em dinheiro, na data dos vencimentos dos respectivos títulos, quando os clientes efetuarem os pagamentos. São direitos que oferecem algum risco para a organização, por possível inadimplência dos devedores. O gestor deve analisar constantemente a carteira de duplicatas para conhecer o comportamento dos seus clientes com seus compromissos, para evitar surpresas, uma vez que as vendas de mercadorias, produtos e serviços constituem a principal fonte de entrada de dinheiro das organizações em geral. No gerenciamento das contas a receber de clientes, dependendo das circunstâncias, o gestor pode incentivar as vendas a prazo, facilitando o crédito, ou restringi-las, mediante a contenção dos créditos.

Outros créditos englobam os demais direitos que a empresa tem para receber de terceiros e que não correspondam a direitos decorrentes de vendas a prazo de mercadorias, produtos ou serviços. As contas que normalmente devem figurar nesse subgrupo são aquelas representativas de direitos decorrentes de: adiantamentos feitos a fornecedores e empregados; vendas de bens do Ativo Imobilizado; empréstimos esporádicos tendo como garantias notas promissórias emitidas pelos devedores; aluguéis de bens móveis ou imóveis etc.

Os direitos integrantes do grupo clientes e do grupo outros créditos correspondem a contas que a organização tem para receber de terceiros e, por esse motivo, podem ser apresentados todos como contas a receber. É importante salientar que, para fins de gerenciamento das contas a receber, é sempre importante examinar cada uma das contas desse grupo, pois poderão ocorrer algumas cujas somas inspirem maiores cuidados que as demais, ainda que seus valores sejam inexpressivos.

Tributos a recuperar aludem aos direitos da empresa junto aos governos municipais, estaduais ou federal. Esses direitos decorrem de impostos, taxas ou contribuições recolhidos antecipada ou indevidamente ou ainda que, por força da legislação, gerem para a empresa direitos de compensação em até 12 meses. Esses direitos, embora não originem o ingresso de dinheiro, por permitirem a compensação de obrigações junto ao poder público, evitam a saída de importâncias do caixa que seriam utilizadas para pagar tais obrigações, que foram compensadas.

Investimentos temporários a curto prazo compreendem as aplicações de dinheiro em instrumentos financeiros (títulos e valores mobiliários), representativos ou não do capital de outras sociedades. Trata-se de investimentos efetuados com caráter especulativo, para serem convertidos em dinheiro mediante venda ou resgate, em até 12 meses. Esses investimentos oferecem riscos para a organização; por esse motivo, o gestor precisa avaliá-los frequentemente, para saber quanto de dinheiro gerarão em caso de alienação ou resgate.

Estoques referem-se aos bens destinados à produção (matérias-primas, materiais secundários etc.), à prestação de serviços (medicamentos e materiais diversos), à venda (mercadorias ou produtos) ou ao consumo (materiais de limpeza, expediente, higiene etc.). Os estoques de mercadorias e de produtos acabados são transformados em dinheiro quando vendidos à vista; os estoques de materiais destinados aos processos de fabricação são transformados em custos quando incorporados aos produtos em fabricação; os estoques de materiais destinados à prestação de serviços são convertidos em custos por ocasião de suas aplicações na prestação dos serviços; e os estoques de materiais de consumo são transformados em despesas quando são consumidos. Em relação aos estoques, muitos cuidados precisam ser tomados, como a realização dos pedidos para compra, o recebimento, o armazenamento, a manutenção de estoques mínimos etc. No Capítulo 12, você encontrará mais detalhes acerca do gerenciamento dos estoques.

Despesas do exercício seguinte é um subgrupo que também poderia ser denominado **despesas pagas antecipadamente** e é composto de contas representativas das despesas do exercício seguinte, pagas antecipadamente no presente exercício. Representam, portanto, o dinheiro que já saiu da organização em pagamento de despesas, mas que, em decorrência da aplicação do regime de competência, permanecem no balanço para que sejam apropriadas no resultado do exercício seguinte. Portanto, embora representem direitos, pois se referem a pagamentos antecipados de despesas cujos fatos geradores ainda não ocorreram, por não representarem ingresso de dinheiro, devem ser sempre desprezadas nos cálculos do capital de giro.

O capital de giro informa o conjunto de recursos que a organização tem para pagar as obrigações de curto prazo.

As obrigações de curto prazo integram o grupo do Passivo Circulante, do Balanço Patrimonial.

No gerenciamento das contas a pagar (obrigações) de curto prazo, o gestor deve conhecer com detalhes todas as contas representativas das obrigações e os respectivos vencimentos. Assim, ele poderá programar adequadamente suas ações para que o saldo de Caixa seja sempre suficiente para pagar as obrigações na data de seus vencimentos.

No Passivo Circulante, são classificadas as contas representativas das obrigações cujos vencimentos ocorram no exercício seguinte. Esse grupo poderá conter subdivisões, de acordo com a natureza de cada obrigação, como:

- **obrigações a fornecedores:** compreendem os compromissos decorrentes da compra de mercadorias, matérias-primas e outros materiais de consumo ou da utilização de serviços a prazo;
- **empréstimos e financiamentos:** referem-se aos compromissos assumidos pela empresa na captação de recursos financeiros visando, normalmente, financiar o capital de giro. Nesse grupo do Passivo Circulante, geralmente figura a conta duplicatas descontadas, derivada de empréstimos efetuados pela empresa em estabelecimentos bancários, tendo como garantia duplicatas de sua emissão. Para fins de gerenciamento das contas a pagar, é importante verificar a frequência com que essa conta é movimentada pela empresa durante o ano. Em geral, as empresas utilizam o desconto de duplicatas de sua emissão para garantir o financiamento de vendas a prazo a seus clientes durante todo o exercício;
- **obrigações tributárias:** abrangem os compromissos assumidos pela empresa, junto aos governos federal, estaduais ou municipais. São tributos (impostos, taxas ou contribuições) que a empresa tem para recolher junto aos cofres públicos, em decorrência do desenvolvimento de suas atividades normais;
- **obrigações trabalhistas e previdenciárias:** contêm os encargos que a empresa tem para pagar aos seus empregados ou recolher junto aos órgãos públicos. Esses compromissos decorrem dos serviços a ela prestados por seus empregados;
- **outras obrigações:** referem-se às demais obrigações de curto prazo assumidas pela empresa e que não se enquadram nos subgrupos do Passivo Circulante já abordados;
- **participações e destinações do lucro líquido:** correspondem às obrigações que a empresa tem para pagar às pessoas com direito de participação nos resultados, como debenturistas, empregados, acionistas etc.

Dessa forma, o gestor financeiro deverá sempre confrontar o Ativo Circulante com o Passivo Circulante, e, quando o primeiro superar o segundo, a diferença será denominada **capital de giro líquido**. No entanto, é preciso que o gestor se atenha ao seguinte fato: para pagar as obrigações de curto prazo, a organização precisa de dinheiro, que, como vimos, é apenas uma parte do Ativo Circulante, representado pelo grupo das disponibilidades.

Assim, mesmo que a organização tenha capital de giro líquido (ativo circulante superior ao Passivo Circulante), tendo em vista que os prazos de vencimento dos direitos podem não coincidir com os prazos de vencimento das obrigações, poderá não ter dinheiro suficiente no seu caixa nas datas de vencimento dessas obrigações.

Quando isso ocorre, a organização deve ser assistida por terceiros para captar dinheiro. A captação de dinheiro no mercado para financiar o capital de giro pode decorrer de várias fontes, a saber:

a) **negociação com os próprios clientes:** a organização pode oferecer aos clientes descontos vantajosos para que liquidem seus compromissos antes das datas fixadas;
b) **negociações com bancos:** a organização pode captar dinheiro nos estabelecimentos bancários, para pagamento a curto prazo, dando como garantia duplicatas de sua emissão. Os estabelecimentos bancários analisarão o Ativo Circulante da organização hospitalar para ver se, a curto prazo, existem bens ou direitos que serão transformados em dinheiro para possibilitar o pagamento dos respectivos empréstimos; caso contrário, poderão ser negados os empréstimos pretendidos ou exigidas outras garantias, como a coobrigação assumida por fiadores etc.[8]

11.6 OS CINCO SALDOS E AS DUAS PREVISÕES

O gestor financeiro deve exigir do responsável pelo sistema contábil da organização que esse sistema disponibilize para consulta, todas as manhãs, **cinco saldos de contas e duas previsões**.

[8] Há mais informações acerca do capital de giro no Capítulo 8, na seção sobre quocientes de liquidez (ou solvência).

Os cinco saldos são:

- saldo de Caixa;
- saldo de Bancos;
- saldo de Equivalentes de Caixa;
- saldo de Contas a Receber;
- saldo de Contas a Pagar.

As duas previsões são:

- previsão de receitas;
- previsão de gastos.

Veja no quadro a seguir como essas informações podem ser apresentadas.

Os cinco saldos e as duas previsões para gestão financeira

Posição em:		
Nº	**Descrição**	**Valor**
1	Saldo de Caixa	
2	Saldo de Bancos	
3	Saldo de Equivalentes de Caixa	
Total 1 (Disponibilidades: 1 + 2+ 3)		
4	Saldos de Contas a Receber	
Total 2 (Total 1 + 4)		
5	Saldos de Contas a Pagar	
Superávit/déficit (Total 2 – 5)		
Previsão de receitas		
Previsão de gastos		

O saldo de Caixa corresponde ao dinheiro em espécie que a organização tem naquele dia; o saldo de Bancos corresponde ao montante de dinheiro que a organização tem depositado em conta movimento em todos os estabelecimentos bancários com que trabalha; o saldo de Equivalentes de Caixa compreende os saldos das aplicações financeiras de liquidez imediata.

A soma desses três saldos evidencia o montante de dinheiro que a organização tem em disponibilidade no referido dia.

O saldo de Contas a Receber corresponde ao montante de direitos que a organização tem para receber dos seus clientes e de outros devedores. Esse saldo decorre de receitas do período anterior e é útil ao gestor se desdobrado conforme os prazos de vencimentos de cada direito, da seguinte forma:

- total de contas a receber no dia;
- total de contas a receber na semana;
- total de contas a receber na quinzena;
- total de contas a receber no mês;
- total de contas a receber no semestre;
- total de contas a receber no ano.

O saldo de Contas a Pagar corresponde ao montante das obrigações que a organização tem para pagar a seus fornecedores e outros credores. Esse saldo decorre de gastos ou despesas do período anterior e é útil ao gestor se desdobrado conforme as datas de vencimento de cada obrigação, da seguinte maneira:

- total de contas a pagar no dia;
- total de contas a pagar na semana;
- total de contas a pagar na quinzena;
- total de contas a pagar no mês;
- total de contas a pagar no semestre;
- total de contas a pagar no ano.

Diante dessas informações, o gestor pode analisar a posição financeira da organização no dia, na semana, na quinzena, no mês, no semestre ou no ano.[9] Se for do interesse do gestor, os saldos das contas a receber e das contas a pagar poderão ser informados em relação a outros períodos, como bimestral, trimestral etc.

Antes da informatização das empresas, esses dados deveriam estar na mesa do gestor financeiro impressos em papel no início de cada dia. Atualmente, o próprio programa utilizado pela organização para o registro contábil pode prever essas informações, que são imprescindíveis para a gestão financeira de qualquer tipo de organização.

É importante atentar ao fato de que, além dos cinco saldos, o gestor financeiro deve exigir previsões de receitas e gastos para os mesmos períodos em que são informados os saldos de contas a receber e a pagar. Essas previsões, embora possam ser influenciadas por situações inusitadas, devem ser trabalhadas e aprimoradas para que se aproximem o máximo possível da realidade.

---

[9] Tendo em vista que os saldos de contas a receber e a pagar somente serão úteis ao gestor quando segregados por datas de vencimento, o sistema contábil deverá disponibilizar diariamente tantos quadros informativos dos cinco saldos e das duas previsões quantas forem as datas desejadas pelo gestor. Assim, ele poderá monitorar a posição financeira da organização em cada data desejada e antecipar as providências que forem necessárias para manter o equilíbrio financeiro.

Objetivo do quadro:

- informar ao gestor o montante dos recursos financeiros que a organização tem ou terá para cobrir compromissos nas datas desejadas (dia, semana, quinzena etc.)

Análise das informações contidas no quadro:

- quando houver superávit, isto é, o Total 2 for superior ao saldo 5, significa que a organização está financeiramente equilibrada;
- quando houver déficit, isto é, o Total 2 for inferior ao saldo 5, significa que a organização está financeiramente desequilibrada;
- quando os cinco saldos apresentarem superávit, nenhuma providência será necessária, salvo remanejamentos do dinheiro entre caixa, bancos e equivalentes de caixa;
- quando os cinco saldos apresentarem déficit, o gestor precisará fazer empréstimos ou tomar outras decisões que promovam o ingresso de dinheiro em tempo suficiente para cobrir as obrigações. Nesse caso, é importante verificar as previsões de receitas e gastos, antes de tomar qualquer decisão reparadora.

Os cinco saldos e as duas previsões ajudam o gestor a entender a situação de liquidez da organização.

No Capítulo 8, você estudou os quocientes de estrutura de capitais, liquidez e rentabilidade como importantes instrumentos de gestão financeira. A ferramenta apresentada nesta seção, denominada “Os cinco saldos e as duas previsões”, é mais uma contribuição dos autores desta obra, elaborada com a finalidade de facilitar o acompanhamento do desempenho financeiro da organização pelo gestor financeiro.

ATIVIDADES TEÓRICAS

1. Responda:

1.1 Quem é o gestor financeiro? Cite três tarefas pelas quais ele é responsável.

1.2 Qual é a função do gestor financeiro e qual é a sua principal meta?

1.3 Para alcançar sua principal meta, que é o equilíbrio das contas da organização, como o gestor financeiro deve agir?

1.4 Basicamente, quantas e quais são as funções do gestor financeiro?

1.5 Qual é o segredo para o sucesso de uma boa administração financeira?

1.6 No caso de desequilíbrio causado pelo montante de as despesas e custos serem maiores que o das receitas, o gestor terá duas alternativas para evitar empréstimos ou venda de bens e direitos. Quais são elas?

1.7 Como o gestor de uma organização hospitalar poderá promover o aumento de receitas?

1.8 Havendo desequilíbrio financeiro e não sendo possível aumentar as receitas, que alternativas terá o gestor financeiro de uma organização hospitalar?

1.9 No final de cada exercício social, as organizações apresentam os resultados do seu desempenho por meio de demonstrações contábeis e outros relatórios. Cite três das principais demonstrações contábeis.

1.10 Para a gestão financeira, o que significa caixa?

1.11 O que são equivalentes de caixa?

1.12 Nos meios comerciais, a palavra "capital" assume vários significados. Cite dois dos mais importantes.

1.13 O que significa a palavra "conta" e para que ela serve?

1.14 Em que consiste os fluxos de caixa?

1.15 O que é grau de liquidez?

1.16 O que é liquidez?

1.17 O que é lucro?

1.18 O que é margem de contribuição unitária?

1.19 O que é prejuízo?

1.20 O que é receita?

1.21 O que é rentabilidade?

1.22 O que é risco?

1.23 Qual é a principal fonte de ingresso de receita em uma organização hospitalar?

1.24 De conformidade com as orientações contidas na NBC-TG 03, o ideal é que as transações relativas às entradas e saídas de caixa de uma organização sejam segregadas em três grupos de atividades. Quais são eles?

1.25 Em que consistem as atividades operacionais de uma organização?

1.26 Vamos assumir que determinada organização tenha vários propósitos, praticando o extrativismo, a cultura de vegetais, a criação de animais, a industrialização, o comércio e a prestação de serviços ao mesmo tempo.

Considerando que essa organização tenha como atividade preponderante a industrialização, quais receitas deverão ser incluídas como operacionais?

1.27 Vamos assumir que determinada organização hospitalar tenha contabilizado, em um mês, receitas com prestação de serviços de saúde, venda de equipamentos de uso e recebimento de juros decorrentes de empréstimos efetuados para resgatar o capital investido em longo prazo. Como serão classificadas essas três receitas?

1.28 Em geral, as receitas das organizações de saúde podem se originar de que fontes?

1.29 É correto afirmar que quando o montante das receitas auferidas na prestação de serviços for inferior ao montante das despesas incorridas no mesmo período, o hospital apurará prejuízo?

1.30 O que é lucratividade?

1.31 Por que é importante o conhecimento da margem de contribuição unitária?

1.32 Qual deve ser a principal meta do gestor financeiro em relação a cada serviço prestado?

1.33 Quais providências o gestor financeiro deve tomar antes de decidir por manter, reduzir, incrementar ou criar um novo serviço?

1.34 O gestor financeiro recém-contratado de um hospital conseguiu manter o equilíbrio das contas do hospital complementando as receitas derivadas da prestação de serviços com receitas de aluguéis de vários bens e imóveis. A atitude do gestor está correta? Comente.

1.35 Qual é a origem das receitas de juros em uma organização hospitalar?

1.36 O que é instrumento financeiro?

1.37 O que é Ativo financeiro?

1.38 O que é Passivo financeiro?

1.39 O que é instrumento patrimonial?

1.40 Cite três tipos de investimentos que as organizações podem fazer no mercado financeiro.

1.41 Cite três tipos de investimentos que as organizações podem fazer no mercado de capitais.

1.42 O que são aplicações de liquidez imediata?

1.43 O que são atividades de investimentos?

1.44 Os equipamentos médico-hospitalares, utilizados pelas organizações hospitalares na prestação de serviços de saúde, devem ser classificados em que grupo de contas no Balanço Patrimonial?

1.45 Em relação aos bens de uso das organizações, em que momento eles provocam saída de dinheiro da organização e em que momento provocam entradas?

1.46 Em que consistem as atividades de financiamento?

1.47 Cite dois exemplos de operações que geram entradas de recursos financeiros classificadas entre as atividades de financiamento.

1.48 Por que as debêntures constituem importante fonte de captação de recursos financeiros?

1.49 Como e em que ocasiões os sócios injetam recursos financeiros na organização?

1.50 Na busca do equilíbrio entre os fluxos de entradas e saídas de dinheiro, qual é o procedimento a ser tomado pelo gestor após serem frustradas as tentativas para aumentar as receitas?

1.51 Cite três exemplos de pagamentos classificados entre as atividades operacionais.

1.52 Como o gestor financeiro deve agir para reduzir custos nas organizações hospitalares?

1.53 O que são despesas comerciais? Cite três exemplos.

1.54 O que são despesas financeiras? Cite dois exemplos de despesas financeiras derivadas de transações comerciais e de transações financeiras.

1.55 O que são despesas administrativas? Cite três exemplos.

1.56 O que são outras despesas operacionais?

1.57 Em que consistem as saídas de dinheiro decorrentes das atividades de financiamento? Cite dois exemplos.

1.58 O que é capital de giro?

1.59 Como é composto o Passivo do Balanço Patrimonial?

1.60 O que é Passivo Circulante?

1.61 O que é Patrimônio Líquido?

1.62 O que é Passivo exigível e Passivo não exigível?

1.63 O que é Ativo?

1.64 Em que consistem as disponibilidades?

1.65 Qual é a principal fonte de receita das organizações?

1.66 O que são contas a receber?
1.67 O que são tributos a recuperar?
1.68 O que são investimentos temporários a curto prazo?
1.69 O que são estoques?
1.70 Em que consiste o grupo das despesas do exercício seguinte?
1.71 Como é composto o Passivo Circulante?
1.72 O que significam duplicatas descontadas?
1.73 O que é capital de giro líquido?
1.74 Por que a existência de capital circulante líquido não garante o equilíbrio das finanças?
1.75 Quais são os cinco saldos e as duas previsões que o gestor financeiro deve ter em mãos diariamente?
1.76 Qual é o objetivo do quadro dos cinco saldos e das duas previsões?

2. Julgue se as afirmativas a seguir são falsas (F) ou verdadeiras (V):

2.1 ( ) Gestão financeira nada mais é do que controle do dinheiro de uma organização.
2.2 ( ) Tendo em vista que o gestor financeiro está sempre bem informado sobre a situação econômica e financeira da organização, as decisões que impactam os fluxos de caixa devem ser tomadas com a sua aprovação.
2.3 ( ) Em geral, as entradas de dinheiro nas organizações hospitalares decorrem da prestação dos serviços de saúde, enquanto as saídas decorrem do pagamento de custos e despesas.
2.4 ( ) A redução de custos deve ser um procedimento permanente em todas as organizações, ainda que esse procedimento prejudique a qualidade das mercadorias, produtos e serviços.
2.5 ( ) O gestor financeiro precisa saber, pelo menos, que custo é o mesmo que despesa; receita é o mesmo que lucro; rentabilidade é o mesmo que receita; e liquidez é também o mesmo que lucro.
2.6 ( ) Capital de giro é o Ativo Circulante do Balanço Patrimonial.
2.7 ( ) Capital de giro é o Ativo Circulante diminuído do Passivo Circulante (ambos grupos do Balanço Patrimonial).
2.8 ( ) Companhia é o mesmo que Sociedade Anônima.
2.9 ( ) Despesa compreende a soma dos gastos com bens e serviços aplicados ou consumidos na fabricação de outros bens ou na prestação de serviços.

2.10 ( ) Custo corresponde aos gastos decorrentes do consumo de bens e da utilização de serviços das áreas administrativa, comercial e financeira que, direta ou indiretamente, objetivam a obtenção de receitas.

2.11 ( ) Para um bom gerenciamento das finanças, o gestor deve conhecer todas as fontes de receitas e de despesas da organização.

2.12 ( ) Rentabilidade e lucratividade não significam a mesma coisa.

2.13 ( ) Rentabilidade e lucratividade significam a mesma coisa.

2.14 ( ) Juro é o preço do uso do dinheiro. Pode ser receita para quem toma o dinheiro emprestado e despesa para quem oferece o dinheiro em empréstimo.

2.15 ( ) O Ativo não Circulante do Balanço Patrimonial é composto por três grupos: investimentos, imobilizado e intangível.

2.16 ( ) O Ativo não Circulante do Balanço Patrimonial é composto por quatro grupos: Ativo Realizável a Longo Prazo, investimentos, imobilizado e intangível.

2.17 ( ) Dividendos correspondem à parte dos lucros apurados pelas sociedades e distribuídos aos acionistas. Representam fluxo de caixa positivo (ingresso de dinheiro) para a organização que recebe e fluxo de caixa negativo (saída de dinheiro) para a organização que efetua o pagamento.

2.18 ( ) Cabe ao gestor de suprimentos analisar o custo do dinheiro que tomará emprestado e o benefício que terá com os respectivos recursos para decidir acerca da efetivação ou não de negócios dessa natureza.

2.19 ( ) A primeira fonte de recurso financeiro das organizações constituídas sob a forma jurídica de sociedade por ações deriva dos investimentos efetuados pelos acionistas.

2.20 ( ) O gestor financeiro não precisa conhecer com detalhes o destino que é dado ao dinheiro da organização, pois toda organização tem planejamentos financeiros adequados e não está sujeita a desequilíbrios em decorrência de saídas de dinheiro do caixa.

2.21 ( ) O ingresso de dinheiro na organização gera fluxos de caixa positivos, enquanto as saídas geram fluxos de caixa negativos.

2.22 ( ) Despesas com atividades de investimentos compreendem todas as despesas geradas pelos Ativos de longo prazo.

2.23 ( ) O Passivo não Circulante é a parte do Balanço Patrimonial que evidencia as obrigações de longo prazo, vencíveis em prazo superior a 12 meses.

2.24 ( ) O Ativo é composto pelos seguintes grupos: Ativo Circulante e Ativo não Circulante.

2.25 ( ) O Ativo Circulante e o Passivo Circulante evidenciam bens, direitos e obrigações vencíveis em até 12 meses.

2.26 ( ) Ativo Fixo é o mesmo que Ativo permanente.

2.27 ( ) Capital de giro é o mesmo que capital próprio.

2.28 ( ) Capital de giro é o mesmo que capital circulante.

2.29 ( ) As contas do Balanço Patrimonial que possuem maior grau de liquidez são as do grupo das disponibilidades.

2.30 ( ) Os estoques de produtos acabados serão transformados em dinheiro quando esses produtos forem vendidos.

capítulo 12

GESTÃO DE SUPRIMENTOS

OBJETIVOS

Lendo este capítulo, você:

- saberá o que são suprimentos;
- conhecerá a definição de materiais;
- saberá o que são bens de uso;
- entenderá que o montante gasto na aquisição dos bens de uso influencia o resultado por meio da depreciação;
- estará apto a definir e diferenciar mercadorias, produtos acabados, materiais de consumo e materiais destinados ao processo de fabricação ou de prestação de serviços;
- saberá o que são: produtos farmacêuticos, materiais de escritório ou de expediente, materiais de informática, materiais de higiene e limpeza e materiais de manutenção;
- estará apto a gerenciar compras;
- conhecerá os fatos que alteram os valores das compras;
- estará apto a entender em que circunstância será melhor prestar o serviço ou terceirizar;
- saberá o que é e como são compostos os estoques nas organizações hospitalares;
- aprenderá a gerenciar estoques;

- saberá o que é almoxarifado e qual sua função nas organizações;
- saberá o que é farmácia e qual sua função nas organizações hospitalares;
- conhecerá os principais sistemas utilizados no controle de estoques;
- conhecerá os principais critérios utilizados para o controle de estoques;
- saberá o que é, para que serve e como efetuar o inventário de materiais;
- saberá diferenciar inventário rotativo de inventário periódico;
- saberá quais são as divergências que podem ocorrer entre o estoque físico e o escritural (contábil);
- conhecerá as principais ferramentas utilizadas na gestão de estoques;
- estará apto a discutir sobre a validade do estoque zero;
- estará apto a discutir sobre o gerenciamento de contratos.

12.1 DEFINIÇÃO DE SUPRIMENTOS

Nos dicionários da língua portuguesa, **suprimento** é o ato ou efeito de suprir, e **suprir** significa abastecer, completar o que falta a alguém, prover etc. A principal meta do gestor de suprimentos é evitar que faltem materiais em qualquer área da organização para a qual trabalha.

Em qualquer tipo de organização, as tarefas do gestor de suprimentos podem ser resumidas em: comprar, estocar (armazenar), conservar e distribuir materiais para todos os departamentos e setores da organização, sejam eles da área administrativa, comercial ou produtiva.

É importante destacar que, quando falamos em abastecimento, logo nos vem à mente o abastecimento de materiais; contudo, o gestor de suprimentos cuida também da administração de contratos e da contratação de serviços de terceiros que são necessários para a organização, como é o caso dos serviços de telecomunicações, transporte, segurança, lavanderia e outros. Você já sabe que, na organização hospitalar, a área produtiva é composta de departamentos destinados à prestação dos serviços de saúde, como ambulatório, enfermaria, centro cirúrgico, laboratórios de análises clínicas etc.

Portanto, a gestão de suprimentos ou gestão de compras ou de abastecimento, ou ainda gestão de materiais, tem como principal meta abastecer a organização de todos os materiais e serviços necessários para o desenvolvimento das suas atividades operacionais. Para alcançar essa meta, é indispensável que o gestor conheça as demandas de materiais de todos os departamentos e setores do hospital e saiba onde e como obtê-los em tempo hábil.

Conforme já vimos, os tratadistas de gestão empresarial são unânimes em afirmar que a harmonia entre todas as pessoas de todos os setores da organização facilita as tomadas de decisão.

Os planejamentos da área de suprimentos nas organizações hospitalares devem contemplar os estoques mínimos (estoques de segurança) para acionar novas compras e evitar o desabastecimento, principalmente dos medicamentos e demais materiais utilizados na prestação dos serviços de saúde.

12.2 CONHECENDO OS MATERIAIS

12.2.1 DEFINIÇÃO

Materiais são os objetos utilizados pelas organizações. Dependendo do destino dado por elas, os materiais podem ser classificados em quatro categorias: materiais destinados ao uso, materiais destinados à venda; materiais destinados ao processo produtivo e materiais destinados ao consumo.

12.2.2 MATERIAIS DESTINADOS AO USO

12.2.2.1 Definição

Os materiais destinados ao uso, também conhecidos como bens patrimoniais, são aqueles utilizados pela organização na realização das suas atividades operacionais.

Contabilmente, esses materiais são classificados no Ativo Não Circulante, subgrupo Ativo Imobilizado do Balanço Patrimonial.

São bens duráveis, isto é, não se consomem com o primeiro uso e, embora utilizados diariamente, têm duração superior a um ano. O ramo da atividade desenvolvido pela organização é que influenciará no montante de capital a ser investido na compra desses bens. As organizações comerciais não precisam investir grandes volumes de capitais na compra de bens de uso; as organizações prestadoras de serviços de transporte rodoviário de pessoas precisam investir grande parte do capital na compra de ônibus; as organizações industriais montadoras de veículos precisam investir grande parte do capital em máquinas e equipamentos de produção; já as organizações hospitalares, dependendo da complexidade que envolve suas atividades operacionais, precisarão, também, investir grande parte do capital no imobilizado.

12.2.2.2 Exemplos de bens de uso

Veja os principais bens de uso que integram o grupo do Ativo Imobilizado em algumas organizações:

a) **Organizações comerciais:** móveis e utensílios (mesas, cadeiras, escrivaninhas, armários, balcões, vitrinas, sofás, prateleiras etc.), veículos (automóveis e motocicletas), computadores e periféricos (torre, monitor, teclado, impressora etc.) etc.

b) **Organizações industriais:** computadores e periféricos, máquinas e equipamentos de produção (teares, tornos, lixadeiras, serras, fresas, prensas, moldes etc.), móveis e utensílios, veículos, imóveis (edifícios, terrenos, casas etc.) etc.

c) **Organizações hospitalares:** computadores e periféricos, móveis e utensílios, equipamentos médico-hospitalares (aparelho de eletroestimulação, berço aquecido, bomba de cobalto, bomba de infusão para hemoderivados, desfibrilador, eletrocardiógrafo, eletroencefalógrafo, endoscópio das vias respiratórias, endoscópio das vias urinárias, endoscópio digestivo, equipamento para audiometria, equipamento para hemodiálise, esfigmomanômetro adulto, esfigmomanômetro pediátrico, incubadora, leito para internação, mamógrafo com comando simples, marca-passo temporário, oftalmoscópio, aparelhos de raios X, reanimador pulmonar, equipamento de ressonância magnética, tomógrafo computadorizado, ultrassom *doppler* colorido, usina de oxigênio etc.), veículos (automóveis, ambulâncias, motocicletas etc.), imóveis etc.

12.2.2.3 Depreciação

O custo de aquisição dos bens de uso (valores gastos na compra) influenciam negativamente nos resultados apurados periodicamente pelas organizações, por meio da depreciação.

O custo de aquisição de um bem de uso corresponde ao valor pago ao fornecedor, excluídos os descontos incondicionais obtidos e incluídos os tributos incidentes na operação além das despesas acessórias (fretes, seguros etc.).

Segundo o item 6 da NBC TG 27, depreciação é a alocação sistemática do valor depreciável de um Ativo ao longo da sua vida útil. De forma bem simples, valor depreciável é o custo de um ativo, isto é, o valor pago no momento da sua aquisição.

A inclusão do montante gasto na compra de um bem de uso como custo ou despesa por meio da depreciação é feita como segue:

1. A organização adquire um bem para uso e o contabiliza inicialmente no grupo do Ativo Imobilizado do Balanço Patrimonial.
2. Após o bem entrar em uso, a organização define o tempo de sua vida útil, isto é, o período de tempo durante o qual a entidade espera utilizar o bem no desenvolvimento de suas atividades econômicas.
3. Após definido o tempo de vida útil do bem, ou seja, o período em que ele será depreciado, será escolhido o método de depreciação a ser utilizado.

Vamos assumir, para exemplificar, um bem adquirido por R$ 20.000,00 com tempo de vida útil de dez anos. Vamos assumir, também que o método de depreciação escolhido seja o linear. Assim, esse bem será depreciado durante dez anos, tendo como cota anual a importância de R$ 2.000,00.

Se esse bem estiver sendo utilizado na prestação de serviços hospitalares, o valor de sua cota de depreciação (2.000) será, anualmente, rateado para todos os serviços que forem prestados durante o ano e que utilizaram o referido bem. Caso o bem esteja em uso na área administrativa, a quota anual de depreciação influenciará diretamente no resultado, sendo considerada como despesa do respectivo período.

É importante destacar que a depreciação de um bem envolve outros aspectos, como valor residual, teste de recuperabilidade etc., tratados em livros de contabilidade.

12.2.3 MATERIAIS DESTINADOS À VENDA

12.2.3.1 Definição

Compreendem os objetos adquiridos ou fabricados pelas organizações para serem vendidos.

Contabilmente, esses materiais são classificados no Ativo Circulante, subgrupo Estoques do Balanço Patrimonial. Os bens destinados à venda podem ser denominados mercadorias ou produtos acabados.

12.2.3.2 Mercadorias

São os objetos que as organizações compram para revender, sem transformá-los.

As empresas que habitualmente compram mercadorias para revender são conhecidas como empresas comerciais. Entretanto, há empresas que atuam nos ramos industrial, comercial e de prestação de serviços ao mesmo tempo. Nesses casos, é a atividade preponderante que definirá o ramo de atividade caracterizador da organização: industrial, comercial ou de prestação de serviços.

Uma organização hospitalar, por exemplo, pode manter entre suas atividades uma lanchonete ou um restaurante para vender lanches, refeições e outros alimentos e bebidas aos pacientes, empregados e visitantes. Nesse caso, o hospital pode adquirir ou fabricar alimentos para vender, mas não perde a condição de organização prestadora de serviços de saúde.

Nas organizações hospitalares, o gestor deve acompanhar o desempenho de todas as atividades (comércio, fabricação de alimentos, serviços de lavanderia, serviços de transporte, serviços de saúde e outros) para concluir sobre a incrementação, a manutenção, a descontinuidade ou a terceirização de parte delas.

Na verdade, salvo situações especiais, todas as frentes de atividades desenvolvidas pelo hospital, como regra, devem gerar lucro. O resultado apurado nas operações de compra e venda de mercadorias, que em geral deve corresponder a lucro, é obtido no confronto entre a receita líquida auferida na venda e o custo das mercadorias vendidas.

O custo das mercadorias vendidas corresponde ao valor pago ao fornecedor, excluídos os descontos incondicionais obtidos e os tributos recuperáveis e incluídos os não recuperáveis e as despesas acessórias (fretes, seguros etc.).

Tributos recuperáveis são aqueles pagos ao fornecedor por ocasião da compra de determinada mercadoria e não integram o custo dessa compra porque geram direitos para a empresa junto ao governo. Os tributos não recuperáveis são aqueles também pagos ao fornecedor por ocasião da compra, porém, sem direito a compensação e, por esse motivo, integram o custo de aquisição.

Quando se tratar de compra cujo prazo para pagamento seja superior a um ano ou cuja operação tenha efeito relevante, nos termos do inciso III do artigo 184 da Lei n. 6.404/1976, deve-se excluir também do custo da compra o valor dos juros embutidos na transação.

nota

É importante destacar que os medicamentos, quando adquiridos por farmácias e outros estabelecimentos similares, não integrantes de uma organização hospitalar, para revender a consumidores finais, são considerados mercadorias. Entretanto, para as organizações hospitalares é preciso considerar duas situações:

1. O hospital mantém uma ou mais farmácias em suas dependências com a finalidade de armazenar medicamentos para serem utilizados nos processos de prestação de serviços. Neste caso, os medicamentos não são considerados mercadorias, uma vez que eles serão aplicados nos processos de prestação de serviços e incorporados aos custos deles.
2. Além das farmácias que armazenam medicamentos para serem aplicados nos processos de prestação de serviços, o hospital poderá manter uma ou mais farmácias nas suas dependências ou mesmo fora delas com o fim de comercializar medicamentos, vendendo-os para consumidores finais. Neste caso, os medicamentos serão tratados como mercadorias.

12.2.3.3 Produtos acabados

Conforme vimos, produtos são os bens fabricados pelas organizações, com a finalidade de venda.

A exemplo do que ocorre com as mercadorias, o gestor de suprimentos, em conjunto com os gestores de produção e de vendas, deve acompanhar o desempenho da atividade de fabricação de cada produto para saber se ele gera fluxos de caixa positivos para a organização.

Como ocorre com as mercadorias, o gestor deve decidir sobre a manutenção, incremento ou descontinuidade da fabricação dos produtos. O resultado na venda dos produtos é apurado pelo confronto entre a receita líquida de vendas e o custo de fabricação do produto, conforme estudamos nos Capítulos 5 e 6.

12.2.4 MATERIAIS DESTINADOS AOS PROCESSOS PRODUTIVOS

12.2.4.1 Definição

Compreendem os objetos adquiridos pelas organizações com a finalidade de aplicá-los nos processos produtivos de industrialização ou de prestação de serviços.

Contabilmente, antes de integrar o custo dos produtos ou dos serviços, esses materiais são classificados no Ativo Circulante, subgrupo dos Estoques do Balanço Patrimonial.

O custo de aquisição desses bens é semelhante ao custo de aquisição das mercadorias, tratado na seção anterior. Quando falamos em processo produtivo, logo nos vem à mente a fabricação de bens; contudo, as empresas de prestação de serviços, como é o caso das organizações hospitalares, também desenvolvem processos produtivos, não para fabricar bens, mas para prestar serviços.

No Capítulo 4, você estudou que tanto o custo de fabricação de bens como o de prestação de serviços são compostos de materiais, mão de obra e gastos gerais de fabricação ou de gastos gerais de prestação de serviços.

Assim, a exemplo do que ocorre em uma organização industrial, nas organizações hospitalares também ocorrem custos diretos e indiretos com materiais, mão de obra e gastos gerais.

Especificamente em relação às organizações hospitalares, os custos com materiais diretos abrangem os custos com medicamentos e com materiais aplicados nos processos cirúrgicos ou com medicamentos receitados para consumo dos pacientes nos tratamentos aos quais são submetidos.

Uma organização industrial aplica no processo produtivo matérias-primas, materiais secundários, materiais auxiliares e materiais de embalagem enquanto uma organização hospitalar aplica, na prestação de serviços de saúde, medicamentos, alimentos, uniformes, roupas especiais para médicos, enfermeiros e pacientes, além de outros materiais médico-hospitalares não incluídos nos exemplos anteriores.

12.2.4.2 Produtos farmacêuticos

Os produtos comercializados pelas farmácias em geral, bem como aqueles recebidos, conservados e distribuídos pelas farmácias das organizações hospitalares, compreendem medicamentos, drogas, insumos farmacêuticos e correlatos.

MEDICAMENTOS

Segundo a Lei n. 5.991, de 17 de dezembro de 1973, medicamento é o produto farmacêutico, tecnicamente obtido ou elaborado, com finalidade profilática,[1] curativa, paliativa ou para fins de diagnóstico.

DROGA

Segundo a Lei n. 5.991, de 17 de dezembro de 1973, droga é a substância ou matéria-prima que tenha finalidade medicamentosa ou sanitária.

INSUMO FARMACÊUTICO

Segundo a Lei n. 5.991, de 17 de dezembro de 1973, insumo farmacêutico é a droga ou matéria-prima aditiva ou complementar de qualquer natureza, destinada a emprego em medicamentos, quando for o caso, e seus recipientes.

---

1 O mesmo que preventiva. Profilaxia é a parte da medicina que trata das medidas preventivas contra as enfermidades.

CORRELATO

Segundo a Lei n. 5.991, de 17 de dezembro de 1973, correlato é a substância, produto, aparelho ou acessório não enquadrado nos conceitos anteriores, cujo uso ou aplicação esteja ligado à defesa e proteção da saúde individual ou coletiva, à higiene pessoal ou de ambientes, ou a fins diagnósticos e analíticos, incluem cosméticos e perfumes e, ainda, produtos dietéticos, óticos, de acústica médica, odontológicos e veterinários.

Produto dietético (relativo a dieta) é o produto tecnicamente elaborado para atender às necessidades dietéticas de pessoas em condições fisiológicas especiais.

12.2.5 MATERIAIS DESTINADOS AO CONSUMO

12.2.5.1 Definição

Compreendem os materiais adquiridos para serem consumidos por todas as áreas da organização. Contabilmente, antes de serem transferidos para consumo, esses materiais são classificados no Ativo Circulante, subgrupo dos Estoques do Balanço Patrimonial. Podem ser agrupados em: materiais de escritório (ou de expediente), materiais de informática, materiais de higiene e limpeza, materiais de manutenção etc.

O custo de aquisição a ser atribuído aos materiais de consumo é semelhante ao custo de aquisição de mercadorias, tratado anteriormente.

12.2.5.2 Materiais de escritório (ou de expediente)

Compreendem todos os objetos adquiridos para uso durante o expediente normal da organização. Esses materiais são consumidos por todas as áreas da entidade – a administrativa, a comercial e a de produção (fabricação e prestação de serviços).

São materiais de escritório: canetas, lápis, borrachas, papéis utilizados para impressão de documentos, clipes, elásticos, cola, barbante, pastas poliondas, pastas e caixas para arquivos de documentos, fitas adesivas, etiquetas, colchetes, grampeadores, envelopes etc.

Tendo em vista que esses materiais são consumidos em todas as áreas de atividade da organização hospitalar, dependendo do volume necessário, eles poderão ser administrados por meio de inventário permanente e periódico; quando for o caso, dever-se-á manter estoque zero.

O inventário permanente deve ser mantido quando a organização decide por adquirir esses materiais em grandes quantidades, necessitando, assim, de estocá-los mantendo um bom esquema para controle. Nesse caso, as compras são comprovadas pelos documentos emitidos pelos fornecedores e o consumo é controlado por meio de requisições assinadas pelos responsáveis pelos departamentos ou setores que forem utilizar os materiais. Os estoques serão controlados permanentemente. Há *softwares* que podem ser utilizados para esse fim.

Quando a organização decidir comprar esses materiais em grandes quantidades, mas, por razões econômicas, resolver não controlar os estoques permanentemente, poderá acumular o montante das compras apenas contabilmente e, no final de cada exercício (período de apuração de resultados), apurar o consumo cotejando os custos do estoque inicial adicionados aos custos das compras realizadas no período com o montante dos custos do estoque final apurado mediante inventário físico realizado no final do período.

Neste caso, para atribuir os custos aos materiais existentes em estoque, a organização adotará o critério PEPS (Primeiro que Entra, Primeiro que Sai), ou seja, atribuirá custos aos materiais estocados com base nas últimas Notas Fiscais de compra.

Entretanto, há um terceiro procedimento, que consiste em adotar o estoque zero. Neste caso, para evitar os custos com estocagem e distribuição interna, além dos custos com controle e conservação, a organização opta por efetuar um contrato de compras com um ou mais fornecedores, os quais se comprometem a colocar os materiais na organização sempre que for efetuado um pedido de compra. Agindo dessa forma, como vimos, não haverá custo com estocagens e cada departamento ou setor que necessitar desses materiais elaborará uma proposta de compra e a encaminhará ao departamento de compras, o qual a transformará em pedido de compra e enviará ao fornecedor. Nesse caso, o custo do material adquirido é contabilizado diretamente como despesa.

É importante destacar que, nas organizações hospitalares, os custos desses materiais integrarão o custo dos serviços prestados quando utilizados durante o processo de prestação de serviços, ou então serão considerados como despesas, quando consumidos nas áreas administrativa e comercial do hospital.

12.2.5.3 Materiais de informática

Compreendem toda a gama de materiais consumidos com o processamento eletrônico de dados, como CDs, cartuchos de tintas, papéis e folhas de transparências próprias para impressão de documentos etc. Esses materiais também são consumidos em todas as áreas de atividade da organização onde sejam utilizados computadores.

Os controles das compras, dos estoques e do consumo são semelhantes aos que ocorrem com os materiais de escritório, valendo aqui, portanto, as mesmas informações apresentadas na seção anterior.

12.2.5.4 Materiais de higiene e limpeza

Compreendem os materiais adquiridos para consumo nas diversas áreas da organização, tanto para a limpeza de móveis e das dependências da organização quanto para higiene do pessoal.

Os controles das compras, dos estoques e do consumo são semelhantes aos que ocorrem com os materiais de escritório, valendo aqui, também, as mesmas informações apresentadas na Seção 12.2.5.2.

12.2.5.5 Materiais de manutenção

Compreendem os materiais adquiridos para serem consumidos em decorrência da manutenção geral da organização, em todas as suas dependências. Podem englobar materiais elétricos, hidráulicos, pequenas peças para reposição, óleos, lubrificantes e outras substâncias a serem utilizadas na manutenção de máquinas e equipamentos que integram as imobilizações da organização.

Os controles das compras, dos estoques e do consumo são semelhantes aos que ocorrem com os materiais de escritório, valendo aqui, também, as mesmas orientações apresentadas na Seção 12.2.5.2.

12.3 GERENCIANDO COMPRAS

12.3.1 INTRODUÇÃO

É desnecessário afirmar que qualidade e preço são os principais objetivos dos clientes, estejam eles revestidos da condição de consumidores finais, que, para satisfazer as suas necessidades, buscam nas organizações varejistas bens de consumo imediato ou durável (como móveis, veículos, utensílios domésticos, roupas, alimentos etc.), ou estejam eles revestidos de personalidade jurídica integrando a cadeia produtiva no exercício de atividades industriais, comerciais ou de prestação de serviços, que procuram junto aos seus fornecedores bens e serviços para serem consumidos nos seus processos de industrialização, comercialização ou de prestação de serviços.

Em relação aos bens adquiridos pelas organizações, além de serem aplicados nos processos produtivos, podem, conforme já vimos, ser adquiridos também para uso, comercialização ou consumo.

É evidente que, nos processos de compras das organizações integrantes da cadeia produtiva, além de qualidade consistente e preços baixos, pelo menos mais dois objetivos estão sempre presentes: continuidade de fornecimento (pontualidade no recebimento de materiais e serviços) e relações favoráveis com o fornecedor.

Contudo, ainda que os gerentes de compras devam considerar aspectos sazonais que possam influenciar nas suas tomadas de decisão – como a escassez de matéria-prima e a volatilidade da economia, entre outros aspectos que podem provocar flutuações no preço –, não é difícil encontrar no mercado fornecedores capazes de atender às suas expectativas.

Os fornecedores estão sempre preocupados com o aperfeiçoamento da qualidade de seus produtos e serviços, atitude que norteia o comportamento de todas as organizações integrantes da cadeia produtiva.

Dotados de todo o aparelhamento logístico necessário, os fornecedores estão cada vez mais capacitados a oferecer ao cliente um serviço competitivamente superior com o menor custo total possível.

Os gestores das organizações hospitalares precisam saber como são atribuídos custos de medicamentos e de outros materiais ao preço de cada serviço prestado. Contabilmente, existem dois sistemas que podem ser adotados: inventário permanente e inventário periódico.

Contudo, pela necessidade de se atribuir custos a cada serviço prestado, é aconselhável a adoção do sistema de inventário permanente. Esse sistema consiste no seguinte:

- Por ocasião das compras, os materiais que ficam armazenados no almoxarifado e/ou na farmácia são registrados em contas representativas de estoques.
- Quando um departamento ou setor do hospital precisa de materiais ou medicamentos para aplicar na prestação de um serviço, elabora uma requisição e, por meio de uma Guia de Transferência, o almoxarifado ou a farmácia transfere o material ou o medicamento. Nessa Guia de Transferência, são anotados, entre outras informações, as quantidades e o custo de cada material ou medicamento, servindo de suporte para que o setor de contabilidade providencie a baixa nos estoques e a apropriação dos custos ao preço do serviço de saúde prestado.

Esse sistema possibilita o conhecimento dos custos dos materiais ou medicamentos no momento em que cada serviço de saúde é concluído e também que os estoques permaneçam devidamente atualizados em relação às quantidades e aos valores dos materiais e medicamentos existentes.

Existem outros critérios para o controle dos estoques, como o *just in time* ou estoque zero. O *just in time* é adotado com sucesso pelas organizações montadoras de veículos, que firmam contratos com vários fornecedores de peças, os quais se comprometem em colocá-las nas próprias linhas de produção, permitindo que as montadoras trabalhem com estoque zero em relação a esses materiais.

Nas organizações hospitalares, o estoque zero é inviável, uma vez que há necessidade de uma política de controle de estoques eficiente para que, de acordo com a demanda, o hospital tenha, no almoxarifado e/ou na farmácia, materiais e medicamentos suficientes para atender seus pacientes, a qualquer hora do dia e da noite. Por esse motivo, uma das principais preocupações do gestor de suprimentos de uma organização hospitalar é exatamente evitar que faltem materiais e medicamentos para atender às demandas nos momentos certos.

Em resumo, julgamos necessário destacar três dentre as muitas funções do gestor de suprimentos.

1. **Comprar:** consiste em adquirir materiais e medicamentos em quantidades suficientes para possibilitar o abastecimento no momento desejado de todas as dependências do hospital, cuidando, ainda, para obter sempre os menores custos e a maior qualidade possível.
2. **Contratar:** consiste na terceirização de serviços de apoio ou mesmo de serviços técnicos de saúde mediante a contratação de organizações ou de pessoal especializado. Os serviços de apoio envolvem segurança, transporte, lavanderia, restaurante etc.; e os serviços técnicos envolvem aqueles serviços de saúde que a administração optou por terceirizar. A exemplo do que ocorre com a função de comprar, na função de contratar o gestor deve cuidar para obter a máxima qualidade e o menor custo, além da garantia da pontualidade e continuidade dos serviços por parte das organizações e/ou pessoas contratadas.
3. **Cadastrar:** a gerência de suprimentos deve estar sempre atenta em relação às novas demandas de materiais e medicamentos, elaborando e mantendo atualizados os cadastros de fornecedores e materiais, para facilitar as compras de acordo com o planejamento e também com demandas inusitadas.

12.3.2 FATOS QUE ALTERAM OS VALORES DAS COMPRAS

O custo de aquisição dos materiais que irão compor os estoques das organizações em geral e em particular das organizações hospitalares nem sempre corresponde ao valor pago ao fornecedor. Ele poderá ser inferior ou superior a esse valor.

A orientação vem do Conselho Federal de Contabilidade, por meio do item 11 da Norma Brasileira de Contabilidade NBC TG 16 – Estoques: o custo de aquisição dos bens que integrarão os estoques "compreende o preço de compra, os impostos de importação e outros tributos, bem como os custos de transporte, seguro, manuseio e outros diretamente atribuíveis à aquisição de produtos acabados, materiais e serviços".[2]

Devem ser excluídos do custo de aquisição os descontos comerciais (descontos incondicionais obtidos), os abatimentos, os tributos recuperáveis, bem como os juros embutidos nas operações de compras a prazo.[3]

12.3.3 DECISÃO DE PRESTAR O SERVIÇO OU TERCEIRIZAR

Esta é uma questão recorrente no dia a dia das organizações, especialmente naquelas que operam no ramo industrial e na prestação de serviços hospitalares.

As decisões "fazer ou comprar" e "prestar o serviço ou terceirizar" nem sempre constituem tarefas de fácil solução, tendo em vista a complexidade das situações que os casos podem envolver.

O estudo que resulta na escolha de uma alternativa em detrimento da outra é conhecido como análise diferencial, que se desenvolve, prioritariamente, pela confrontação dos custos concentrados em cada uma das opções.

- **Alternativa de comprar:** consiste na opção de não produzir ou de descontinuar o processo de fabricação existente para comprar o produto de um fornecedor.
- **Alternativa de fazer:** consiste em fabricar internamente um produto novo ou um produto que anteriormente era adquirido de um fornecedor.

---

2 CONSELHO FEDERAL DE CONTABILIDADE. *Normas Brasileiras de Contabilidade*. Disponível em: <http://portalcfc.org.br/wordpress/wp-content/uploads/2013/04/NBC_TG_COMPLETAS03.2013.pdf>. Acesso em: dez. 2016.

3 Este assunto não será estudado neste capítulo. Havendo interesse, consulte o livro: RIBEIRO, Osni Moura. *Contabilidade de custos*. 4. ed. São Paulo: Saraiva, 2014.

- **Alternativa de terceirizar:** consiste na opção de não prestar o serviço ou descontinuar o processo de prestação de um serviço já disponível para contratar uma organização ou um profissional que venha a prestar o serviço desejado.
- **Alternativa de prestar o serviço:** consiste em realizar o serviço aproveitando os recursos humanos existentes no próprio hospital para prestar serviços novos ou que até então eram terceirizados.

Na análise diferencial, devem ser contemplados os lucros e as perdas, isto é, as vantagens e as desvantagens que a organização terá se escolher uma opção e não a outra.

Embora o fator financeiro, na maioria dos casos, seja o decisivo, o estudo de outras situações não pode ser descartado, especialmente nas organizações hospitalares, em que o produto final é sempre a saúde de um ser humano.

O gerente industrial pode deparar com uma situação muito simples, como ocorreu, por exemplo, em uma indústria de confecções, quando o departamento comercial recebeu um pedido de um cliente responsável pelo consumo de mais de 60% da produção para comprar determinada peça de vestuário feminino que não era fabricada pela organização.

Operando com a capacidade máxima de sua produção, a fabricação desse novo pedido, que não correspondia a 1% do pedido total do cliente, para manter a qualidade e a pontualidade na entrega, exigia novos investimentos e a contratação de pessoal altamente qualificado. Para não frustrar as expectativas do expressivo cliente, o gerente industrial decidiu comprar esse produto de um concorrente, oferecendo-o ao seu cliente com margem de lucro zero.

Este é um exemplo que não deve ser tomado como padrão, uma vez que, em cada caso, conforme vimos, a complexidade de situações que o evento pode envolver influenciará na opção a ser tomada.

Há situações em que a organização hospitalar decide por uma mistura, terceirizando uma parte e prestando outra parte dos serviços ao paciente.

Algumas organizações, por exemplo, as montadoras de veículos, caracterizam-se pela terceirização de grande parte do seu processo produtivo, ficando responsáveis pela produção de um número ínfimo de itens do produto final (somente aqueles que envolvem segredo industrial ou que por razões financeiras ou técnicas, não compense delegar para terceiros).

Se as montadoras de veículos tivessem de produzir todas as peças que incorporam no produto final (pneus, amortecedores, motores, vidros, faróis, lanternas, bancos etc. – em cada porta de um automóvel, são mais de 30 itens de peças diferentes), certamente, com seu processo industrial inchado, não conseguiriam atingir o nível de eficiência da qualidade dos veículos que produzem.

Grande parte dos fornecedores de autopeças incumbe-se até de colocar as peças que fabricam diretamente na linha de produção das montadoras, como o ocorre, por exemplo, com os fornecedores de para-choques, pneus, revestimentos de portas e de teto etc. Em algumas indústrias montadoras, a maior parte do processo de montagem é realizada pelos próprios fornecedores, que, conforme vimos, mantêm funcionários especializados trabalhando dentro das linhas de montagem de seus clientes (montadoras).

Enfim, tendo como principal motivo a redução de custos e por consequência o aprimoramento da qualidade, nas organizações hospitalares é recorrente encontrar gerentes de várias áreas envolvidos na análise da decisão de prestar o serviço ou terceirizar.

Em algumas situações, prestar o serviço será mais vantajoso; em outras, terceirizar será melhor.

Nessa análise, que resultará na adoção de uma opção e no abandono da outra, as informações financeiras obtidas com a contabilidade de custos podem constituir fator decisivo, entretanto, conforme vimos, de acordo com as circunstâncias, outros fatores precisam ser considerados, estejam ou não atrelados a recursos financeiros.

Veja, então, algumas questões que precisam ser solucionadas antes de decidir entre prestar o serviço ou terceirizar:

- Qual o impacto que a escolha provocará na variação do volume da prestação dos serviços e no montante dos custos fixos?
- Qual a repercussão que a decisão escolhida exercerá na capacidade de prestação de serviços da organização?
- Qual o volume de capital de giro que será necessário para novos investimentos, quando se optar por prestar o serviço?
- Qual a possibilidade de reaproveitamento de recursos humanos e materiais em outros processos de prestação de serviços, quando a opção for pela descontinuidade de alguns deles?
- Qual a capacidade do mercado para absorção dos novos serviços, quando a decisão for prestar o serviço?
- Haverá possibilidade de a opção de prestar o serviço não exigir novos investimentos?

» Haverá possibilidade de o preço de venda do serviço a ser fixado ser compatível com os dos concorrentes?

Além de questões dessa natureza, é preciso considerar ainda alguns pontos importantes. Veja a seguir.

» Poderá haver aumento no volume da prestação dos serviços e proporcional aumento no montante dos custos fixos.
» Poderá haver aumento no volume da prestação dos serviços e aumento em proporções menores no montante dos custos fixos.
» Poderá haver aumento no volume da prestação dos serviços e estagnação do montante dos custos fixos.
» A descontinuidade de prestação de um item resultará numa carga maior de custos fixos aos demais serviços prestados pela organização, uma vez que o mesmo montante de custos fixos, agora, passará a ser rateado a uma quantidade menor de serviços prestados.

Portanto, será preciso avaliar o impacto que o aumento no custo fixo unitário provocará no resultado final, e se esse impacto será ou não compensado pelo ganho com a decisão de terceirizar.

Na análise dos custos, é importante trabalhar com o sistema de custeio direto. A comparação da margem de contribuição da unidade que se pretende descontinuar ou oferecer revelará de forma mais clara o impacto nos resultados.

Poderá, ainda, a organização optar pela terceirização quando a descontinuidade de prestação do serviço liberar certa capacidade produtiva que possa ser utilizada na prestação de outros serviços mais rentáveis que aquele que será terceirizado.

Nesse processo de análise, é muito importante considerar, também, que, se, por um lado, o cliente procura a melhor qualidade pelo menor preço, para o fornecedor, a qualidade está diretamente ligada ao custo. Assim, a redução dos custos deve ser fator de contínua preocupação dos responsáveis pelo gerenciamento das organizações, seja qual for a sua área de atuação.

Diante do exposto nesta seção, embora vários fatores tenham de ser considerados, principalmente porque a organização em estudo cuida da saúde de seres humanos, é preciso avaliar o impacto que a redução ou o aumento nos custos provocará tanto no lucro final como na qualidade dos serviços, quando se opta por uma alternativa em detrimento de outra.

12.4 GERENCIANDO ESTOQUES

12.4.1 INTRODUÇÃO

Anteriormente, vimos que materiais são os objetos utilizados pelas organizações e que, dependendo do destino dado a eles, podem ser classificados em quatro categorias: materiais destinados ao uso, materiais destinados à venda, materiais destinados ao processo produtivo e materiais destinados ao consumo.

Nas organizações hospitalares, objeto dos nossos estudos, no momento em que os materiais são adquiridos e antes de ser dado a cada um o devido destino (uso, comercialização, aplicação nos processos de prestações de serviços e consumo), parte deles fica armazenada no almoxarifado e outra nas farmácias.

Além desses dois órgãos, é comum as organizações hospitalares manterem alimentos resfriados e congelados armazenados em *freezers* ou câmaras apropriadas localizadas na própria cozinha do hospital. Assim, enquanto os materiais permanecem no almoxarifado ou na farmácia ou ainda em outra unidade, eles compõem os estoques da organização hospitalar.

Portanto, estoques compreendem todos os objetos armazenados nas organizações hospitalares para serem usados, comercializados, aplicados nos processos de prestação de serviços ou, ainda, para serem consumidos dentro das próprias organizações.

Nas organizações industriais, considera-se estoque, ainda, o conjunto dos produtos inacabados, isto é, aqueles que estão em fase de elaboração.

Gerenciar estoques é uma tarefa que exige do profissional muita habilidade e flexibilidade no relacionamento com todas as áreas da organização hospitalar, seja de compras, prestação de serviços, vendas de serviços, financeira e administrativa.

Para a logística, o gerenciamento de estoques não se limita às tarefas de receber, armazenar, conservar e distribuir materiais. Envolve decisões de alto risco com repercussão no destino da organização. O planejamento deve contemplar níveis de estoques de materiais e em especial de medicamentos em quantidades suficientes para atender satisfatoriamente a demanda dos serviços a serem prestados pela organização.

Há, portanto, duas importantes questões que precisam ser solucionadas pelo gerente de estoques: estoques insuficientes e estoques excessivos. A primeira refere-se à falta de suprimentos para atender às demandas da organização, causando sérios transtornos aos pacientes e prejuízos para a organização.

A segunda, embora reconhecendo que os estoques são necessários, falhas na política de planejamento poderão resultar em estoques excessivos que comprometerão os lucros. Isso porque, quando em excesso, além de não agregar valor algum ao serviço, geram custos improdutivos que se incorporam aos bens, provocando redução nos lucros ou castigando ainda mais o bolso do paciente (consumidor do serviço de saúde). Desse modo, como os acréscimos nos preços dos serviços decorrentes de gastos com manutenção, armazenagem, controle, imobilização de capital de giro, seguro etc. não são benéficos à organização, resta, então, que a política de planejamento iniba a concentração de estoques desnecessários.

Nosso propósito nesta seção não é nos aprofundarmos nos estudos dos fundamentos que norteiam o gerenciamento dos estoques sob o ponto de vista da logística. Pela grande importância que o custo dos estoques representa na apuração dos resultados das organizações, discutiremos questões mais práticas, como conceito, tipos, critérios de avaliação e comentários sobre alguns pontos que julgamos importantes para o bom gerenciamento do fluxo de materiais nas organizações hospitalares.

12.4.2 ALMOXARIFADO

Almoxarifado é uma seção (órgão ou departamento) da organização hospitalar onde são armazenados os materiais adquiridos para uso, aplicação no processo de prestação de serviços de saúde, consumo ou, raramente, comercialização.

Segundo o Ministério da Saúde, almoxarifado é o local destinado à recepção, à guarda, ao controle e à distribuição ordenados dos materiais de consumo necessários ao funcionamento de um hospital.

Os responsáveis pelo almoxarifado cuidam do recebimento, estocagem, conservação, controle e distribuição dos materiais tanto para a área de prestação de serviços de saúde como para as demais áreas da organização.

O gestor de suprimentos, em harmonia com o almoxarife, deve definir os estoques mínimos (estoques de segurança) de cada material, indicador necessário para acionar novas compras em tempo suficiente para evitar o desabastecimento.

Nas organizações hospitalares, é conveniente atentar ao fato de que o maior volume dos materiais adquiridos, após a fase de constituição da organização, são os medicamentos e demais materiais para serem aplicados nos processos de prestação de serviços de saúde.

Esses materiais, por necessitarem de cuidados especiais no seu armazenamento, não ficam no almoxarifado do hospital; seguem diretamente para um órgão denominado farmácia.

12.4.3 FARMÁCIA

Farmácia é um órgão da organização hospitalar com estrutura adequada para armazenar os mais variados tipos de medicamentos e outros materiais utilizados na prestação dos serviços de saúde.

Há materiais que precisam permanecer em geladeiras ou em câmaras apropriadas que os mantenham nas temperaturas definidas pelos fabricantes para que possam cumprir todos os benefícios informados nas respectivas bulas.

Segundo o Ministério da Saúde, farmácia é o conjunto de elementos destinados à manipulação de fórmulas magistrais e oficinais, ao recebimento, à guarda, ao controle e à distribuição de drogas, medicamentos, insumos farmacêuticos e correlatos para uso do paciente.

As fórmulas magistrais destinam-se à manipulação de produtos mediante prescrição médica, contendo componentes, forma farmacêutica, posologia (indicação da dose recomendada para o medicamento) e modo de usar.

As fórmulas oficinais destinam-se à preparação de produtos isentos de prescrição, cuja fórmula está descrita em um formulário nacional reconhecido pela Agência Nacional de Vigilância Sanitária (Anvisa). Veja na Seção 12.2.4.2 os significados de drogas, medicamentos, insumos farmacêuticos e correlatos.

Os hospitais de grande porte normalmente mantêm várias farmácias, que, sob o ponto de vista da logística, para facilitar a distribuição dos medicamentos e de outros materiais de uso nos serviços de saúde, devem ser instaladas em pontos estratégicos, por exemplo, próximos do Centro de Tratamento Intensivo (CTI) – ou Unidade de Tratamento Intensivo (UTI) – do ambulatório, da maternidade, do centro cirúrgico etc.

O controle dos medicamentos e demais materiais do hospital deve ser rigoroso e permanente, para evitar tanto a contaminação como a aplicação de materiais e medicamentos deteriorados ou com data de validade vencida em pacientes.

A exemplo do que ocorre no almoxarifado, os responsáveis pela farmácia devem definir os estoques mínimos (estoques de segurança) tanto dos medicamentos comuns como dos controlados, para permitir o reabastecimento com eficiência.

O almoxarifado e a farmácia, portanto, são órgãos de grande importância para a organização hospitalar, especialmente pela conservação e controle que exercem sobre os medicamentos e outros materiais que serão aplicados nos processos de prestação de serviços de saúde, possibilitando que os custos a eles atribuídos sejam os mais reais possíveis.

Os documentos que comprovam as entradas de materiais no almoxarifado e na farmácia do hospital são basicamente as Notas Fiscais de compras, emitidas pelos fornecedores, e as Guias de Transferências ou documentos equivalentes, emitidos pela área produtiva, administrativa ou comercial.

O controle de entradas, estocagens e saídas dos materiais pode ser feito por meio de fichas de controle de estoques, fichas de prateleiras, livros etc., porém resultados mais satisfatórios são alcançados quando esses controles são feitos por computador, porque o almoxarifado e a farmácia dos hospitais movimentam grande variedade de materiais e de medicamentos.

Cabe aos responsáveis pela farmácia selecionar e preparar, para cada dia, doses individualizadas, segundo a prescrição médica. Nas organizações hospitalares de grande porte são utilizados *softwares* sofisticados, com o emprego de robôs para separar e distribuir doses individuais de medicamentos. Com essa prática, o trabalho humano limita-se a abrir as caixinhas e separar os comprimidos; a partir daí, os robôs fazem as separações para cada paciente, conforme as prescrições médicas. Esse procedimento agiliza e oferece maior segurança na distribuição dos medicamentos aos pacientes.

Os *softwares* (programas) para controle de estoques utilizados no computador permitem controles eficientes, ágeis e seguros envolvendo as entradas e saídas dos materiais nos estoques, com relação às quantidades e aos valores unitários e totais, e fornecem outras informações de interesse, como alertas de que os estoques atingiram níveis máximos ou mínimos etc.

O documento utilizado internamente para comprovar as saídas de materiais do almoxarifado e da farmácia para os diversos setores da organização denomina-se Requisição de Materiais ou Requisição de Medicamentos.

É por meio desse documento que a contabilidade de custos se apropria dos custos dos materiais requisitados aos serviços prestados. De acordo com o sistema de custeio utilizado, essa apropriação poderá ser feita para a seção ou departamento requisitante, para a ordem de serviço etc.

É importante destacar que todo material que passa pelo almoxarifado e pela farmácia deve ser contabilizado em contas de estoques, classificadas no Ativo Circulante do Balanço Patrimonial. Quando os departamentos, setores ou seções do hospital requisitam materiais do almoxarifado e/ou da farmácia, é dada baixa nos estoques e registrados os respectivos valores como custos (quando a requisição for efetuada para a prestação de serviços) ou como despesas (quando a requisição for efetuada pelas áreas comercial e administrativa).

A farmácia deve funcionar 24 horas por dia e em todos os dias do ano, para possibilitar o fornecimento e o acompanhamento do uso dos medicamentos pelos pacientes do hospital.

Tendo em vista que o almoxarifado não funciona aos sábados, domingos e feriados, será necessário que cada seção, departamento ou setor do hospital providencie uma lista dos materiais que provavelmente serão utilizados nesses dias da semana, requisitando-os nas vésperas destes.

12.4.4 CONTROLANDO ESTOQUES

12.4.4.1 Sistemas de controle

INVENTÁRIO PERIÓDICO

Inventário periódico é um sistema contábil simplificado por meio do qual os resultados das empresas (lucro ou prejuízo) são apurados somente no final de um período. O período de apuração de resultados normalmente tem duração de um ano; coincide com o ano civil e é conhecido como exercício social. No final de cada exercício social, as empresas apuram os seus resultados e elaboram as demonstrações contábeis.

A expressão "inventário periódico" decorre do fato de que os custos dos estoques finais, necessários para a apuração dos resultados, são conhecidos somente no final de um período, quando são elaborados os inventários respectivos.

As organizações hospitalares que optam por esse sistema para contabilização e apuração do custo de prestação de serviços, durante o exercício social, limitam-se a registrar todos os acontecimentos incorridos no período relativos à prestação dos serviços globalmente, como se o processo de prestação de serviços envolvesse a prestação de um só serviço. Trata-se, portanto, de um sistema simplificado que contabilmente não possibilita o conhecimento do custo de cada unidade de serviço prestada, uma vez que o custo da prestação dos serviços é apurado somente no final do período e de maneira global.

Tendo em vista que, por esse sistema, as revisões das quantidades em estoques são feitas somente no final de períodos predeterminados, a gerência de estoques deve abandonar as informações contábeis e trabalhar sempre com previsões extracontábeis para evitar surpresas no momento das revisões para reabastecimento.

Adotando o sistema simplificado para apuração dos custos de prestação de serviços, a organização hospitalar, para fins gerenciais, deverá manter controles extracontábeis que possibilitem o conhecimento do custo de cada unidade de serviço prestado. Assim, com base nesses controles é que serão fixados os preços dos serviços, acompanhada a lucratividade de cada serviço e tomadas outras decisões, como as de ressuprimento.

INVENTÁRIO PERMANENTE

Trata-se de um sistema de controle que possibilita o acompanhamento diário do fluxo de entradas e saídas de materiais, revelando não só as quantidades e valores das entradas, das saídas e do estoque remanescente como também a necessidade de ressuprimento.

A expressão "inventário permanente", do ponto de vista contábil, decorre do fato de que os custos dos estoques de materiais necessários para a apuração dos resultados são atualizados permanentemente.

Adotando-se esse sistema, a cada compra efetuada, tanto as quantidades quanto os custos unitários e totais dos materiais existentes em estoque são devidamente atualizados. O uso de fichas de controle de estoques, sejam elas manuais ou realizadas por meio de processamento eletrônico de dados, facilita o controle da movimentação dos materiais, possibilitando o conhecimento dos custos das unidades adquiridas, transferidas para as diversas áreas da organização, bem como daquelas que permanecerem em estoque.

Da mesma forma, esse sistema possibilita que os gastos com mão de obra e com os gastos gerais de prestação de serviços sejam também acompanhados por empregados destacados para esse fim, realizando apontamentos ou atuando de outra maneira que possibilite a identificação dos custos diretos com os serviços prestados, bem como com a definição prévia de critérios para rateio dos custos indiretos, sejam eles correspondentes a materiais, mão de obra ou gastos gerais de prestação de serviços.

Assim, para permitir o conhecimento do custo de cada serviço prestado, esse sistema, conforme vimos, exige o trabalho de pessoal especializado, bem como a adoção de controles detalhados, motivo pelo qual é adotado com mais frequência pelas empresas industriais de grande porte. Contudo, é o sistema ideal para as organizações hospitalares, exatamente porque permite o acompanhamento dos custos de materiais, mão de obra e de gastos gerais de cada serviço no momento em que ele é prestado.

Adotando-se o sistema de inventário permanente, todas as decisões a serem tomadas pela organização hospitalar em relação ao gerenciamento da prestação de serviços, dos ressuprimentos e das vendas de serviços encontrarão fundamento nos registros contábeis.

12.4.4.2 Critérios de avaliação de estoques

São procedimentos adotados visando à determinação do custo dos materiais estocados nas organizações em geral. Apresentamos, a seguir, os mais expressivos.

CRITÉRIO DO CUSTO (OU PREÇO) ESPECÍFICO

Consiste em atribuir a cada unidade do estoque o preço efetivamente pago por ela. É um critério que só pode ser utilizado para bens de fácil identificação física, como imóveis para revenda, veículos etc. Esse critério pode ser adotado também para atribuir custos aos medicamentos e demais materiais aplicados na prestação de serviços, nos casos em que o hospital efetua compra específica para aplicação direta na prestação de determinado serviço, sem que os materiais passem pelo almoxarifado e/ou pela farmácia.

CRITÉRIO PRIMEIRO QUE ENTRA, PRIMEIRO QUE SAI

A sigla PEPS significa Primeiro que Entra, Primeiro que Sai e é conhecida também por FIFO, iniciais da frase em inglês *First In, First Out*. Adotando esse critério para avaliar os estoques, a organização sempre atribuirá aos materiais em estoque os custos mais recentes.

CRITÉRIO ÚLTIMO QUE ENTRA, PRIMEIRO QUE SAI

A sigla UEPS significa Último que Entra, Primeiro que Sai e é conhecida também por LIFO, iniciais da frase em inglês *Last In, First Out*. Adotando esse critério para avaliar os estoques, a organização hospitalar sempre atribuirá aos materiais em estoque os custos mais antigos.

CRITÉRIO DO CUSTO (OU PREÇO) MÉDIO PONDERADO MÓVEL

Adotando-se esse critério, os materiais estocados serão sempre avaliados pela média dos custos de aquisição, sendo esses custos atualizados após cada compra efetuada. A denominação Custo Médio Ponderado Móvel é decorrente do fato de que, toda vez que ocorrer compra por custo unitário diferente dos que constarem do estoque, o custo médio será modificado.

CRITÉRIO DO CUSTO (OU PREÇO) MÉDIO PONDERADO FIXO

Adotando-se esse critério, os materiais estocados serão avaliados somente no final do período (geralmente no final do ano) pela média dos custos dos materiais disponíveis para venda ou para uso durante todo o período.

Quando a economia do país estiver equilibrada e os preços ficarem estáveis, o critério adotado para avaliação dos estoques não interferirá nos resultados. Entretanto, nos casos de oscilação de preços, em decorrência de inflação ou deflação, a escolha do critério constituirá fator decisivo na determinação dos resultados da empresa. O fisco não aprova o critério UEPS porque distorce os resultados, apresentando estoques e lucros subavaliados.

12.4.4.3 Inventário de materiais

DEFINIÇÃO

Inventário de materiais é a contagem física de todos os itens de materiais existentes em estoque em determinada data. Essa contagem física é feita por funcionários da organização destacados para esse fim, os quais arrolam todos os materiais inventariados em um documento que também recebe a denominação **inventário de materiais**. Nesse documento, cada material é identificado por nome, marca, tipo, modelo, série, espécie, quantidade, valor unitário, além de outras informações que permitam sua perfeita identificação.

TIPOS DE INVENTÁRIOS

As organizações elaboram dois tipos de inventários: rotativo e periódico.

Os **inventários rotativos** são permanentes e têm fins gerenciais. Podem abranger todos os itens existentes em estoque ou alguns grupos ou famílias, de acordo com a importância que representam em relação aos demais.

O gestor de materiais deve usar critérios que possibilitem a segregação dos materiais segundo a importância de cada um, para saber quais materiais, grupos ou famílias devem ser inventariados com mais frequência que os demais.

Os **inventários periódicos** abrangem todos os itens existentes em estoque e são realizados obrigatoriamente no final de cada exercício social, por ocasião da apuração do resultado, para fins contábeis. Esses inventários informam o montante dos estoques em moeda, cujo montante influenciará o resultado do período; já os inventários realizados para fins gerenciais enfocam as quantidades de materiais visando ao conhecimento do consumo, informação que direcionará o momento e as quantidades de materiais a serem repostas, bem como os materiais cuja aquisição ou fabricação deva ser suspensa.

Para fins contábeis, o inventário é elaborado mediante a contagem física dos materiais e deve ser transcrito em um livro próprio denominado "Registro de Inventários", exigido pelas legislações tributárias dos municípios, dos estados e da União.

Nesse livro, deverão ser arrolados, com especificações que facilitem sua identificação, as mercadorias, os produtos manufaturados, as matérias-primas, os produtos em fabricação e os produtos em almoxarifado existentes na data do Balanço Patrimonial.

Deverão ser arrolados também no livro Registro de Inventários os bens de propriedade da empresa que estiverem fora de seus estabelecimentos, em poder de terceiros, sejam em consignação ou para receber algum tipo de tratamento.

DIVERGÊNCIAS NOS ESTOQUES

O gestor de materiais, em relação aos estoques, terá sempre duas informações: uma derivada da contagem física e outra derivada dos registros contábeis e/ou ainda dos registros extracontábeis. Então, os materiais possuem dois controles: o físico e o escritural.

As organizações mantêm controle dos seus estoques por meio do computador. Os *softwares* existentes no mercado ou elaborados para atender as necessidades de cada organização em particular possibilitam o controle em tempo real e com segurança das entradas e saídas de materiais, por unidade, valor, tipo, volume etc. Esse controle ajuda o gestor nas tomadas de decisão.

Embora o controle escritural possa ser eficaz, há sempre a necessidade da contagem física, exatamente para haver a conferência entre o que está registrado e o que existe realmente. Dificilmente essas duas informações coincidem.

As divergências podem ser intencionais ou não. Decorrem de simples erros nos registros contábeis, de perdas ou de quebras, especialmente quando se tratar de bens congelados ou resfriados sujeitos à perda de peso ou evaporação, ou, ainda, de furtos, desfalques ou desvios.

Os motivos das divergências precisam ser apurados e analisados para que sejam tomadas as providências cabíveis.

Quanto às divergências inexpressivas decorrentes de erros nos registros contábeis, a regularização deve ser feita aplicando-se as técnicas contábeis pertinentes e as determinações da legislação tributária em vigor.

Quando as diferenças forem expressivas, será necessário apurar as causas, que certamente serão estranhas à movimentação operacional da empresa. Nesse caso, quando o inventário físico for superior ao contábil, poderá ter ocorrido finalização de produção sem que se tenha dado entrada nos estoques (em relação aos produtos acabados), poderá ter ocorrido compra de materiais sem o devido registro (no caso de medicamentos, matérias-primas e outros materiais) etc.

Quando o estoque físico for inferior ao contábil, poderá caracterizar vendas sem a emissão de documentação apropriada, transferências para unidades da organização sem a devida Guia de Transferência, furtos, desvios etc.

As divergências encontradas entre os saldos do inventário físico e os do inventário escritural devem ser ajustadas pela contabilidade da organização, prevalecendo sempre as informações contidas no inventário físico. Contudo, embora os ajustes sejam feitos contabilmente, cada um deles deverá ser revestido de documentação adequada que justifique as causas da divergência. Havendo necessidade, a organização tomará as medidas cabíveis, tanto para punir os responsáveis como para evitar que as divergências se tornem recorrentes.

FERRAMENTAS PARA GESTÃO DE ESTOQUES

Para fins gerenciais, conforme observamos, os inventários de materiais devem ser realizados sistematicamente. Existem várias ferramentas que podem ser utilizadas para direcionar a periodicidade da contagem dos materiais, como é o caso do sistema ABC e da técnica do lote econômico.

É importante destacar que as organizações em geral utilizam *softwares* específicos para o controle do fluxo de materiais, por meio do computador. Esses *softwares* podem ser desenvolvidos pelas próprias organizações, em decorrência da natureza dos materiais que manipulam, ou adquiridos no mercado.

Os aplicativos para controle de materiais utilizados no computador, além de agilizar os controles e oferecer segurança, possibilitam o acompanhamento do fluxo de cada material, facilitando, assim, as tomadas de decisão por parte do gestor de materiais.

SISTEMA ABC

O sistema de controle de estoques ABC, também conhecido como "curva ABC", consiste no agrupamento de todos os itens do estoque, em três classes: classe A, classe B e classe C. A classificação é feita levando-se em conta a importância que o material representa para a organização. Contudo, na maioria dos casos prevalece o custo de aquisição.

Assim, os materiais de custo mais alto são classificados como A; os de custo intermediário, como B e os demais, como C. Normalmente os materiais da classe A representam entre 70% e 80% do custo total dos estoques; os da classe B representam entre 10% e 20% do custo total dos estoques e os da classe C não ultrapassam 10% do custo total dos estoques.

É importante destacar que, ao mesmo tempo que os materiais da classe A consomem o maior montante investido nos estoques, representam a menor parcela dos itens estocados.

Em relação ao volume, temos que os materiais da classe C representam entre 40% e 60% do volume dos estoques; os da classe B representam entre 20% e 30% e os da classe A dificilmente ultrapassam 10%.

As medidas utilizadas para a classificação do material em A, B ou C decorrem de estudos e acompanhamento do fluxo do material em cada organização.

O gerenciamento dos materiais pelo critério ABC facilita o monitoramento dos materiais, evitando não só o desabastecimento como também a paralisação de altas somas em dinheiro em itens de pouca rotatividade.

Geralmente, os itens que exigem da organização maiores volumes de dinheiro são aqueles que menos giram. Um bom gerenciamento de materiais evita tanto o desabastecimento como a paralisação de altas somas em estoques de pouca rotatividade.

nota

Não confundir o sistema ABC ou curva ABC tratado na presente seção, utilizado como ferramenta de controle dos materiais, com o sistema de custeio *Activity-Based Costing* (ABC), tratado no Capítulo 6, utilizado para custear produtos e serviços.

LOTE ECONÔMICO DE ESTOQUE

Lote econômico de estoque (LEE) é o estoque ideal para a organização, isto é, a quantidade de materiais que deve ser mantida em estoque, suficiente para atender as demandas sem causar desabastecimento.

O LEE também é considerado uma ferramenta ou técnica de gestão que consiste em definir, por meio de cálculos próprios, o nível de estoque ideal para a organização, levando em conta sempre a demanda e a dificuldade do reabastecimento.

Adotando essa técnica, a organização manterá em estoque, em relação a cada item de material, o suficiente para atender as demandas de um período, com uma pequena margem de segurança. Esse procedimento oferece duas grandes vantagens para a organização: evita o comprometimento de recursos financeiros em estoques de pouca rotação e o desabastecimento.

Manter estoques acima das demandas de cada período, além do montante de dinheiro que fica empatado, enquanto poderia ser utilizado em outra atividade, gera custos com armazenagem (aluguéis, pessoal, seguro, conservação etc.).

Uma economia na compra de materiais da classe A, por exemplo, poderá evitar o desabastecimento de materiais das classes B e C. LEE, portanto, é a quantidade mínima de materiais que uma organização deve manter em estoque que seja suficiente para atender às suas demandas, sem causar desabastecimento.

Denomina-se lote econômico de estoque por ser a opção mais econômica (vantajosa) para a organização; isto é, adotando o LEE, a organização reduzirá custos com a compra e com a armazenagem.

O LEE é encontrado mediante cálculos que envolvem os custos de comprar e de armazenar. Os custos de comprar compreendem os custos com a elaboração do pedido de compras, transporte e seguros, e os custos de armazenar englobam os custos com aluguéis de imóveis, salários e encargos do pessoal, conservação, seguros etc.

O LEE deve ser definido para cada item de material e, uma vez definido, a organização determina também o lote econômico de compra e/ou de fabricação (neste último caso, quando a organização for do ramo industrial e optar por fazer em lugar de comprar).

O lote econômico de compra (LEC), portanto, é um indicador que possibilita à organização efetuar a compra mais vantajosa possível, minimizando os custos de aquisição e de estocagem.

É importante destacar que cada organização deve analisar as circunstâncias que envolvem as compras e a estocagem em função das demandas dos materiais, pois, em certos casos, pode ser mais conveniente efetuar compras em grandes quantidades, ainda que a demanda seja pequena. Isso ocorre, por exemplo, nos casos em que o fornecedor oferece melhores preços para compras acima de certa quantidade e também nos casos de inflação galopante.

12.4.4.4 Gerenciando o estoque zero

Os especialistas em gestão de estoques afirmam com muita propriedade que estoques são "um mal necessário" porque seus altos custos encarecem os produtos e os serviços, resultando na redução dos lucros. Então, se os estoques são considerados "um mal necessário", por que não os eliminar?

Idealizar trabalho com estoque zero parece um pensamento utópico. Entretanto, em determinadas circunstâncias, conforme veremos adiante, essa prática é viável e deve ser incentivada.

Difundido no Japão, a adoção do estoque zero, quando possível, reduz custos pela eliminação de um grupo de atividades da área de logística, indispensáveis para o controle dos estoques como: local disponível para armazenamento; capital de giro imobilizado; pessoal para manipular e conservar os estoques, seguro, transporte etc.

O procedimento radical que visa a redução dos estoques praticamente a zero, *just in time*, sugere:

- só receber matérias-primas no exato momento de sua utilização;
- só produzir componentes no exato momento de incorporá-los ao produto final;
- só montar o produto final no exato momento da sua entrega ao cliente.

Esse procedimento, embora de forma não tão radical, uma vez que em algum momento, há que se manter algumas quantidades em estoque, tem sido aplicado em alguns segmentos do mercado.

Pressionados pela impossibilidade da adoção do estoque zero, gerentes de custos têm trabalhado no sentido de minimizar ao máximo os custos com a estocagem de materiais, procurando manter em estoque somente as quantidades mínimas para evitar paralização do processo produtivo.

A logística desenvolvida pelos fornecedores de autopeças, por exemplo, reduz ao máximo os custos com estocagem de grande parte dos componentes aplicados na fabricação de veículos. O esquema possibilita que enquanto um lote está sendo aplicado nas linhas de produção da montadora, outro está em trânsito e outro sendo fabricado pelo fornecedor. Assim, em relação a essas autopeças, montadoras e fornecedores não precisam manter altos estoques em suas dependências. Essas autopeças são: para-choques, pneus, bancos, escapamentos, amortecedores, motores, revestimentos do teto, revestimentos das portas etc.

Contudo, não é viável a adoção radical desse processo para todos os tipos de estoques. É mais confortável apegarmos aos motivos que justificam a permanência de estoques, que propriamente nos embasar no pensamento de eliminá-los por completo.

Embora, procurando manter quantidades ainda que mínimas em estoque, o conservadorismo nos freia, pelas seguintes razões, amplamente divulgadas por vários autores que tratam desse assunto:

a) Proteção contra paralisações das linhas de produção por falta de material. Essa falta pode decorrer de:

 - problemas de qualidade dos materiais, resultando em grandes quantidades de refugo e/ou necessidade de retrabalho;
 - falta de confiança nos fornecedores de itens comprados de terceiros, não só quanto à qualidade desses itens como também com relação ao cumprimento dos prazos de entrega combinados;
 - variações inesperadas de demanda;
 - problemas com a preparação das máquinas utilizadas na produção de componentes;
 - súbitas interrupções nos fluxos normais de suprimento de matérias-primas ou componentes adquiridos de terceiros, de fabricação local ou, principalmente, importados.

b) Proteção contra perdas de vendas decorrentes da impossibilidade de pronto atendimento da demanda por falta de produtos acabados.

c) Custos e riscos das medidas requeridas para provocar redução significativa nos níveis de estoque.

O estoque zero não deve ser adotado pelas organizações hospitalares, tendo em vista as características que envolvem seus processos de prestação de serviços. Contudo, os gestores de suprimentos devem planejar com muito cuidado para evitar a imobilização de grandes somas de recursos financeiros na compra de materiais e medicamentos, sem, no entanto, prejudicar o abastecimento dos pacientes no momento em que precisarem.

Conforme prometemos anteriormente, cumpre-nos informar que a adoção do estoque zero é viável em relação aos materiais de consumo (materiais de escritório, de informática e de higiene e limpeza). Esses materiais geralmente envolvem grande variedade de itens, sendo comum, para evitar custos com minuciosos controles com a estocagem e distribuição, que as empresas mantenham contratos com empresas atacadistas ou mesmo com empresas varejistas, as quais fornecem os materiais na medida das necessidades. Nesse caso, bastará controlar as compras contabilmente cujo total no final do período refletirá o respectivo consumo.

Essa prática facilita inclusive a segregação desses gastos em despesas ou custos e, conforme vimos, elimina os altos custos com a estocagem. É importante salientar, ainda, que esses materiais são consumidos tanto pela área produtiva quanto pelas áreas administrativa e comercial.

Entretanto, em relação a outros tipos de materiais, e em especial com as mercadorias (empresas comerciais), produtos acabados e matérias-primas (empresas industriais), a adoção de estoque zero deve ser muito bem estudada e aplicada somente nas situações em que haja uma perfeita harmonia entre a organização e seus fornecedores.

Nas organizações hospitalares, o estoque zero de medicamentos e de outros materiais de uso dos pacientes é inviável porque o produto final dessas organizações é a saúde de seres humanos.

12.5 GERENCIANDO CONTRATOS

Nos dicionários de língua portuguesa, **contrato** é o acordo, a combinação ou a convenção, entre duas ou mais pessoas, para a execução de algo, sob determinadas condições. Contrato é, ainda, o nome dado ao documento em que se registra esse acordo ou convenção.

As organizações, em geral, celebram acordos ou convenções com as pessoas físicas ou jurídicas com que se relacionam, como fornecedores, clientes, estabelecimentos bancários, empregados, entre outros. Esses contratos referem-se ao fornecimento de matérias-primas, mercadorias, materiais de consumo, medicamentos etc.; à obtenção de empréstimos, à prestação de serviços, à locação de bens móveis ou imóveis etc.

Cada contrato é redigido de modo a garantir direitos e obrigações para todas as partes nele envolvidas. Na presente seção, discutiremos alguns aspectos relacionados aos contratos firmados pelo gestor da área de suprimentos.

Tendo em vista que a principal função do gestor dessa área, conforme vimos, é evitar o desabastecimento de materiais e serviços para a organização, é essencial em suas relações com terceiros as negociações que envolvem a compra de bens e a contratação de serviços.

O gestor de compras, nas negociações com seus fornecedores de bens e/ou de serviços, não pode se esquecer de que o seu papel é defender sempre os interesses da organização para a qual trabalha. Em uma negociação de compra, os interesses da organização adquirente fundamentam-se no custo, na qualidade e na pontualidade. Contudo, há outros aspectos que são analisados em uma negociação, como a capacidade financeira e estrutural do fornecedor, a distância do estabelecimento de onde partirão os bens para serem entregues etc.

O custo é o fator decisivo na contratação de uma compra de bens ou serviços, mas a qualidade e a pontualidade não podem ser desprezadas. Em toda negociação que envolva a compra e a venda de bens e serviços, haverá sempre três preços para que as partes cheguem a um acordo: o preço aceito pelo mercado (valor de mercado), o que o fornecedor pretende cobrar e o que o cliente está disposto a pagar.

A negociação será consumada quando houver consenso entre fornecedor e cliente. Quando esses três preços estão alinhados ou bem próximos, a negociação tende a ser consumada sem muitas discussões; contudo, quando as diferenças são marcantes, aí será preciso conjugar outros aspectos na negociação, como a qualidade e a pontualidade.

Os serviços de terceiros contratados pelas organizações hospitalares normalmente se referem a limpeza, lavanderia, manutenção (elétrica, de computadores etc.), transporte, segurança, auditoria, advocacia etc. Uma das tarefas do responsável pela gestão de contratos celebrados para a obtenção de serviços de terceiros é acompanhar frequentemente o desempenho dos prestadores de serviços para verificar se os compromissos assumidos no momento da contratação estão sendo cumpridos satisfatoriamente. Havendo descumprimento de quaisquer requisitos contratados, o gestor deverá cobrar a regularização ou impor as sanções previstas nos respectivos contratos.

Os administradores de contratos devem manter bom relacionamento com as pessoas ou organizações contratadas, para garantir não só a credibilidade da organização hospitalar como também a prestação dos serviços de acordo com seus interesses.

ATIVIDADES TEÓRICAS

1. Responda:

1.1 O que significa suprimento?

1.2 Qual é a principal meta do gestor de suprimentos?

1.3 Como podem ser resumidas as tarefas do gestor de suprimentos?

1.4 Cite quatro serviços que as organizações hospitalares normalmente terceirizam.

1.5 Cite quatro departamentos da área produtiva de uma organização hospitalar.

1.6 O que é preciso para que o gestor de suprimentos alcance suas metas trabalhando em um hospital?

1.7 O que são materiais?
1.8 De acordo com o destino dado pela organização, como podem ser classificados os materiais?
1.9 O que são materiais ou bens de uso?
1.10 Cite cinco bens de uso próprios das organizações hospitalares.
1.11 O que é depreciação?
1.12 O que é vida útil de um bem de uso?
1.13 O que são materiais destinados à venda?
1.14 O que são mercadorias?
1.15 Como é apurado o resultado nas operações de compra e venda de mercadorias?
1.16 Em que consiste o custo das mercadorias vendidas nas organizações comerciais?
1.17 Por que nas organizações hospitalares os medicamentos, embora armazenados em farmácias, não são considerados mercadorias?
1.18 O que são produtos?
1.19 Como é apurado o resultado com a venda de produtos em uma organização industrial?
1.20 Em que consistem os materiais destinados aos processos produtivos?
1.21 Cite quatro materiais que normalmente são aplicados na prestação de serviços de saúde e que integram o custo desses serviços.
1.22 Como são classificados os produtos comercializados pelas farmácias?
1.23 O que é medicamento?
1.24 O que é droga?
1.25 O que é insumo farmacêutico?
1.26 O que são correlatos?
1.27 O que são materiais de consumo e como eles podem ser agrupados?
1.28 O que são materiais de informática?
1.29 O que são materiais de higiene e limpeza?
1.30 O que são materiais de manutenção?
1.31 Como funciona o sistema de inventário permanente para controle dos estoques de medicamentos?
1.32 Em que consiste o critério de controle de estoques denominado *just in time*?
1.33 Comprar, contratar e cadastrar são três das mais importantes funções do gestor de suprimentos. Em que consiste cada uma delas?

1.34 Como é composto o custo de aquisição dos bens que integrarão os estoques?
1.35 Em que consiste a análise diferencial?
1.36 Na decisão entre comprar ou fazer, em que consiste a alternativa de comprar?
1.37 Na decisão entre fazer ou comprar, em que consiste a alternativa de fazer?
1.38 Na decisão de fazer ou comprar, por que é importante trabalhar com o sistema de custeio direto ao se analisar os custos?
1.39 O que são estoques de materiais?
1.40 O gestor de suprimentos deve equalizar sempre duas questões: estoques insuficientes e estoques excessivos. Explique.
1.41 Por que não é aconselhável manter estoques acima da demanda?
1.42 O que é almoxarifado?
1.43 O que é almoxarifado na visão do Ministério da Saúde?
1.44 Defina a farmácia de uma organização hospitalar.
1.45 Segundo o Ministério da Saúde, o que é farmácia?
1.46 Que documentos comprovam os ingressos de materiais nas farmácias e no almoxarifado do hospital?
1.47 Que documentos comprovam as saídas de materiais e medicamentos do almoxarifado e das farmácias dos hospitais?
1.48 O que é inventário permanente?
1.49 O que são critérios de avaliação de estoques?
1.50 Cite os quatro critérios mais utilizados para avaliação de estoques.
1.51 Em que consiste o sistema do preço específico?
1.52 O que é inventário de materiais?
1.53 O que são inventários rotativos?
1.54 O que são inventários periódicos?
1.55 O que deverá ser escriturado no livro de registro de inventários?
1.56 Como o gestor de suprimentos apura as divergências nos estoques?
1.57 Em que circunstância as divergências entre o estoque físico e o contábil devem ser apuradas?
1.58 Cite duas das ferramentas que podem ser utilizadas no gerenciamento de estoques.
1.59 Em que consiste o sistema ABC utilizado para o controle de estoques?
1.60 Quais são as vantagens de monitorar os estoques adotando a curva ABC?

1.61 Em que consiste a técnica do lote econômico de estoque (LEE)?
1.62 Quais são as duas grandes vantagens que a técnica de controle de estoques denominada lote econômico de estoque oferece?
1.63 O que é lote econômico de compra (LEC)?
1.64 Por que os especialistas em gestão de suprimentos consideram os estoques um mal necessário?
1.65 Por que a adoção do estoque zero deve ser incentivada quando possível?
1.66 O critério de manutenção de estoque zero, denominado *just in time*, sugere três procedimentos. Quais são eles?
1.67 O que você entende por contrato?
1.68 Cite três dos serviços de terceiros que normalmente são contratados por organizações hospitalares.

2. Julgue se as afirmativas a seguir são falsas (F) ou verdadeiras (V):

2.1 ( ) Além do abastecimento de materiais, o gestor de suprimentos também cuida da administração de contratos e da contratação de serviços de terceiros.
2.2 ( ) Gestão de suprimentos é o mesmo que gestão de compras ou de abastecimento ou, ainda, que gestão de materiais.
2.3 ( ) Na gestão de suprimentos, o gestor deve acionar novas compras sempre que os materiais atingirem o estoque mínimo ou de segurança.
2.4 ( ) Contabilmente, os materiais de consumo são classificados no Ativo não Circulante, no subgrupo Ativo Imobilizado do Balanço Patrimonial.
2.5 ( ) Contabilmente, os materiais de uso são classificados no Ativo não Circulante, no subgrupo Ativo Imobilizado do Balanço Patrimonial.
2.6 ( ) O valor depreciável de um bem de uso é o custo do referido bem, isto é, o valor pago no momento da sua aquisição.
2.7 ( ) Os bens de uso, quando adquiridos, são inicialmente considerados despesas e incluídos posteriormente no imobilizado do Balanço Patrimonial.
2.8 ( ) Quota de depreciação é a parcela do valor do bem que corresponde ao valor da depreciação de determinado período.
2.9 ( ) Os bens destinados à venda podem ser denominados mercadorias, mas não produtos acabados.
2.10 ( ) A organização hospitalar é classificada como prestadora de serviços e, por esse motivo, não pode realizar outros tipos de atividades para não perder a condição de prestadora de serviços.

2.11 ( ) Os materiais destinados ao processo produtivo, quando adquiridos, devem integrar o custo dos estoques de produtos acabados.

2.12 ( ) Profilaxia é a parte da medicina que trata das medidas preventivas contra as enfermidades.

2.13 ( ) Os materiais de informática são consumidos em todas as áreas de atividades da organização que utilizam o computador.

2.14 ( ) Nos processos de compras das organizações integrantes da cadeia produtiva, além de qualidade consistente e preços baixos, pelo menos mais dois objetivos estão sempre presentes: continuidade de fornecimento (pontualidade no recebimento de materiais e serviços) e relações favoráveis com o fornecedor.

2.15 ( ) Nas organizações hospitalares, o estoque zero de medicamentos é inviável.

2.16 ( ) Na análise diferencial, devem ser contemplados os lucros e as perdas, isto é, as vantagens e as desvantagens que a organização terá se escolher uma opção e não a outra (fazer ou comprar; prestar o serviço ou terceirizar).

2.17 ( ) A análise visando à decisão "fazer ou comprar" deve ser fundamentada exclusivamente no aspecto financeiro (custo, preço de venda e lucro).

2.18 ( ) Seja qual for a área de atuação do gestor organizacional, uma das suas principais metas será sempre buscar a redução de custos.

2.19 ( ) Os materiais adquiridos pelas organizações hospitalares ficam armazenados no almoxarifado ou em farmácias.

2.20 ( ) As fórmulas oficinais destinam-se à manipulação de produtos mediante prescrição médica, contendo componentes, forma farmacêutica, posologia (indicação da dose recomendada para o medicamento) e modo de usar.

2.21 ( ) As fórmulas magistrais destinam-se à preparação de produtos isentos de prescrição, cuja fórmula está descrita em um formulário nacional reconhecido pela Agência Nacional de Vigilância Sanitária (Anvisa).

2.22 ( ) Todo material que passa pelo almoxarifado e pela farmácia deve ser contabilizado em contas de estoques, classificadas no Ativo Circulante do Balanço Patrimonial.

2.23 ( ) A expressão "inventário permanente" decorre do fato de que os custos dos estoques finais, necessários para a apuração dos resultados, são conhecidos somente no final de um período, quando são elaborados os inventários respectivos.

2.24 ( ) A expressão "inventário periódico", do ponto de vista contábil, decorre do fato de que os custos dos estoques de materiais necessários para a apuração dos resultados são atualizados permanentemente.

2.25 ( ) O sistema de inventário permanente possibilita o conhecimento dos custos das unidades adquiridas e transferidas para as diversas áreas da organização, bem como daquelas que permanecerem em estoque.

2.26 ( ) PEPS é um critério de avaliação de estoques que consiste em atribuir aos estoques os custos mais antigos.

2.27 ( ) UEPS é um critério de avaliação de estoques que consiste em atribuir aos estoques os custos mais recentes.

2.28 ( ) Custo médio ponderado móvel é um critério de avaliação de estoques que consiste em atribuir aos estoques os custos mais recentes.

2.29 ( ) Pelo critério do custo médio ponderado fixo, os materiais estocados serão avaliados somente no final do período (geralmente, no final do ano) pela média dos custos dos materiais que estiveram disponíveis para venda ou para uso durante todo o período.

2.30 ( ) As divergências entre o estoque físico e o contábil podem ser intencionais ou não. Elas decorrem de simples erro nos registros contábeis, de perdas ou de quebras, especialmente quando se trata de bens congelados ou resfriados sujeitos a perda de peso ou evaporação, ou, ainda, de furtos, desfalques ou desvios.

2.31 ( ) As divergências encontradas entre os saldos do inventário físico e os do inventário escritural devem ser ajustadas pela contabilidade da organização, prevalecendo sempre as informações contidas nos registros contábeis.

2.32 ( ) LEE é a quantidade mínima de materiais que uma organização deve manter em estoque, suficiente para atender às suas demandas sem causar desabastecimento.

2.33 ( ) As organizações hospitalares, por questão de prudência, não devem adotar estoque zero.

2.34 ( ) Contrato é o nome dado ao documento em que se registra um acordo ou convenção.

capítulo 13

GESTÃO DE PESSOAS

OBJETIVOS

Lendo este capítulo, você:

- saberá o que é gestão de pessoas;
- entenderá por que as pessoas são parceiras da organização;
- conhecerá os processos de gestão de pessoas;
- saberá como se processa o recrutamento de pessoas;
- saberá como proceder à seleção de pessoas;
- entenderá a validade das recompensas financeiras;
- entenderá a diferença entre as recompensas financeiras e não financeiras;
- entenderá a recompensa como incentivo e responsabilidade ao trabalhador;
- conhecerá os tipos de planos de recompensas como incentivo;
- entenderá por que existem limitações no sistema de recompensas;
- estará apto a discutir sobre os processos de agregar, aplicar, recompensar, desenvolver, manter e monitorar pessoas.

13.1 INTRODUÇÃO

Em 2005, fomos contratados para um trabalho de consultoria envolvendo as áreas de custos e de pessoas em uma indústria de confecções. Como a organização ampliava mês a mês sua produção, motivada pelos pedidos que não paravam de chegar, o número de funcionários crescia, e o montante de salários, encargos e benefícios preocupava os donos do empreendimento.

Os sócios, entre outros interesses, pretendiam ter em mãos uma planilha em que pudessem visualizar resumidamente os valores e as datas em que o caixa seria reduzido para cumprir os compromissos com o pessoal. Na verdade, as informações pretendidas pelos sócios da indústria de confecções podiam ser obtidas facilmente com os profissionais que cuidavam do controle interno e dos registros contábeis da organização.

Os proprietários julgavam que, analisando os montantes dos gastos com pessoal, poderiam reduzir custos com o corte de salários, encargos e benefícios (alimentação, vale-transporte, planos de saúde, auxílio-moradia, seguro de vida etc.). Para esses empresários, uma boa gestão de pessoas limitava-se ao corte de custos dos gastos com pessoal. Entretanto, a função do gestor de pessoas em uma organização não se restringe aos controles do número de empregados e dos custos e despesas com salários, encargos e benefícios.

Não podemos negar que, quando falamos em gestão de pessoas, logo nos vêm à mente as rotinas do tradicional Departamento Pessoal (DP), também conhecido como Departamento de Recursos Humanos (DRH) ou simplesmente Recursos Humanos (RH). Contudo, a gestão de pessoas é uma atividade que transcende os serviços burocráticos realizados no RH.

O RH sempre existiu e sempre existirá nas estruturas das organizações, principalmente para efetuar controles burocráticos necessários em relação a todas as pessoas que nelas trabalham. Cabe ao RH:

- recrutar, selecionar, admitir, demitir e treinar funcionários;
- controlar o ponto;
- controlar e calcular benefícios dos empregados, como férias, décimo terceiro salário, licenças-maternidade e licenças de saúde;
- calcular salários e horas extras;
- elaborar as folhas de pagamento;
- executar serviços de higiene e segurança do trabalho;

- manter relações sindicais;
- muitas outras tarefas necessárias para atender às exigências contidas na legislação trabalhista, previdenciária e tributária.

Entretanto, todas essas tarefas concernentes ao RH, embora relacionadas ao pessoal, são recorrentes, podendo ser realizadas por trabalhadores especializados ou não, porém devidamente treinados para esse fim.

A gestão de pessoas, por sua vez, é uma atividade que vai muito além dos simples controles burocráticos. Seu foco é o ser humano, e não as tarefas operacionais que ele executa. Para uma explicação simples sobre o conceito de gestão de pessoas, alguns tratadistas preferem iniciar os estudos considerando que a organização é composta por dois grupos de elementos: recursos e competências.

Para esses tratadistas, o gestor de pessoas precisa ter em mente que a organização deve ser vista como uma linha reta: em uma ponta, os recursos tangíveis e, na outra ponta, as competências.

Os recursos tangíveis estão dentro da organização. Eles compreendem um conjunto de coisas necessárias para que a organização exista, podendo ser facilmente visualizados. São recursos materiais: máquinas, equipamentos, móveis, computadores, veículos, ferramentas, edifícios etc.

As competências, por sua vez, estão nas pessoas. São conhecimentos, habilidades e aptidões que as fazem movimentar os recursos materiais, dando vida à organização.

Essa explicação é simples, fácil de ser compreendida e ajuda o leitor a entender que o campo de atuação do gestor de pessoas abrange exatamente as competências, e não os recursos materiais.

Mas esse profissional precisa ampliar sua visão em relação à correta composição da organização, pois, embora suas preocupações devam estar voltadas ao estudo do comportamento das pessoas, dando-lhes condições de desenvolver seus talentos, ele precisa considerar a organização como uma entidade econômico-administrativa, e não como um simples amontoado de recursos materiais.

Conforme vimos no Capítulo 3, toda entidade econômico-administrativa é composta pelos seguintes elementos: titular, capital, patrimônio, pessoas, ações administrativas e fim determinado. O conhecimento da estrutura organizacional estudada no Capítulo 3 ajuda o gestor a entender melhor o comportamento das pessoas na realização das tarefas em cada área em que atuam.

É comum encontrarmos na literatura brasileira específica a explicação de que as organizações (entidades ou instituições) são compostas por um conjunto de recursos. Nessa acepção, tudo o que existe na organização pode ser segregado em grupos de recursos, conforme segue: recursos materiais (máquinas, móveis etc.), recursos financeiros (dinheiro), recursos tecnológicos (conhecimentos científicos embutidos nas máquinas, nos computadores etc.), recursos humanos (pessoas) etc.

Na gestão de pessoas, não é errado considerar as pessoas de uma organização como recursos humanos. Errado é tratá-las como simples recursos, e não como seres humanos dotados de inteligência.

Quando tratamos as pessoas como simples recursos, valorizamos nelas somente seu desempenho animal (força braçal), a capacidade de carregar volumes pesados, impulsionar máquinas, apertar botões e executar tarefas repetitivas. Quando as tratamos como seres humanos, valorizamos sua inteligência, reconhecendo-as como capital intelectual da organização, capaz de pensar, criar e inovar procedimentos em benefício da realização pessoal e da evolução do empreendimento.

Portanto, embora o Departamento Pessoal ou Departamento de Recursos Humanos faça parte das estruturas organizacionais, a gestão de pessoas é um conjunto de procedimentos que, conforme conceito apresentado na Seção 13.2, vai muito além das simples tarefas repetitivas de controle do pessoal realizadas no referido departamento.

Embora o gestor de pessoas não deva prescindir das informações derivadas dos controles internos do RH, a moderna gestão de pessoas se incumbe do reconhecimento e da promoção dos talentos do seu pessoal, objetivando como retorno o aumento da produtividade e da eficiência dos processos produtivos.

Se você quer que sua empresa atinja as metas planejadas com eficiência, cuide bem das pessoas que trabalham nela. Dê aos empregados chance para evoluir, para desenvolver cada vez mais seus talentos. Invista na formação e no aprimoramento do conhecimento técnico e pessoal; reconheça o desempenho de cada um e ofereça recompensas. Você precisa ter a sua volta pessoas competentes, satisfeitas e capazes de criar e de desempenhar suas tarefas com eficiência.

Está no caminho certo o gestor que valoriza os trabalhadores, reconhecendo-os como interessados na evolução dos seus conhecimentos e na busca não só de maior produtividade em benefício do crescimento da organização como também no crescimento pessoal para a realização dos seus interesses particulares e dos de sua família.

13.2 CONCEITO DE GESTÃO DE PESSOAS

Os principais tratadistas de gestão empresarial apresentam vários conceitos de gestão de pessoas ou de gestão de RH. Contudo, são unânimes em reconhecer que **gestão de pessoas** é o conjunto integrado de ações realizadas no sentido de agregar, aplicar, recompensar, desenvolver, manter e monitorar pessoas para obter delas o máximo de rendimento possível, objetivando aumentar cada vez mais a competitividade, o desenvolvimento e a continuidade do empreendimento.

A gestão de pessoas pode ser desenvolvida por um só profissional, denominado **gestor de pessoas**, ou por um grupo de profissionais. Estruturalmente, o gestor de pessoas pode constituir um núcleo (núcleo de gestão de pessoas, composto de gestor e empregados do próprio RH ou contratados especificamente para esse fim) ou mesmo um comitê (composto do gestor e de trabalhadores pertencentes a diversas áreas da organização), dentro do próprio departamento de recursos humanos.

Portanto, o gerenciamento de pessoas pode ficar a cargo de um gestor especialista devidamente contratado para realizar essa tarefa ou pelo próprio diretor do departamento de RH da organização.

13.3 ENTENDENDO UM POUCO MAIS A GESTÃO DE PESSOAS

Gerenciar pessoas significa trabalhar o comportamento delas, visando aprimorar cada vez mais seus conhecimentos e incentivando o desenvolvimento de seus talentos para que possam desempenhar sem embaraços as tarefas que lhes forem atribuídas.

Para que o profissional execute as suas funções adequadamente, é necessário que ele possua as qualificações exigidas para o cargo e esteja satisfeito com seu trabalho. Ele fica satisfeito com seu trabalho quando é bem remunerado, usufrui de boas condições de trabalho, é reconhecido e recompensado pelo seu desempenho, sente-se seguro e tem possibilidade de evoluir, ocupando cargos mais elevados na organização.

A gestão de pessoas é uma tarefa muito mais ampla e complexa que simplesmente a preocupação com custos, salários e benefícios pagos aos funcionários – preocupações afetas ao gestor financeiro. Não restam dúvidas de que a gestão de pessoas é a mais importante e complexa das gestões de uma organização.

Embora possa também contemplar operações de maior ou menor complexidade, o gerenciamento de finanças, materiais, compras, produção e vendas se delimita a áreas estanques e definidas na organização. Essa situação não ocorre com a gestão de pessoas, uma vez que as pessoas estão espalhadas por todas as dependências da organização, exercendo as mais diversas funções, como as de presidente, diretor, gerente, chefe e supervisor, além de uma infinidade de funções ligadas à produção, comercialização e prestação de serviços.

Mesmo considerando que o sucesso de cada gestor, independentemente da área em que atua, requer perfeita harmonia entre todos os setores da organização, seus processos de gestão não se comparam à complexidade que envolve os processos de gestão de pessoas.

Contudo, a complexidade que envolve a gestão de pessoas nos hospitais não a caracteriza como mais difícil que as demais, ainda que, além da preocupação com o preparo e o aperfeiçoamento da conduta dos seus funcionários, independentemente das funções que exerçam, o gestor deva também estar sempre alerta ao comportamento e à satisfação dos seus clientes (pacientes).

Na gestão financeira, o mais importante é que haja sempre na organização recursos financeiros suficientes para cumprir os compromissos assumidos; na gestão de materiais, que haja materiais com qualidade e quantidades suficientes para evitar a paralisação dos processos de produção de bens e de prestação de serviços; na gestão de vendas, o principal é fazer que o volume das vendas seja cada vez maior. Na gestão de pessoas, a maior preocupação está no trabalho da mente e na qualificação adequada de cada profissional, para que possa desempenhar com dedicação e presteza as tarefas que lhes forem afetas, independentemente da área em que atua (administrativa, financeira, comercial ou de prestação de serviços).

13.4 PESSOAS COMO PARCEIRAS DA ORGANIZAÇÃO

Conforme afirma Idalberto Chiavenato, as pessoas devem ser visualizadas como parceiras das organizações porque são elas que fornecem conhecimentos, habilidades, competências e inteligência.[1] Não restam dúvidas de que a inteligência proporciona decisões racionais, atribuindo significado e rumo aos objetivos estratégicos da organização.

1 CHIAVENATO, Idalberto. *Gestão de pessoas*. 3. ed. Rio de Janeiro: Elsevier, 2010.

Para o sucesso do empreendimento, é necessário que as pessoas sejam tratadas como parceiras, e não como simples recursos. Considerando a relação empregador/empregado, parceiro ideal é:

- **na visão do empregador:** o funcionário que atenda às suas expectativas, exercendo com perfeição e zelo as tarefas que lhes forem atribuídas;
- **na visão do empregado:** o empregador que lhe proporcione salário justo, benefícios, estabilidade no emprego, segurança, qualidade de vida e satisfação no trabalho, reconhecimento, oportunidade de crescimento etc.

A ideia de que pessoas são empregados contratados para executar tarefas repetitivas em troca de salários deve ser abandonada. É evidente que todas as pessoas que trabalham precisam ser recompensadas com importâncias em dinheiro para que possam sobreviver; contudo, na administração moderna, a relação empregador/empregado, que resulta na troca de serviço por dinheiro, não pode ser o foco da gestão de pessoas. Pessoas são muito mais que recursos. Considerando que, sem elas, as organizações não existiriam, pois são quem dá vida às organizações, ao se propor gerenciar pessoas, o gestor precisa atentar para os cinco aspectos fundamentais da moderna gestão de pessoas, apresentados na obra supramencionada, reproduzidos a seguir com as modificações que julgamos convenientes para dar sequência ao nosso raciocínio.

1. **Pessoas como seres humanos**

   Os indivíduos possuem personalidade própria e por isso são diferentes uns dos outros. O temperamento, o caráter, a educação, enfim, a história de cada pessoa influencia no seu comportamento. O ser humano precisa ter respeitada sua individualidade, pois seus conhecimentos, habilidades e competências devem ser aproveitados da melhor maneira possível para o sucesso da organização.

   Em resumo, as pessoas, independentemente do cargo que ocupam ou das funções que exercem, precisam ser tratadas como pessoas e não como meros recursos da organização.

2. **Pessoas como ativadores de recursos organizacionais**

   Os recursos organizacionais (materiais, financeiros, tecnológicos e intelectuais) são ativados pelas pessoas. São elas que movimentam o patrimônio das organizações e lhes dão vida.

Movidas pela inteligência, as pessoas são capazes de proporcionar às organizações permanente modernização dos seus processos produtivos, promovendo melhora crescente na qualidade de seus produtos e serviços, requisitos indispensáveis para manter a competitividade, o desenvolvimento e a continuidade do empreendimento.

As pessoas, portanto, devem ser vistas "como fontes de impulso próprio que dinamizam a organização, e não como agentes passivos, inertes e estáticos".

3. **Pessoas como parceiros da organização**

Os parceiros de um empreendimento almejam sempre alcançar os mesmos objetivos. Os principais objetivos de uma organização, bem como das pessoas que trabalham nela, são: lucro, crescimento, competitividade e permanência no mercado.

As pessoas, e somente elas, são responsáveis pelo sucesso da organização. Sendo parceiras, elas investem na organização com "esforço, dedicação, responsabilidade, comprometimento e assumindo riscos". Esperam com esses investimentos obter retorno em forma de salários, incentivos, crescimento profissional, satisfação, reconhecimento, entre outros.

Todo investimento feito em empresas somente se justifica quando é capaz de proporcionar retorno do capital investido, a curto ou a longo prazo. "Na medida em que o retorno é bom e sustentável, a tendência certamente será a manutenção ou o aumento do empreendimento. Daí o caráter de reciprocidade na interação entre pessoas e organizações."

Embora seja um pensamento utópico, o ideal seria que os proprietários das organizações dividissem o lucro com seus trabalhadores na proporção de 50% a ser rateado entre os proprietários e 50% a ser rateado entre os trabalhadores.

A própria Constituição Brasileira de 1988, no inciso XI do artigo 7º, estabelece como um dos direitos dos trabalhadores urbanos e rurais a participação nos lucros ou resultados, desvinculada da remuneração.

Conforme já evidenciamos, a divisão do lucro na proporção mencionada nem sempre é viável ou conveniente para a organização. Contudo, em determinadas circunstâncias, a falta de atenção por parte dos proprietários para promover o bem-estar e a satisfação dos seus funcionários pode causar danos irreparáveis para a continuidade do empreendimento, conforme você verá adiante no exemplo da Disfran, na Seção 13.5.4.1.

4. **Pessoas como talentos fornecedores de competências**

   Para a moderna gestão de pessoas, cada funcionário é uma fonte viva fornecedora de competências essenciais para o sucesso da organização. "Qualquer organização pode comprar máquinas ou equipamentos, e adquirir tecnologia para se equiparar ao concorrente. Isso é relativamente fácil, mas construir competências similares às dos concorrentes é extremamente difícil; leva tempo, maturação e aprendizado."

5. **Pessoas como capital intelectual da organização**

   As pessoas representam o capital intelectual da organização. Elas agregam inteligência ao empreendimento e por esse motivo são consideradas o principal Ativo de uma organização.

13.5 PROCESSOS DE GESTÃO DE PESSOAS

13.5.1 INTRODUÇÃO

Conforme vimos anteriormente, a gestão de pessoas é a mais complexa das gestões, exatamente porque seu foco são seres humanos, sem os quais as organizações não existiriam. As organizações devem se preocupar sempre com o bem-estar de todas as pessoas que nelas trabalham, independentemente dos cargos que ocupam ou das funções que exerçam, porque são elas que dão vida às organizações e as fazem alcançar suas metas.

Quando as pessoas integrantes do quadro de pessoal da organização se sentem satisfeitas com seu trabalho em decorrência dos benefícios e recompensas que recebem, elas desempenham adequadamente suas funções e a organização cresce.

Portanto, a gestão de pessoas é muito vasta e são inúmeros os procedimentos que podem ser adotados para que tanto os proprietários como seus parceiros funcionários estejam satisfeitos e alcancem os resultados almejados.

Tendo em vista que nosso propósito na presente obra não é o estudo detalhado da gestão de pessoas, trataremos, a partir daqui, somente dos processos básicos desse segmento da administração.

É importante destacar que, segundo os principais dicionários da língua portuguesa, **processo** é um conjunto de atos necessários para a realização de uma operação química, farmacêutica, industrial etc.

Na visão dos principais tratadistas do ramo, são seis os processos básicos de gestão de pessoas: **agregar**, **aplicar**, **recompensar**, **desenvolver**, **manter e monitorar pessoas**. O sucesso da gestão de pessoas depende do equilíbrio na execução de todos eles.

Esses seis processos são interdependentes e, por esse motivo, falhas em algum podem prejudicar o andamento de outro; do mesmo modo, o bom andamento de um pode resultar no sucesso de outro. Por esse motivo, voltamos a afirmar que o equilíbrio na execução de todos esses processos é indispensável para que a organização obtenha bons resultados.[2]

13.5.2 PROCESSOS DE AGREGAR PESSOAS

Os processos de **agregar pessoas**, também denominados **processos de provisão ou suprimentos**, visam à inclusão de novas pessoas na organização, por meio do recrutamento e da seleção.

O recrutamento e a seleção são etapas do processo de agregar pessoas que objetivam escolher aquelas com competência para trabalhar na organização.

13.5.2.1 Recrutamento de pessoas

O recrutamento é uma das etapas do processo de agregar pessoas. Por meio dele, a organização se abre tanto aos seus próprios funcionários como ao mercado externo para atrair pessoas, dando-lhes conhecimento das oportunidades existentes.

É uma etapa de negociação em que a organização, após revelar as oportunidades e os interesses, ouve os interessados para conhecer seus potenciais e metas.

Nesta etapa do processo, é recomendável a preparação de um banco de dados que facilite a seleção das principais competências daqueles que irão assumir os cargos e executar as funções de interesse da organização. O recrutamento pode ser interno ou externo.

É interno quando realizado dentro da própria organização, entre seus funcionários, e tem por fim o reaproveitamento de talentos que já trabalham na entidade. A grande vantagem do recrutamento interno é a chance que oferece aos próprios profissionais para mudar de cargo ou de função ou simplesmente para mudar de setor de trabalho. É um fato positivo na visão dos funcionários, uma

[2] O *balanced scorecard* (BSC) é uma ferramenta ideal para integrar todos os processos. Veja mais sobre a ferramenta no Capítulo 2.

vez que se sentem reconhecidos e valorizados perante o mercado de trabalho, pois sentem que foram privilegiados e preferidos para escolher e se submeter a promoções antes que as chances sejam abertas ao mercado externo.

O resultado mais marcante e positivo que o recrutamento interno oferece para a imagem da organização perante seus funcionários é o reconhecimento de seus talentos pela oportunidade de crescimento dentro da organização por meio de remanejamento ou de transferência para outros setores, cargos e/ou funções.

Quando o recrutamento é interno, a comunicação aos funcionários pode ser feita por meio de anúncios fixados nos quadros de avisos ou murais espalhados por todas as dependências da organização, por meio de comunicações via *e-mail* diretamente a cada funcionário ou ainda por meio de convites feitos por outros funcionários, normalmente por gerentes ou diretores da própria área onde estão atuando ou de outras.

Para alcançar o mercado externo, as informações podem ser feitas por meio de publicações em jornais, revistas, pelo rádio, pela TV, pela internet e também por meio de convites feitos pelos próprios funcionários da organização a pessoas conhecidas, dotadas das competências necessárias para desempenhar as funções pretendidas pela corporação.

Conforme vimos, é recomendável que o gestor de pessoas incentive o Departamento de Relações Humanas da entidade a manter um banco de dados com currículos e informações de profissionais do ramo para facilitar a localização quando a organização deles precisar.

Enfim, existem muitos meios que as organizações podem adotar para atrair tanto seus próprios colaboradores como os do mercado externo, sempre que precisarem remanejar pessoas ou aumentar seu quadro de pessoal. Contudo, é importante destacar que, quando se tratar de organizações integrantes do poder público, o recrutamento obrigatoriamente é feito por meio de concursos públicos devidamente informados por meio de editais publicados nos Diários Oficiais da União, dos estados ou dos municípios, conforme a esfera para a qual os candidatos sejam recrutados.

Entretanto, mesmo nos órgãos públicos, para preencher cargos de confiança, normalmente são dispensados o recrutamento e a seleção por meio de concursos públicos.

13.5.2.2 Seleção de pessoas

A seleção é uma das etapas do processo de agregar pessoas por meio da qual são escolhidos os profissionais certos, dotados das competências exigidas para exercer funções na organização.

Essa fase do processo de agregar pessoas é facilitada em decorrência do banco de dados com perfil e currículos dos candidatos preparado na fase do recrutamento.

A seleção pode exigir do candidato formação técnica comprovada por diplomas ou certificados; provas de conhecimentos gerais e específicos para o cargo ou função objeto da seleção; exame de currículos para avaliar a experiência profissional do candidato e inclusive entrevistas.

É recomendável que você, como gestor de pessoas ou de outra área para a qual estão sendo selecionados candidatos, dirija as entrevistas porque esses novos funcionários ou mesmo aqueles que estão sendo remanejados de outras funções internas integrarão a sua equipe e o seu sucesso dependerá do desempenho delas.

Por falar em equipes de trabalho, é importante evidenciar que o gestor de pessoas deve participar dos processos de recrutamento e seleção, não só das pessoas que irão integrar a sua equipe como também deve participar dos processos de recrutamento e seleção de pessoas que irão trabalhar em todas as dependências da organização.

As etapas do processo seletivo devem ser definidas em parceria com o responsável da área requisitante. A escolha do candidato ou dos candidatos deve decorrer de análise desenvolvida para evitar que o perfil do aprovado ou dos aprovados esteja muito longe do exigido. É importante que seja dado *feedback* a todos os candidatos por *e-mail* ou telefone em cada fase do processo.

O sucesso que se espera dos trabalhos de uma equipe de gestão de pessoas é o mesmo que se espera de todas as demais equipes de pessoas que atuam nas dependências da organização. O sucesso de um gestor, independentemente da área em que estiver atuando, depende da qualidade das pessoas que estão à sua volta.

Aqui vão duas dicas importantes: uma para ser observada no momento da formação da equipe e outra para nortear sempre a conduta do gestor:

1. **Saber escolher os membros da equipe**

   O gestor deve ter em sua equipe somente pessoas competentes. Para que isso seja viável, deve saber selecionar aquelas dotadas das competências certas e cuidar para mantê-las. Precisa reconhecer e incentivar o desenvolvimento das competências, promovendo treinamentos permanentes, avaliando o desempenho, reconhecendo os talentos, enfim, dedicando todo o apoio necessário para que possa ter sempre ao seu lado pessoas preparadas para a execução das tarefas que lhes forem confiadas.

2. **Saber liderar a equipe**

   Na moderna gestão de pessoas, o gestor deixa de ser o tradicional gerente determinador de obrigações para se tornar líder. O gestor como líder deve ser muito mais democrático que autocrático.

   É **democrático** quando permite a participação de todos os membros da equipe, os quais, com suas ideias, influenciam nas tomadas de decisão.

   É **autocrático** quando prefere trabalhar sozinho, sem dar ouvido aos demais membros da equipe e toma suas decisões conforme as próprias crenças, situação que não contribui para a consumação dos objetivos de um gerenciamento saudável.

Portanto, não se esqueça: evite delegar a escolha dos membros de sua equipe para terceiros. Envolva-se sempre nos processos seletivos de sua equipe. Lembre-se de que as pessoas que você está selecionando hoje serão os dirigentes de amanhã.

13.5.3 PROCESSOS DE APLICAR PESSOAS

Os processos de **aplicar pessoas** visam revelar para as pessoas quais são os propósitos da organização, isto é, as metas estratégicas almejadas, dando-lhes a conhecer qual é o papel de cada um no contexto geral.

Conhecer bem os propósitos da instituição e a cultura organizacional são condições indispensáveis para o bom funcionamento da organização. O gestor de pessoas precisa ter sempre em mente que os funcionários desempenham suas tarefas com maior velocidade e precisão quando recebem previamente informações sobre as pretensões da organização e o caminho que devem tomar para a realização de alguma atividade.

Quando o trabalhador sabe que o seu papel é importante para o sucesso da organização, ele passa a cuidar melhor do patrimônio, sente-se dono do empreendimento e seu desempenho melhora.

Vale aqui relembrar o comportamento do marceneiro Nelson, comentado na Seção 3.5 do Capítulo 3. Ele executava todas as tarefas que lhe eram confiadas da melhor maneira possível, considerando ser o cliente final da própria produção.

É sempre conveniente repetir que, quando a administração é capaz de conscientizar o trabalhador de que a sua tarefa agregará valor ao produto e/ou ao serviço e que direta ou indiretamente influenciará na satisfação do cliente, além de ele, trabalhador, ser recompensado por isso, seu desempenho melhora.

Considerar-se dono da organização é o estágio desejado para que o profissional "vista a camisa" e realize a sua parte com satisfação, capricho e zelo.

Nesse processo, o gestor deve orientar e acompanhar sempre o desempenho de cada profissional, mantendo-o constantemente em sintonia com os propósitos da organização.

13.5.4 PROCESSOS DE RECOMPENSAR PESSOAS

Os processos de **recompensar pessoas** compreendem as ações desenvolvidas pela organização visando ao bem-estar dos seus funcionários. Quando o profissional está satisfeito com seu trabalho, como já ficou evidente, ele desempenha suas tarefas de acordo com os interesses da organização.

A satisfação do funcionário ocorre quando ele consegue realizar as suas necessidades individuais. Por isso, é preciso incentivá-lo, recompensando-o pelo sucesso do seu desempenho.

As recompensas podem ocorrer em forma de remuneração (aumento de salário ou prêmio em dinheiro), reconhecimento (elogio) ou benefício.

13.5.4.1 Recompensas financeiras

Acompanhe o fato a seguir.

A Distribuidora de Frangos Ltda., ou Disfran, que, no final do século XX, atuava no ramo de comercialização de aves resfriadas, com uma rede composta de 57 lojas de varejo, preocupada com a evasão permanente dos seus gerentes, contratou uma experiente gestora de pessoas depois de amargar durante três anos consecutivos acentuada queda na receita global.

A Disfran comprava frangos e outras aves resfriadas por atacado, armazenava em um depósito central, localizado junto ao estabelecimento matriz, e distribuía às suas lojas de varejo conforme as necessidades de cada uma. Em cada loja, trabalhavam um gerente e um auxiliar. O gerente, após ser contratado e antes de iniciar as suas atividades à frente de uma loja, recebia treinamento completo e adequado, uma vez que, além de atender os clientes com ajuda do auxiliar, tinha por incumbência administrar a loja. Para isso, recebia um salário fixo, equivalente a três vezes o salário do auxiliar.

A gestora de pessoas, após analisar o comportamento de todas as lojas da rede, percebeu que grande parte dos gerentes, depois de um período de cerca de dois anos de bons trabalhos e conquista da clientela, demitia-se para abrir lojas por conta própria, nas proximidades da loja da Disfran onde até então trabalhava. Levava consigo toda a clientela que tinha formado.

Esse problema, que vinha crescendo mês a mês, era de difícil solução, uma vez que os salários pagos aos gerentes eram incomparavelmente inferiores ao lucro que eles obtinham quando comercializavam por conta própria. Então, mesmo suportando as despesas fixas com aluguéis, salários e encargos do auxiliar, além de outras comuns ao ramo do negócio, os lucros auferidos pelos gerentes que se transformavam em proprietários eram superiores aos baixos salários que a Disfran sempre esteve disposta a pagar.

A solução encontrada pela gestora foi a implantação, em toda a rede, de um sistema de recompensa. “Profissional motivado desempenha com mais eficiência as suas tarefas e se mantém na organização”, garantiu a gestora.

Assim, o sistema de recompensas, que permitia ao gerente uma participação progressiva nos lucros como prêmio sempre que a loja sob sua responsabilidade alcançasse as metas fixadas, desencorajou os gerentes a se tornarem concorrentes e a enxurrada de demissões cessou.

Quando o funcionário, seja um trabalhador braçal ou um alto executivo, tem consciência da importância de seu papel no desenvolvimento da organização e, além disso, recebe recompensas com o sucesso do negócio, o seu desempenho melhora em benefício do sucesso do empreendimento.

13.5.4.2 Recompensas não financeiras

Na seção anterior, vimos que funcionário motivado por recompensa financeira desempenha suas tarefas com mais eficiência.

Contudo, é importante destacar que um sistema de recompensas não deve pautar suas metas exclusivamente em resultados financeiros. Na maioria dos casos em que os trabalhadores recebem salários compatíveis com as suas funções, eles reagem melhor quando as recompensas não são pecuniárias.

É inegável que toda melhoria na eficiência produtiva, comercial ou administrativa repercute em aumento nos lucros da organização.

Entretanto, um sistema de premiação ideal, que reconhece o real valor do desempenho dos funcionários, é aquele que recompensa o profissional em função dos resultados que a organização valoriza. Assim, estarão enquadrados nesse sistema convencional de recompensas aqueles que contribuem para o aumento da lucratividade, abominando desperdícios e retrabalho; valorizando qualidade, eficiência, redução de gastos com mão de obra ociosa etc.

Na política de recompensas, o gestor de pessoas pode lançar mão de dados obtidos com a contabilidade da organização, para mensuração do desempenho de cada funcionário em particular ou em conjunto. Essa mensuração, quando focada nos resultados, é feita comparando-se os dados contidos em demonstrações financeiras de vários períodos.

Convencionalmente, as organizações recompensam seus funcionários em função do desempenho de cada um. Assim, quanto melhor for o desempenho, maior será a recompensa. Dessa forma, a motivação deve alinhar os interesses pessoais dos profissionais com os interesses da organização.

A motivação provoca melhoria no desempenho, que, por sua vez, resultará em maior eficiência e lucratividade. Motivados pelas recompensas, os funcionários cada vez mais agregarão valor ao produto e ao serviço, atitudes que contribuirão para melhorar cada vez mais a imagem da organização diante do mercado.

13.5.4.3 Recompensa como incentivo e responsabilidade

Para que o sistema de recompensas como incentivo seja viável para a organização, é preciso que os trabalhadores estejam cientes de quanto o seu esforço pessoal representa nos resultados finais.

Quando a mensuração do desempenho é feita com base na variação dos resultados, fica difícil aquilatar o desempenho individual.

Os funcionários da área de produção, por exemplo, devem ser avaliados individualmente em função do desempenho nas tarefas que realizam diariamente, como controle da qualidade, da quantidade de insumos aplicados no processo de fabricação e de prestação de serviços, do tempo consumido para produção e/ou prestação de serviços etc. Os incentivos para esses profissionais devem promover melhorias no desempenho de tarefas dessa natureza.

Um bom sistema de recompensas deve contemplar a avaliação do desempenho individual do funcionário em função da eficiência do seu trabalho, com mensuração que leve em conta os resultados alcançados conforme as metas fixadas. Assim, os profissionais serão avaliados pelo seu desempenho de curto, médio ou longo prazo, conforme a amplitude do período necessário para a realização das tarefas que lhes forem confiadas.

13.5.4.4 Tipos de planos de recompensas como incentivo

Os planos de recompensas podem garantir premiações em dinheiro, em benefícios ou de outra forma.

O valor do prêmio, seja ele em dinheiro ou em benefício, dependerá sempre do impacto que a atitude do funcionário a ser recompensado provoca ou possa provocar nos resultados da organização.

A organização deve sempre manter planos para premiação da produtividade dos seus trabalhadores, qualquer que seja o escalão da estrutura organizacional que eles ocupam.

São comuns, portanto, as recompensas em forma de promoções, gratificações em dinheiro, participações no lucro, participação sobre o desempenho da ação (parte do capital da organização), direitos na valorização da ação e outras.

É evidente que essa diversidade de tipos de recompensas exige controles apropriados e, por esse motivo, não constitui tarefa simples para o gestor de pessoas.

Vejamos mais detalhes sobre as recompensas:

- **Promoções:** este tipo de recompensa gera aumento de salário para o funcionário que passa a exercer tarefas mais importantes na hierarquia empresarial. Normalmente, elas elevam a categoria do funcionário de auxiliar para responsável pela tarefa; de executor de uma tarefa para chefe; de chefe para supervisor, gerente, diretor etc. Este tipo de recompensa poderá estar focado no desempenho tanto de curto como no de longo prazo.
- **Gratificações em dinheiro:** premiação comum aos trabalhadores da área de vendas. Oferecidas como incentivos para melhorar o faturamento, geralmente correspondem a um percentual aplicado sobre o montante das vendas alcançado pelo funcionário e são pagas à vista ou em parcelas, conforme as vendas tenham sido recebidas no ato ou a prazo. Este tipo de recompensa é focado no desempenho de curto prazo.
- **Participação nos lucros:** é comum as organizações destinarem uma parcela dos lucros apurados no final de cada exercício social para ser distribuída entre seus trabalhadores como incentivo ao aumento da produtividade. Este tipo de gratificação pode premiar tanto os trabalhadores que manipulam os produtos e/ou serviços quanto os chefes, supervisores, gerentes e diretores. Os planos de participação nos lucros fixam os percentuais, bem como a categoria de profissionais que serão beneficiados. Este tipo de recompensa é focado no desempenho de curto prazo.

Conforme vimos, além dos principais tipos de recompensas que apresentamos, poderão ocorrer ainda outros que não representem premiações em dinheiro ou em benefício, mas reconhecimento público do desempenho do trabalhador. Essas recompensas podem corresponder a elogios pessoais feitos sempre por superiores por ocasião de reuniões ou de eventos festivos da organização; por meio de publicações em quadros de avisos, revistas etc.; pela entrega de diplomas de honra ao mérito etc.

13.5.4.5 Limitações do sistema de recompensas

Os contratos de recompensa, quando planejados com base somente em dados extraídos das demonstrações financeiras, poderão não refletir adequadamente o desempenho da organização no período a que se referirem.

O prejuízo indicado na Demonstração do Resultado do Exercício, por exemplo, pode não ser um indicador de baixo desempenho dos funcionários, os quais, no período, podem até ter se saído melhor que em outros períodos em que os resultados tenham sido positivos.

Outro problema que prejudica o critério de mensuração do desempenho individual é que os resultados decorrem normalmente da contribuição de um grupo de pessoas.

Diante disso, a premiação deve ser rateada para todo o grupo. Essa prática comum nem sempre é justa, tanto para aqueles que mais se dedicam ao trabalho, pois acabam recebendo recompensa menor que a merecida, como para aqueles que menos contribuíram com os resultados e, mesmo assim, receberam recompensas maiores que as merecidas. A consequência é sempre desastrosa para a organização, pois os funcionários prejudicados, descontentes, tendem a apresentar queda no desempenho de suas tarefas, enquanto os beneficiados, por sua vez, tendem a se acomodar com seu baixo desempenho, sobrecarregando injustamente todo o sistema.

Existe, ainda, outra situação importante a considerar no sistema de recompensas: há uma corrente de gerentes que não acredita na melhoria do desempenho em troca de recompensas. Para essa facção, os incentivos são constrangedores. As organizações devem oferecer todas as condições para que os profissionais desempenhem as suas tarefas da melhor maneira possível, sem a necessidade de estímulos para isso. O salário, por si só, já constitui a recompensa.

O ideal seria que as organizações os remunerassem com salários justos, para evitar complementações como recompensas. Especificamente em relação aos profissionais da área de saúde, quando o hospital para o qual trabalham, seja como profissionais ou na qualidade de terceirizados, não os remunera de maneira justa, obrigando-os a complementar seus ganhos duplicando ou triplicando sua jornada de trabalho em outras organizações ou mesmo em clínicas particulares, obtém como consequência queda na qualidade dos serviços por eles prestados aos seus clientes.

E, como é sabido que as organizações hospitalares cuidam da saúde de seres humanos, o ideal é que esse tipo de organização não deixe de reconhecer sempre o valor do trabalho dos profissionais de saúde, remunerando-os com bons salários e promovendo a maior participação possível nos resultados alcançados pela organização.

No Brasil, reconhecendo que a remuneração em geral não atende as necessidades dos trabalhadores, e, ainda, que qualquer aumento de salário repercute negativamente nos resultados da organização, uma vez que a carga de obrigações sociais derivadas dos salários é pesada, a saída encontrada, para complementar os baixos salários, foi a criação de mecanismos paliativos traduzidos em benefícios como cesta básica, auxílio-transporte, vale-refeição, além de outros.

Esses complementos não se enquadram nos contratos de recompensa que estamos discutindo na presente seção, uma vez que já estão previstos na legislação trabalhista e incorporados como direitos garantidos aos trabalhadores em geral.

Contudo, o sistema de recompensas, embora reprovado por alguns, conforme discutimos, deve ser incentivado, uma vez que os profissionais, em sua quase totalidade, produzem muito mais quando percebem que o esforço, a inteligência, a criatividade e o empenho dedicados no dia a dia são reconhecidos por seus superiores.

Deve ser preocupação constante da organização fazer que os funcionários em geral se identifiquem com ela. Quando o trabalhador tiver por hábito dizer "a minha seção"; "a minha empresa", o seu desempenho será cada vez melhor e a organização terá como retorno maior rentabilidade em suas operações.

Nas grandes organizações, os funcionários que não desempenham suas tarefas satisfatoriamente, ou seja, aqueles que não conseguem atingir as metas fixadas, são substituídos, ainda que, no conjunto, a organização consiga alcançar os resultados almejados.

É comum as agremiações esportivas, como os clubes de futebol, remunerarem seus atletas conforme os contratos com eles firmados e ainda oferecerem importâncias adicionais, conhecidas nos meios futebolísticos por "bichos", como estímulo para alcançar vitórias e conquistar campeonatos.

Na linha de raciocínio dos que não aprovam o sistema de recompensas, os jogadores de futebol não precisariam de estímulos para melhorar seu desempenho nas partidas de futebol, uma vez que já são pagos, e bem pagos, para realizar essa tarefa. Trata-se de prática comum, porém, quando o jogador não responde satisfatoriamente aos anseios do clube, ele é substituído ou negociado com outra agremiação.

Portanto, haverá sempre aqueles que consideram válidas as recompensas como elemento de motivação, e haverá outros que a considerarão desnecessárias e até constrangedoras.

O ideal seria que os profissionais em geral, tanto das organizações públicas como das privadas, tenham finalidade lucrativa ou não, fossem conscientizados de suas responsabilidades a ponto de exercer suas tarefas sempre procurando o aprimoramento de suas competências e buscando constantemente novos conhecimentos em prol da organização, independentemente de receberem ou não prêmios de produtividade.

Assim, as recompensas como as promoções, as participações nos lucros, ou os "bichos", no caso dos jogadores de futebol, constituiriam-se simplesmente em prêmios não para incentivar a melhoria no desempenho, mas como reconhecimento do dever cumprido.

Entretanto, nesta discussão é preciso considerar, mais uma vez, que as organizações enfrentam dificuldades quando pretendem recompensar as habilidades individuais. A prática de recompensa coletiva, conforme vimos, favorece a acomodação dos empregados descompromissados com a instituição.

Na vida real, infelizmente haverá sempre um grupo de funcionários oportunistas que, percebendo as vantagens recebidas pelo desempenho do grupo de que participam, irão se acomodar por julgar desnecessário maior empenho, uma vez que outros fazem por eles. Contudo, o gestor de pessoas deve ficar atento a essas personalidades e reservar a elas os primeiros lugares nos momentos de cortes de custos de pessoal, situações que rondam as organizações, especialmente em períodos de queda de rentabilidade.

13.5.5 PROCESSOS DE DESENVOLVER PESSOAS

Os processos de **desenvolver pessoas** compreendem as ações realizadas pela organização na formação permanente dos seus funcionários, visando capacitá-los a desempenhar suas tarefas com mais eficiência. Esses processos abrangem o desenvolvimento profissional e pessoal de cada funcionário.

Com 23 anos de idade, recém-formado como bacharel em Ciências Contábeis, o jovem Moura, no início do decênio de 1970, prestou concurso público e foi aprovado para trabalhar como contador no Departamento de Obras Públicas (DOP), órgão vinculado à Secretaria de Obras e do Meio Ambiente do Estado de São Paulo. O DOP cuidava dos contratos com empreiteiras que realizavam obras para o governo paulista (rodovias, pontes, edifícios etc.).

Na primeira sexta-feira após ter entrado em exercício no cargo de contador, o diretor da área contábil chamou Moura no seu gabinete e propôs-lhe uma tarefa. Ele disse que tinha um problema e precisava solucioná-lo com urgência: o estado mantinha muitas obras e muitos contratos firmados com empreiteiras e outras empresas prestadoras de serviços. Depois de devidamente aprovar o orçamento para a realização de uma obra, o governo liberava uma verba, denominada dotação inicial, que era estimada para a realização de tal obra. Essa verba era controlada pelo DOP, por meio de um documento denominado Nota de Empenho.

O DOP contratava várias empresas prestadoras de serviços para que, cada uma, de acordo com sua especialidade, executasse parte da obra. Para cada contrato com as empreiteiras, como já existia a Nota de Empenho com o montante estimado e sempre suficiente para a execução da obra, era emitido outro documento denominado Nota de Subempenho, um para cada prestador de serviço. Ao longo da execução dos trabalhos, conforme acordado nos contratos, o governo ia liberando pagamentos aos prestadores de serviços, cujos pagamentos eram controlados mediante baixas nos valores de cada Subempenho, segundo o fornecedor ou prestador dos serviços.

O diretor disse que, toda vez que precisava saber sobre o andamento dos gastos e pagamentos em relação a cada prestador de serviços, os funcionários da seção de Programação e Controle Financeiro precisavam de alguns dias para examinar cada Nota de Subempenho e organizar as informações desejadas. Esse era o problema.

O diretor queria que houvesse um só documento que lhe possibilitasse visualizar a situação da Nota de Empenho e dos movimentos de cada Subempenho em relação a cada obra, sem precisar aguardar a "boa vontade" dos antigos funcionários de carreira. Essa era a solução desejada.

Até aqui, nenhuma dificuldade; contudo, o que causou estranheza ao contador Moura naquela reunião foi que o diretor pediu para que ele estudasse o caso no fim de semana e trouxesse a solução na segunda-feira logo cedo.

Moura, então, trabalhou na sua casa no sábado e em quase todo o domingo, estudando o caso e procurando uma solução que atendesse às necessidades do diretor.

Naquela época, não existia computador e quase todo o trabalho era ainda processado manualmente. Assim, com o uso de uma máquina de escrever, elaborou uma planilha que possibilitava o controle da dotação inicial (Nota de Empenho) e do movimento dos Subempenhos em uma só página.

Na segunda-feira, Moura apresentou-se ao diretor com o trabalho pronto. Após rápida visualização, o diretor chamou pelo interfone o funcionário responsável pela gráfica e deu a seguinte ordem: "Providencie 500 cópias e traga aqui imediatamente".

No mesmo dia, os cinco escriturários que trabalhavam na seção de Programação e Controle Financeiro do DOP foram orientados a adotar a nova planilha de controle, a partir daquele momento.

Os funcionários, que até então se limitavam a arquivar em pastas apropriadas as Notas de Subempenho e outros documentos comprobatórios dos pagamentos de despesas e liberações de verbas para cada contrato, passariam a anotar as ocorrências nas planilhas, antes de proceder aos respectivos arquivamentos.

O trabalho foi um sucesso: à medida que se elaborava um empenho para uma obra nova e respectivos Subempenhos eram anotados, podiam-se obter as informações em tempo real. "Agora em poucos minutos o diretor consegue visualizar e obter as informações acerca do andamento de cada obra", dizia o chefe da seção.

Mas, se, por um lado, a organização ganhou com a rapidez e a segurança das informações desejadas, por outro, para o contador Moura, a sorte não foi a mesma. Passou a ser hostilizado pelos companheiros que trabalhavam na mesma seção: um dizia "Trabalho aqui já tem 20 anos e nunca ninguém me pediu para fazer estudo algum"; outro dizia "O rapaz acabou de chegar e já está impondo trabalho para nós"; houve até quem se preocupasse em perder a função, pois tudo se tornou mais simples e o que ele fazia até então não interessava mais para a organização.

Na gestão de pessoas, o gestor enfrenta um sério problema: conscientizar funcionários conservadores e retrógados que, por falta de cultura técnica e pessoal, são resistentes às mudanças, pois alegam que elas trarão prejuízos para eles, resultando em demissões.

Quando a organização não tem um plano de gestão definido e os funcionários, sem incentivo algum, são apenas executores de tarefas repetitivas, sem treinamento, sem cursos de educação continuada que possibilitem a ampliação dos conhecimentos e a abertura da mente para o novo, para o crescimento, para as mudanças que são inevitáveis e necessárias, principalmente no mundo contemporâneo, fica difícil implantar novos procedimentos que resultarão em: melhoria das condições de trabalho do próprio trabalhador; aumento da produtividade; melhoria da qualidade dos produtos e serviços, entre outros.

O gestor de pessoas, especialmente quando contratado para trabalhar em uma organização em que os profissionais trazem consigo vícios que emperram as mudanças, o crescimento e o desenvolvimento, tem como primeira tarefa trabalhar a mente deles, mostrando a necessidade de receber o novo, de mudar, de estar sempre buscando conhecimentos modernos e aplicando-os no seu dia a dia.

Mas é importante saber que, nessas circunstâncias, se o gestor não tiver respaldo da alta cúpula da organização, seu trabalho será em vão. É preciso conscientizar os funcionários de que, neste início do terceiro milênio, o mundo mudou em uma velocidade incomparavelmente superior à que vinha mudando até o final do segundo milênio. Hoje, não se admite mais o funcionário que se limita a executar tarefas repetitivas, sem que tenha o olhar fixo no futuro.

É evidente que existem tarefas repetitivas que precisam ser executadas, mas isso não impede o profissional de estar sempre aprimorando seus conhecimentos e buscando o novo em benefício próprio e da organização. Há um ditado popular que merece ser lembrado: "O sucesso de hoje não garante o sucesso de amanhã". Por isso é preciso estar sempre inovando, aprendendo, criando, buscando novos caminhos.

Esse pensamento deve nortear sempre a mente dos gestores de pessoas para influenciar todos os funcionários da organização a buscar o novo, sem medo de que as mudanças atrapalhem seu crescimento profissional.

Para aprimorar os conhecimentos de todo o pessoal da organização, a educação continuada é uma medida eficaz. Algumas profissões, como é o caso da de auditor, exigem que seus profissionais cumpram anualmente certo número de horas de estudos para aumentar seus conhecimentos e aprimorar seus talentos e suas habilidades profissionais.

Há profissões em que, mesmo não havendo imposição por parte dos conselhos de classe, o profissional consciente, por si só, busca aprimorar seus conhecimentos para manter-se competitivo no mercado. São exemplos de profissionais dessa natureza: médicos, dentistas, contadores, escritores de livros técnicos que exigem frequente atualizações, profissionais de informática etc.

Com a explosão da era da informática, quem não estiver em constante busca do aperfeiçoamento dos seus conhecimentos técnicos e pessoais estará fadado a não evoluir e certamente encontrará dificuldades para se colocar e se manter no mercado de trabalho.

Hoje não há mais espaço para o profissional desatualizado dos acontecimentos que ocorrem no mundo e em sua volta, envolvendo política, economia, artes, religião e muitos outros assuntos.

Portanto, para que a organização possa contar com um quadro de pessoas altamente competentes, ela precisa investir permanentemente no aprimoramento tanto técnico como pessoal de cada funcionário. O aperfeiçoamento técnico é possível, conforme vimos, mediante treinamento, cursos dentro e fora da organização, palestras, seminários etc.

O aperfeiçoamento pessoal deve ser incentivado e facilitado pela organização, com a oferta de incentivos e até de ajuda financeira para que seus funcionários façam cursos de graduação, pós-graduação, línguas estrangeiras e outros. Além disso, é importante que as organizações estreitem cada vez mais o relacionamento com seus funcionários e familiares, promovendo visitas aos locais de trabalho, atividades recreativas, esportivas e sociais, além de outras sugeridas pelos próprios funcionários.

O estreitamento da relação do funcionário e de seus familiares com a organização ajuda o profissional a gostar cada vez mais dela e a permanecer no emprego. E isso é bom para a organização.

O aperfeiçoamento dos conhecimentos técnicos e pessoais de cada profissional favorece a aquisição de repertório cultural e, como resultado, a organização terá funcionários mais estudados, cultos, ousados, otimistas, competentes e abertos para o novo, que não gerarão embaraços com as modernizações recorrentes no mundo contemporâneo.

Finalmente, é importante destacar que existe outra preocupação que a organização deve ter com todo seu pessoal, além do cuidado relativo à formação técnica e pessoal: o cuidado com a saúde.

Funcionário doente, além de não desempenhar a totalidade da sua capacidade produtiva, havendo necessidade de entrar em licença, pode causar transtornos para a organização. Nas estações do outono e inverno, muitas organizações costumam promover a aplicação de vacinas para gripe em seus funcionários, por exemplo.

Em se tratando de organizações hospitalares, foco deste livro, os cuidados com a saúde dos funcionários devem ser redobrados, uma vez que, para cuidar da saúde do paciente, o profissional precisa estar saudável também.

13.5.6 PROCESSOS DE MANTER PESSOAS

Os processos de **manter pessoas** são ações desenvolvidas pela organização para evitar que seus funcionários busquem melhores oportunidades no mercado de trabalho e peçam demissão.

Esses processos abrangem administração da cultura organizacional, clima, disciplina, higiene, segurança, qualidade de vida e manutenção de relações sindicais.

Quando a organização é bem estruturada, admite nos processos de recrutamento e seleção de pessoas aquelas que realmente se encaixam no perfil desenhado para o cargo ou que mais se aproximam dele. Após ter admitido a pessoa certa para cada cargo, a organização investe nesses profissionais, dando-lhes treinamento adequado para o constante aperfeiçoamento dos seus conhecimentos para que desempenhem as tarefas que lhes são atribuídas da forma mais eficiente possível.

As organizações em que os funcionários, após terem recebido todo tratamento necessário para melhorar sua capacitação profissional (com treinamentos, cursos de formação etc.), sentem-se preparados para desempenhar com eficiência as atribuições inerentes ao seu cargo e decidem pela demissão para buscar novas oportunidades em outras organizações precisam avaliar suas atitudes e métodos.

Os profissionais, conforme estudamos, desejam trabalhar com satisfação. E, quando isso não ocorre, é preciso verificar onde estão as falhas para eliminá-las. Pode haver falhas na segurança, nas condições de trabalho, na remuneração, no reconhecimento do desempenho, nos benefícios oferecidos ao funcionário e aos seus familiares etc.

Assim, os processos de manter pessoas na organização devem criar condições ambientais, sociais e psicológicas adequadas, que favoreçam o desempenho das atividades de cada um.

Esses processos podem abranger disciplina, higiene, segurança, qualidade de vida e relações com sindicatos; enfim, eles devem inteirar os funcionários acerca da cultura operacional e estratégica da organização.

13.5.7 PROCESSOS DE MONITORAR PESSOAS

Os processos de monitorar pessoas visam acompanhar e avaliar o desempenho de cada funcionário, bem como os resultados por eles alcançados.

Com a movimentação do patrimônio as organizações esperam alcançar: produtividade (produzir bens e serviços com a máxima qualidade e o menor custo possível), competitividade (sobrevivência no mercado, conquista de novos clientes), lucratividade, crescimento permanente (aumento da produtividade com a fabricação de novos produtos e a prestação de novos serviços), credibilidade (boa reputação, boa imagem no mercado), entre outros.

Além disso, é preciso considerar que o patrimônio da organização se movimenta pela ação das pessoas, de modo que as organizações alcançam suas metas de acordo com o desempenho dos seus funcionários. O segredo para que haja uma boa gestão de pessoas está exatamente no monitoramento do desempenho diário de cada profissional.

Conforme vimos, segundo os principais tratadistas de administração de empresas, a gestão de pessoas deve ser desenvolvida por meio dos seis processos básicos que acabamos de apresentar e discutir, e o equilíbrio na operacionalização de cada um possibilita alcançar as metas desejadas.

Assim, o gestor de pessoas não deve dedicar a um processo mais atenção que a outro; ele deve tratar todos com o mesmo cuidado. Falhas porventura existentes em um processo podem emperrar o desenvolvimento de outro. Por isso é que reiteramos a necessidade de equilíbrio na execução de todos esses processos, para que a organização alcance os resultados desejados.

O monitoramento do desempenho das pessoas possibilita aquilatar possíveis falhas na execução de algum processo sugerindo as correções necessárias. Monitorar, portanto, consiste em fiscalizar, checar se as tarefas de cada membro da equipe estão sendo realizadas de acordo com o que foi devidamente planejado.

Quando os resultados almejados não estiverem sendo alcançados, possivelmente ocorreram falhas na realização de alguma etapa de um ou mais processos, cujas falhas, após detectadas, devem ser devidamente solucionadas.

Quando o insucesso derivar de falta de cumprimento de compromissos por parte da própria organização, caberá aos dirigentes descobrir os motivos, corrigir o que for possível e evitar que sejam recorrentes.

Quando o insucesso decorrer de falhas na execução de tarefas atribuídas aos funcionários, a organização deverá investigar os motivos que os levaram a não atingir os resultados almejados. O profissional deixa de executar uma tarefa por dois motivos: por falta de apoio técnico que deveria ter sido concedido pela organização ou por falhas do próprio funcionário (nos casos em que se tenha constatado que a organização cumpriu adequadamente a sua parte).

Falhas no desempenho do funcionário podem derivar de problemas de cunho pessoal, sejam decorrentes de saúde física e/ou psicológica, ou, ainda, por desleixo. No primeiro caso, a organização deve dar o tratamento necessário para recuperar o trabalhador e, no segundo, o ideal é substituí-lo.

No processo de monitoramento, a avaliação do desempenho deve abranger a equipe como um todo e também cada participante em particular. É salutar que a avaliação seja feita pelos próprios funcionários. A autoavaliação traz mais benefícios do que quando realizada com os gerentes ou superiores da equipe.

Por fim, convém destacar que o monitoramento do desempenho de cada profissional deve ser permanente, pois só assim será possível proceder às correções em tempo hábil, sem causar prejuízo para a organização.

ATIVIDADES TEÓRICAS

1. Responda:

1.1 Cite cinco tarefas conferidas ao Departamento de Recursos Humanos de uma organização.

1.2 Qual é o foco principal da gestão de pessoas?

1.3 Para alguns tratadistas de administração, as organizações são compostas por recursos e competências. Defina esses dois grupos de elementos.

1.4 Por que o conhecimento da estrutura organizacional é importante para o gerenciamento de pessoas?

1.5 Na gestão de pessoas, o que é valorizado quando se tratam pessoas como seres humanos?

1.6 O que significa gestão de pessoas?

1.7 O que significa gerenciar pessoas?

1.8 Quais são as exigências dos funcionários para que fiquem satisfeitos com seu trabalho e permaneçam por longo tempo na organização?

1.9 Por que as pessoas devem ser visualizadas como parceiras das organizações?

1.10 Considerando a relação empregador/empregado, o que é parceiro ideal na visão dos patrões?

1.11 Considerando a relação empregador/empregado, o que é parceiro ideal na visão dos empregados?

1.12 Como parceiras da organização, as pessoas investem nela esforço, dedicação, responsabilidade, comprometimento, riscos etc. O que elas esperam em troca desses investimentos?

1.13 Por que as pessoas representam o capital intelectual da organização?
1.14 Por que a gestão de pessoas é a mais complexa das gestões de uma organização?
1.15 Na visão dos principais tratadistas de gestão, quantos e quais são os processos básicos de gestão de pessoas?
1.16 Em que consiste o processo de agregar pessoas?
1.17 O que é recrutamento interno e qual é sua finalidade?
1.18 Por que o recrutamento interno é fato positivo na visão dos funcionários?
1.19 Em que consiste a seleção de pessoas?
1.20 Qual é a diferença entre o gestor democrático e o autocrático?
1.21 Em que consistem os processos de aplicar pessoas?
1.22 Em que consiste o processo de recompensar pessoas?
1.23 O que um bom sistema de recompensas deve contemplar?
1.24 Cite as principais formas de recompensas que as organizações concedem aos seus empregados.
1.25 Cite uma forma de recompensa fundamentada no desempenho de curto prazo do trabalhador.
1.26 Em que consiste o processo de desenvolver pessoas?
1.27 O que o ditado popular "O sucesso de hoje não garante o sucesso de amanhã" deve despertar nos profissionais?
1.28 Como a organização pode promover o aperfeiçoamento técnico dos seus funcionários?
1.29 Como a organização pode promover o aperfeiçoamento pessoal dos seus funcionários?
1.30 Por que o aperfeiçoamento dos conhecimentos técnicos e pessoais de cada empregado traz benefícios para a organização?
1.31 Por que, além da formação técnica e pessoal, as organizações devem se preocupar com a saúde de seus funcionários? Cite um exemplo de medida preventiva contra doenças.
1.32 Em que consistem os processos de manter pessoas?
1.33 Em que consistem os processos de monitorar pessoas?
1.34 Qual é a finalidade do monitoramento do desempenho dos funcionários de uma organização?
1.35 O que significa monitorar?

2. Julgue se as afirmativas a seguir são falsas (F) ou verdadeiras (V):

2.1 ( ) A função do gestor de pessoas em uma organização se restringe aos controles do número de profissionais e dos custos e despesas com salários, encargos e benefícios.

2.2 ( ) Departamento pessoal, Departamento de Recursos Humanos, ou simplesmente Recursos Humanos, são expressões empregadas com a mesma finalidade.

2.3 ( ) A gestão de pessoas é uma atividade que vai muito além dos simples controles burocráticos necessários para o registro e o controle do pessoal.

2.4 ( ) O campo de atuação do gestor de pessoas abrange as competências.

2.5 ( ) Na gestão de pessoas, é errado tratar as pessoas como recursos humanos.

2.6 ( ) Está no caminho certo o gestor que valoriza os funcionários, reconhecendo-os como interessados na evolução dos seus conhecimentos e na busca não só de maior produtividade em benefício do crescimento da organização, como também no crescimento pessoal.

2.7 ( ) Para que o profissional execute as suas funções adequadamente, é necessário que ele possua as qualificações exigidas para o cargo e esteja satisfeito com seu trabalho.

2.8 ( ) A complexidade que envolve a gestão de pessoas nos hospitais caracteriza-a como a mais difícil das gestões organizacionais.

2.9 ( ) Quem dá vida às organizações são os recursos materiais e tecnológicos.

2.10 ( ) Quem dá vida às organizações são as pessoas.

2.11 ( ) Sabemos que os indivíduos são diferentes uns dos outros. Contudo, o temperamento, o caráter, a educação e a história não influenciam no seu comportamento.

2.12 ( ) O recrutamento e a seleção são etapas do processo de manter pessoas na organização.

2.13 ( ) As organizações devem realizar o recrutamento de pessoas obrigatoriamente por meio de concursos públicos devidamente informados por editais publicados nos Diários Oficiais da União, dos estados ou dos municípios.

2.14 ( ) O gestor de pessoas deve participar de todos os processos de seleção de pessoas realizados na organização.

2.15 ( ) Na etapa de seleção de pessoas, a experiência indica que serão escolhidos somente os candidatos que atingirem totalmente o perfil desejado.

2.16 ( ) O gestor de pessoas deve delegar a escolha dos membros de sua equipe para terceiros, evitando envolver-se nos processos de seleção de pessoas.

2.17 ( ) Considerar-se dono da organização é o estágio desejado para que o profissional "vista a camisa" e realize a sua parte com satisfação, capricho e zelo.

2.18 ( ) As recompensas podem ocorrer em forma de remuneração (aumento de salário ou prêmio em dinheiro), reconhecimento (elogio) ou benefício.

2.19 ( ) Os funcionários que recebem recompensas pecuniárias reagem melhor que aqueles que recebem recompensas não pecuniárias, ainda que estejam satisfeitos com os montantes dos seus salários.

2.20 ( ) Os planos de recompensas devem garantir premiações em dinheiro para serem eficientes.

2.21 ( ) A prática de recompensa coletiva pode favorecer a acomodação por parte de profissionais descompromissados com a instituição.

2.22 ( ) O processo de desenvolver pessoas abrange o desenvolvimento profissional e pessoal de cada profissional.

2.23 ( ) Treinamento e cursos de educação continuada são formas de possibilitar aos funcionários ampliar seus conhecimentos.

2.24 ( ) Como é do conhecimento de todos, as tarefas repetitivas, embora necessárias, impedem o profissional de estar sempre aprimorando seus conhecimentos.

2.25 ( ) O estreitamento da relação do funcionário e de seus familiares com a organização ajuda o profissional a gostar cada vez mais da empresa e a permanecer no seu emprego.

2.26 ( ) O segredo para que haja uma boa gestão de pessoas está exatamente no monitoramento do desempenho diário de cada funcionário.

capítulo 14

GESTÃO DA QUALIDADE

OBJETIVOS

Lendo este capítulo, você:

- estará apto a discutir acerca da importância da gestão da qualidade nas organizações em geral;
- entenderá por que as organizações buscam incansavelmente reduzir custos e melhorar a qualidade de seus produtos e serviços;
- saberá o significado de padrões de qualidade;
- compreenderá por que as organizações adotam os padrões de qualidade, mesmo não sendo obrigatórios;
- conhecerá as principais fontes geradoras de padrões de qualidade;
- compreenderá a motivação para o surgimento da *International Organization for Standardization* (ISO) e seu significado;
- entenderá o que são padrões internacionais de qualidade e de onde derivam;
- entenderá o que são normas ISO da série 9000;
- conhecerá o que é, quem disponibiliza e para que serve a certificação de qualidade.
- conhecerá alguns exemplos de certificação ISO;
- entenderá por que as organizações se preocupam com a qualidade de vida em suas dependências.

14.1 INTRODUÇÃO

Os proprietários[1] das organizações econômicas têm duas grandes metas para alcançar com o empreendimento: lucro e longevidade.

Lucro é o resultado positivo alcançado pela organização no desenvolvimento das suas atividades, capaz de remunerar e promover o retorno do capital (montante de dinheiro) investido pelos titulares no empreendimento; **longevidade** é a permanência da organização no mercado por longo tempo.

Para alcançar essas duas metas, a organização precisa ser competitiva. E o que fazer para ser competitiva? Ela precisa oferecer mercadorias, produtos e serviços que atendam às expectativas dos clientes. E o que fazer para atender as expectativas dos clientes? Para isso, as organizações precisam incluir nas mercadorias, nos produtos e nos serviços tudo aquilo que os clientes valorizam (basicamente qualidade e preço).[2]

Assim, para serem competitivas e atenderem às expectativas dos clientes, as organizações precisam oferecer mercadorias, produtos e serviços com qualidade e preços melhores que os de seus concorrentes. Em resumo, os clientes querem adquirir mercadorias, produtos e serviços da melhor qualidade possível, pagando por eles o menor preço possível.

Sabendo que os clientes valorizam alta qualidade e preço baixo, as organizações devem buscar sempre a redução dos seus custos e a melhoria da qualidade de mercadorias, produtos e serviços que disponibilizam no mercado.

Essas duas metas devem fazer parte da cultura da organização e ser difundidas entre todas as pessoas e em todas as suas dependências.

14.2 REDUÇÃO DE CUSTOS

A **redução de custos** pode ocorrer nos processos de compras, de produção de bens e de prestação de serviços:

a) **Redução de custos nos processos de compras**

Para reduzir custos nos processos de compras, a organização tem vários caminhos a seguir: negociar melhores preços e prazos de pagamentos com fornecedores; substituir fornecedores ou mesmo substituir

---

1 Titulares, sócios e acionistas.

2 É evidente que, além de preço baixo e alta qualidade, dependendo das características que envolvem as mercadorias, os produtos ou os serviços, os clientes podem exigir ainda outros valores, como os serviços pós-venda e a pontualidade na entrega dos bens (mercadorias e produtos) e na prestação dos serviços.

os materiais por outros de qualidade inferior. Contudo, é importante destacar que a substituição de materiais por outros de qualidades inferior deve ser atitude rara, pois pode resultar na queda de vendas e perda do mercado.

b) **Redução de custos nos processos de fabricação**

Quando se tratar de organizações industriais cujos custos dos produtos finais são compostos por materiais, mão de obra e gastos gerais de fabricação, a redução dos custos dos produtos fabricados deve abranger reduções nos custos desses três elementos.

A redução no custo dos materiais pode decorrer das negociações com fornecedores, conforme já vimos anteriormente, bem como da realização de campanhas internas para evitar desperdícios tanto no consumo de bens como na aplicação de insumos nos processos produtivos; da promoção de treinamento do pessoal, da otimização e manutenção de máquinas e equipamentos etc.

A redução no custo da mão de obra pode decorrer da diminuição do quadro de pessoal produtivo; de ações internas para evitar ociosidade (remanejamento de pessoas ou redistribuição de tarefas), de treinamento do pessoal dotando-os das habilidades necessárias etc.

A redução nos custos dos gastos gerais de fabricação pode decorrer de ações internas visando à manutenção e substituição de máquinas e equipamentos por outros mais eficientes etc.

c) **Redução de custos nos processos de prestação de serviços**

As reduções de custos nos processos de prestação de serviços podem envolver as mesmas ações que são adequadas para a redução dos custos nos processos de fabricação. Para promover a redução de custos nos processos de compras, fabricação e prestação de serviços, o gestor precisa ter pleno conhecimento da composição dos custos que incorrem nesses três processos operacionais.

Nos Capítulos 5 e 6, tratamos dos conceitos de custos e dos sistemas de custeio mais importantes, conhecimentos necessários para o gerenciamento consciente da redução dos custos de compras, fabricação e prestação de serviços.

A redução de custos deve ser uma das preocupações permanentes do gestor organizacional, porque o custo é um dos componentes mais importantes do preço de venda das mercadorias, produtos e serviços.

Conforme vimos, para se manter no mercado por um longo tempo, a organização precisa oferecer mercadorias, produtos ou serviços a preços competitivos em comparação aos preços dos seus concorrentes.

No Capítulo 15, você estudará a fixação do preço de venda e perceberá que ele é composto de três elementos básicos: custos, despesas e margem de lucro. O preço de venda pode ser calculado por meio da seguinte fórmula:

Preço de venda = custos + despesas + margem de lucro

Qualquer aumento em qualquer um desses três elementos impacta diretamente no preço de venda, aumentando-o e prejudicando a competitividade.

Da mesma forma, a redução em qualquer desses três elementos também impacta diretamente no preço de venda, reduzindo-o, e em consequência resulta na melhoria da competitividade.

Para saber reduzir custos, o gestor precisa, conforme vimos, conhecer os conceitos de custos e os processos de fabricação e de prestação de serviços, assuntos que já foram devidamente tratados em capítulos anteriores deste livro.

Então, vamos retomar alguns aspectos.

Quando falamos que um dos itens que o cliente valoriza na mercadoria, no produto e no serviço é o preço, pensando do lado da organização que disponibiliza no mercado a mercadoria, o produto e o serviço, concluímos que, para oferecê-los a preços baixos, ela terá que reduzir seus custos.

Você já aprendeu que o custo de fabricação dos produtos e da prestação de serviços não é composto por um só item, mas pela soma de três grupos deles: materiais, mão de obra e gastos gerais. Aprendeu, também, que cada um desses três grupos de elementos é composto de uma infinidade de itens. Os materiais compreendem gastos com compras, transporte, tributos, estocagem, conservação etc.; a mão de obra compreende gastos com salários, encargos, benefícios, treinamento etc.; e os gastos gerais, sejam de fabricação ou de prestação de serviços, envolvem depreciação de máquinas e equipamentos, energia elétrica, aluguéis etc.

Assim, toda redução de custo efetuada em qualquer um dos itens integrantes das compras, da movimentação de materiais, da mão de obra e dos gastos gerais de fabricação ou de prestação de serviços impactará diretamente no custo total da mercadoria, do produto ou do serviço e, consequentemente, provocará redução no preço de venda.

14.3 MELHORIA DA QUALIDADE

A **melhoria da qualidade** também deve ser permanente, uma vez que a perfeição é a meta; por isso, deve-se buscá-la incansavelmente, aprimorando processos produtivos, aparando arestas, aplicando novos conhecimentos tecnológicos etc.

Qualidade diz respeito tanto à qualidade da mercadoria e do produto que chegarão às mãos do cliente como aos serviços que o beneficiarão. Do mesmo modo que o custo de uma mercadoria, produto ou serviço é composto de vários itens, também a qualidade de uma mercadoria, produto ou serviço é o resultado da melhoria da qualidade de infinito número de itens que integram ou não os processos de compras, bem como os processos produtivos de uma organização.

A qualidade exigida para um automóvel é o resultado da soma da qualidade de todas as centenas de peças que o compõem. Como cada peça integrante do veículo é um produto final para as organizações que as produzem (as peças podem ser produzidas por fornecedores de fora da montadora ou pela própria montadora do veículo), a qualidade de cada uma das peças incorporadas no veículo foi buscada constantemente por quem as produziu.

Quando falamos em qualidade de uma peça componente de um veículo, não podemos nos esquecer de que a organização que a fabricou cuidou da qualidade do conjunto de itens que compõem os materiais, a mão de obra e os gastos gerais de fabricação que concorreram para que a referida peça fosse fabricada.

Em uma organização hospitalar, para que o serviço de saúde seja de alta qualidade ou tenha a qualidade exigida para a cura do paciente, é preciso que os materiais, a mão de obra e os demais gastos necessários à prestação do referido serviço tenham sido todos de boa qualidade.

Assim, a organização deve se preocupar com a qualidade não só dos elementos que integram as mercadorias, os produtos e os serviços, e que influenciam diretamente em seus custos, como também com a de todos os demais elementos e ações que ocorrem diariamente na organização e que indiretamente impactam na qualidade final das mercadorias, produtos e serviços, por exemplo: a qualidade de vida dos trabalhadores, do ambiente do trabalho, de máquinas e equipamentos de uso etc. Enfim, a organização precisa cuidar da qualidade de todos os elementos presentes em todas as suas dependências, sejam eles tangíveis, intangíveis ou humanos.

Acreditamos que já foi possível perceber que a qualidade é um valor que deve estar presente na mente de todos os trabalhadores da organização, independentemente do departamento ou da seção em que atua, do cargo ou da função que ocupa ou exerce, estejam eles relacionados ou não com a manipulação de mercadorias e produtos ou com a prestação de serviços, ou ainda por aqueles que, embora não manipulem mercadorias, produtos ou prestem serviços, contribuem com seu trabalho físico ou intelectual para que a administração da organização se desenvolva a contento.

É importante repetir que a qualidade está presente em todas as dependências da organização. Ela envolve todos os recursos humanos, materiais e tecnológicos, bem como todas as ações de todas as pessoas presentes.

A gestão da qualidade, a exemplo do que ocorre com a gestão de pessoas, que tratamos no Capítulo 13, pode ser segregada em várias frentes de gerenciamento, tendo, na direção de cada uma, um gestor que cuide especificamente da qualidade daquela frente e um ou mais gestores corporativos que cuidem da qualidade de um grupo de operações ou atividades, como qualidade das mercadorias, produtos e serviços; qualidade do meio ambiente interno e externo (ar, água, barulho etc.) etc.

14.4 PADRÕES DE QUALIDADE

A qualidade das mercadorias, produtos e serviços sempre esteve na mente dos administradores organizacionais. Muito antes da globalização da economia, que ocorreu a partir das últimas duas décadas do século XX, e do surgimento dos organismos internacionais que cuidam da qualidade dos produtos,[3] os proprietários das organizações já se preocupavam em evitar que fossem para o mercado produtos com defeitos ou que não correspondessem às expectativas dos clientes.

No início do século XX, já era possível encontrar nos organogramas das organizações industriais um departamento especializado no controle da qualidade dos produtos. Essas organizações disponibilizavam seus produtos para venda no mercado somente depois que eles tivessem passado por rigoroso processo de controle de qualidade.

Renomados tratadistas de gestão organizacional costumam reportar-se ao início do século XX para ressaltar que, em decorrência da necessidade de padronização dos processos de fabricação e da melhoria da qualidade dos produtos, os ícones da gestão empresarial Frederick Taylor e Henry Ford racionalizaram as etapas dos processos de fabricação com a implantação da linha de montagem.

Os historiadores relatam que a padronização internacional começou pela área eletrotécnica, com a constituição, em 1922, da International Electrotechnical Commission (IEC). Contudo, os padrões internacionais de qualidade surgiram

3 É importante esclarecer que os produtos podem ser tanto as mercadorias adquiridas pelas organizações comerciais para serem revendidas como aqueles fabricados pelas organizações industriais.

a partir de 1946, quando representantes de 25 países, reunidos em Londres, na Inglaterra, intencionaram criar uma nova organização internacional, com o objetivo de "facilitar a coordenação internacional e a unificação dos padrões industriais". Assim, em 23 de fevereiro de 1947, foi criada a International Organization for Standardization (ISO) em Genebra, na Suíça.

Deve-se ressaltar que a disponibilização no mercado de produtos com defeito ou com funcionamento incompatível ao prometido nunca foi aprovada por fabricantes e comerciantes. Produtos com defeito servem para causar transtornos aos comerciantes e fabricantes, que acabam por assumir custos com reparos, substituição dos produtos e com a perda da credibilidade. Dependendo das características dos produtos, para evitar o retrabalho ou a destruição, que podem gerar novos custos aos fabricantes, é comum a disponibilização para venda de produtos com defeito a preços inferiores aos dos produtos normais, quando o defeito não for decisivo para o uso ou consumo do produto.

Dependendo das características que envolvem os processos de fabricação, as organizações industriais costumam manter profissionais especializados para controlar a qualidade dos produtos fabricados, selecionando aqueles que não estiverem dentro dos padrões de qualidade definidos pela organização, os quais serão retrabalhados, disponibilizados no mercado a preços inferiores àqueles que não apresentam defeitos, vendidos como sucata ou mesmo destruídos.

Há produtos que passam pelo controle de qualidade em 100% de sua produção; contudo, é mais comum que os controles de qualidade sejam feitos por amostragem. Nos casos em que o controle de qualidade é feito por amostragem e a quantidade de defeitos supera os padrões fixados pela organização, os procedimentos passam a ser mais rigorosos e as ações são tomadas para evitar o desperdício e o retrabalho.

14.5 AS QUATRO FONTES DE PADRÕES DE QUALIDADE

A qualidade de produtos e serviços será considerada ideal quando a organização brasileira observar em seus processos produtivos as especificações derivadas de pelo menos quatro fontes:

1. do governo brasileiro;
2. de instituições nacionais;
3. de instituições internacionais;
4. da própria organização.

Na verdade, como a qualidade é um componente que o cliente valoriza, as organizações não medem esforços para atender a todas as especificações que possam colaborar para que seus produtos e serviços sejam os melhores possíveis, independentemente da origem das especificações.

As indústrias que atuam no ramo automobilístico, por exemplo, principalmente as que produzem peças para serem incorporadas aos veículos pelas organizações montadoras – suas clientes –, devem zelar pela qualidade dos insumos que adquirem para utilizar nos seus processos de fabricação.

Assim, é comum entre essas organizações fornecedoras de peças para as montadoras de veículos a observância dos padrões de qualidade instituídos pelo governo brasileiro, por instituições brasileiras, por instituições internacionais, bem como por aquelas normas que já estão embutidas na cultura da própria organização.

Mas os cuidados não param aí. Para assinar contratos com fornecedores de matérias-primas ou de serviços, a alta cúpula da organização somente os aprovará após as organizações fornecedoras terem seus processos de fabricação ou de prestação de serviços devidamente homologados por ela. A homologação é feita após a organização enviar uma equipe de auditores para verificar se o fornecedor desejado cumpre os padrões de qualidade exigidos pelas quatro fontes mencionadas, isto é, se os procedimentos do fornecedor estão em conformidade com as normas de qualidade existentes.

É importante destacar que, nos processos de homologação, a organização interessada, além da qualidade dos processos produtivos do fornecedor, homologa também a capacidade financeira do fornecedor, para ter certeza de que ele, embora atenda aos requisitos de qualidade necessários, está com as finanças equilibradas e é capaz de cumprir os compromissos prestes a assumir para o fornecimento de peças e serviços.

Da mesma forma que a organização se preocupa com a qualidade dos materiais e serviços de seus fornecedores e verifica se estão atendendo os padrões necessários, a organização também deve manter frequentemente uma equipe de auditores internos, examinando seus próprios processos produtivos para verificar se, além das normas derivadas das quatro fontes mencionadas, estão atendendo os padrões de qualidade exigidos por seus clientes.

A equipe de auditoria interna permanente examina os processos produtivos com a finalidade de detectar falhas e oferecer ações preventivas e corretivas para o aprimoramento dos processos de fabricação e de prestação de serviços.

É importante destacar que não há muita variação entre as exigências contidas nas normas derivadas das quatro fontes mencionadas e aquelas exigidas pelos fornecedores e clientes, uma vez que, atendendo aos padrões de qualidade derivados dos organismos internacionais, a organização, seus fornecedores e seus clientes praticamente cumprem as demais exigências relacionadas à qualidade de materiais, produtos e serviços.

14.6 PADRÕES INTERNACIONAIS DE QUALIDADE

14.6.1 INTRODUÇÃO

A International Organization for Standardization (ISO) é uma rede mundial de institutos de padronização. Foi fundada, conforme vimos, em 1947 por representantes de 25 países; em 2015, reunia entidades de quase 200 nações.

Sediada em Genebra, na Suíça, a ISO é uma organização não governamental que tem por objetivo promover, entre todas as nações do mundo, o desenvolvimento da normatização e de atividades relacionadas para facilitar o intercâmbio internacional de bens e de serviços e para desenvolver a cooperação nas esferas intelectual, científica, tecnológica e de atividade econômica.

As normas ISO objetivam promover a normatização de produtos[4] e serviços de qualquer natureza, para que suas qualidades sejam constantemente aprimoradas.

Com a finalidade de evitar que em cada país de língua diferente fosse adotada uma sigla diferente para identificar a instituição, os fundadores decidiram escolher uma só sigla para todos os países. Foi escolhida a ISO, porque em grego *isos* significa "igual". Assim, a sigla (ou abreviatura) ISO é utilizada para representar tanto o nome da instituição como para identificar as normas derivadas dela.

Em cada país-membro, a ISO possui uma organização que a representa. No Brasil, é a Associação Brasileira de Normas Técnicas (ABNT). A ABNT é responsável pela emissão das versões brasileiras das normas ISO. Este livro contém Material de Apoio, com um informativo na íntegra derivado dessa entidade brasileira, que esclarece várias dúvidas envolvendo a ISO 9001 na sua versão brasileira.

---

4 No texto deste capítulo, ora nos referimos à qualidade de mercadorias, produtos e serviços, ora à qualidade somente de produtos. Julgamos importante esclarecer que, no vocabulário da ISO, a palavra "produto" é utilizada para significar objetos físicos (mercadorias comercializadas pelas organizações comerciais ou produtos fabricados por organizações industriais), serviços ou *softwares*.

Na verdade, as normas ISO são padrões que possibilitam a busca permanente de melhoria do sistema de gestão da qualidade, com a adoção de requisitos que auxiliam na melhoria dos processos internos, como maior capacitação dos colaboradores, monitoramento do ambiente de trabalho e verificação da satisfação dos clientes, colaboradores e fornecedores.

Elas objetivam não só a melhoria da qualidade dos produtos e serviços que são disponibilizados pelas organizações ao público consumidor em geral, como também a melhoria dos processos de fabricação, prestação de serviços, dos recursos materiais, humanos, tecnológicos, do meio ambiente interno e externo etc.

As normas ISO são classificadas por série e cada série tem seu enfoque particular. A ISO 9000, por exemplo, reúne um grupo de normas técnicas que estabelecem um modelo de gestão da qualidade; a ISO 10011 trata das diretrizes para a auditoria de sistemas da qualidade; a ISO 14000 trata da gestão ambiental e de uma série de guias ISO pertinentes à certificação e ao registro de sistemas de qualidade, entre outras.

A adoção das normas ISO, além de auxiliar a organização no alcance dos padrões de qualidade, garante maior produtividade e credibilidade, valores que são reconhecidos pelos clientes e necessários para manter a competitividade da organização tanto no mercado interno como no externo.

14.6.2 NORMAS ISO DA SÉRIE 9000

As normas ISO da série 9000 estabelecem requisitos para promover melhorias nos processos internos; na capacitação dos colaboradores; no monitoramento do ambiente de trabalho; na verificação da satisfação dos clientes, colaboradores e fornecedores, em um processo contínuo de melhoria do sistema de gestão da qualidade. Esse grupo de normas aplica-se a todas as organizações, independentemente do porte ou natureza de suas atividades. Abrangem materiais, produtos, processos e serviços.

As normas ISO são aprimoradas e adaptadas à novas realidades constantemente. A primeira versão da norma ISO 9000, aprovada em 1987, foi influenciada por outras normas existentes nos Estados Unidos e por normas de defesa militar; contudo, sua estrutura era a mesma da norma britânica denominada BS 5750. A ISO 9000, na versão de 1994, continha termos e definições relativos à norma ISO 9001:1994.

A ISO 9000, na versão de 2005, descreveu os fundamentos de sistemas de gestão da qualidade, que, no Brasil, constituem o objeto da família ABNT NBR ISO 9000, definindo os termos a ela relacionados. É aplicável às organizações que buscam vantagens, por meio da implementação de um sistema de gestão da qualidade; às organizações que buscam a confiança nos seus fornecedores de que os requisitos de seus produtos serão atendidos; aos usuários dos produtos; àqueles que têm interesse no entendimento mútuo da terminologia utilizada na gestão da qualidade (por exemplo, fornecedores, clientes, órgãos reguladores); àqueles, internos ou externos à organização, que avaliam o sistema de gestão da qualidade ou o auditam, para verificar a conformidade com os requisitos da ABNT NBR ISO 9001 (por exemplo, auditores, órgãos regulamentadores e organismos de certificação); àqueles, internos ou externos à organização, que prestam assessoria ou treinamento sobre o sistema de gestão da qualidade adequado à organização; e a grupos de pessoas que elaboram normas correlatas.

Para possibilitar a identificação da versão da norma, convencionou-se acrescentar ao seu título o ano de sua versão. As normas ISO 9001, por exemplo, desde a primeira edição, que ocorreu em 1987, foram reformuladas mais três vezes até 2008. Assim é possível encontrar: ISO 9001:1987; ISO 9001:1994; ISO 9001:2000 e ISO 9001:2008.

É importante salientar ainda que, embora o padrão ISO 9001 seja internacional, há países que preferem ajustá-lo às suas realidades legais e econômicas, por meio da entidade do país que é membro da ISO.

Conforme vimos, no Brasil, as adaptações das normas ISO ficam a cargo da ABNT, que elabora as versões brasileiras. A versão brasileira da ISO 9001 é chamada de ABNT NBR ISO 9001.

14.6.3 CERTIFICAÇÃO DA QUALIDADE

A International Organization for Standardization, por meio das entidades que a representam em todos os países-membros, fornece certificados que dão aos consumidores a garantia de que a organização produtora do bem ou prestadora do serviço cumpre os requisitos determinados por ela nos seus processos de fabricação ou de prestação de serviços.

Os certificados somente são fornecidos depois que os processos organizacionais são devidamente verificados por meio de auditorias externas independentes.

Confira no Material de Apoio deste livro o informativo da ABNT, representante da ISO no Brasil. Esse documento apresenta informações sobre a própria ABNT e o fornecimento de certificações ISO 9001.[5]

14.7 EXEMPLOS DE CERTIFICAÇÕES ISO

A seguir, são apresentadas as certificações ISO alcançadas pelo Hospital Albert Einstein, em São Paulo:

> Ao buscar as certificações ISO, a direção da Sociedade Beneficente Israelita Brasileira Hospital Albert Einstein foi motivada pelo desejo de implantar na Instituição um modelo de Gestão da Qualidade (ISO 9001/2000) e Gestão Ambiental (ISO 14001/2004) com os mais exigentes padrões de referências nacionais e internacionais, com rigorosos mecanismos de controle.[6]

14.7.1 ISO 9001:2000

As unidades certificadas pela ISO 9001:2000 na Sociedade Beneficente Israelita Brasileira Hospital Albert Einstein são:

a) **Hospital Albert Einstein**

- Centro cirúrgico (Excimer Laser e Litotripsia).
- Departamento de hemoterapia e laboratório de célula-tronco.
- Suprimentos e logística (compras, gestão de contratos, planejamento e logística).
- Suprimentos Einstein (farmácia clínica, central e satélites, central de materiais e esterilização).
- Nutrição.
- Serviços ao cliente (central de transporte, serviço de apoio ao paciente, internação).
- Suprimentos Einstein (homologação, abastecimento e distribuição, abastecimento do centro cirúrgico, farmácia clínica).
- Engenharia e manutenção (manutenção, projetos e obras, segurança, engenharia clínica).
- Serviço de anestesiologia residencial israelita Albert Einstein.

---

5 Além de constar no Material de Apoio, este documento está disponível também no *site* do Inmetro: <http://www.inmetro.gov.br/qualidade/pdf/CB25docorient.pdf>. Acesso em: dez. 2016.

6 Página oficial do Hospital Albert Einstein disponível em: <www.einstein.br>. Acesso em: 29 nov. 2016.

b) Divisão de medicina diagnóstica e preventiva

- Departamento de imagem.
- Radiologia.
- Ressonância magnética.
- Tomografia.
- Medicina nuclear.
- Ultrassonografia.
- Departamento de cardiologia e neurofisiologia diagnóstica.
- Ecocardiografia.
- Métodos gráficos.
- Eletrofisiologia clínica.
- Neurofisiologia clínica.
- Departamento de intervenção cardiovascular.
- Cardiologia intervencionista.
- Radiologia vascular.
- Unidade de diagnóstico.
- Centro de medicina preventiva.
- Serviços de atendimento ao cliente.
- Central de exames e recepções.
- Central de atendimento.
- Unidade Avançada Einstein Alphaville.
- Unidade Avançada Einstein Ibirapuera.
- Unidade Avançada Einstein Jardins.

14.7.2 ISO 14001

A Sociedade Beneficente Israelita Brasileira Hospital Albert Einstein adota a ISO 14001 em algumas unidades. Trata-se de certificação corporativa com ampliação de escopo programada a cada nova unidade ou serviço.

A ISO 14001 é uma série de normas desenvolvidas pela International Organization for Standardization que estabelecem diretrizes sobre a área de gestão ambiental dentro de empresas.

Um Sistema de Gestão Ambiental (SGA) é uma estrutura desenvolvida para que uma organização possa consistentemente controlar seus impactos significativos sobre o meio ambiente e melhorar continuamente as operações e os negócios.

A norma reconhece que organizações podem estar preocupadas tanto com a sua lucratividade quanto com a gestão de impactos ambientais. A ISO 14001 requer que os processos organizacionais sejam verificados por meio de auditorias externas independentes.

A ISO 14001 criou movimento e compromisso com a questão ambiental extraordinariamente bem-sucedido na Sociedade Beneficente Israelita Brasileira Albert Einstein, possibilitando:

- maior disseminação do conceito de qualidade e de responsabilidade ambiental entre os colaboradores;
- racionalização, padronização, controle e aperfeiçoamento dos processos internos;
- produção de documentação fundamentada e atualizada e maior acesso às informações;
- desenvolvimento de sistemáticas de uso de equipamentos e treinamento de recursos humanos;
- expressiva diminuição da incidência de erros e aumento da eficiência técnica;
- contínua melhoria de desempenho, com a realização de ações preventivas e corretivas;
- avaliações periódicas de todo o sistema, com auditorias internas e externas e reuniões de análise crítica;
- facilidade de adaptação aos padrões de qualidade preconizados por outros organismos de credenciamento internacionais;
- facilidade na identificação de possíveis riscos ambientais;
- uso racional de energia, água e recursos naturais;
- maior reconhecimento público nos níveis nacional e internacional.

As unidades certificadas pela ISO 14001 (Meio Ambiente) na Sociedade Beneficente Israelita Brasileira Albert Einstein são:

- Morumbi;
- Alphaville;
- Jardins;
- Ibirapuera;
- Vila Mariana.

A recertificação para a ISO 14001 é anual.

14.8 QUALIDADE DE VIDA

Como vimos, a qualidade é um valor que deve ser trabalhado por todas as organizações e em todos os setores de atividades. Tendo em vista a pertinência do assunto e a clareza da exposição, julgamos conveniente transcrever, nesta seção, um item do *Relatório de Gestão* do Instituto do Coração (InCor), de 2010, que trata da gestão da qualidade de vida dos seus funcionários.[7]

CRITÉRIO 06. GESTÃO DE PESSOAS

[...]

6.3. Qualidade de vida

A) Identificação dos perigos e tratamento dos riscos relacionados à saúde ocupacional, segurança e ergonomia

Os perigos e riscos relacionados à saúde ocupacional, segurança e ergonomia são identificados pela Unidade de Saúde e Segurança Corporativa HC FMUSP, por meio de uma equipe multiprofissional, atuando nos aspectos abaixo mencionados, cumprindo na integralidade o estabelecido pelas Normas Regulamentadoras, abrangendo a totalidade dos trabalhadores:

1. Controle médico periódico;
2. Atendimento ao trabalhador vítima de acidente de trabalho típico, de acidente de trajeto e de doença ocupacional.
3. Análise da demanda e das necessidades individuais.

Promove ainda ações de recuperação e reabilitação da saúde dos funcionários submetidos a riscos e agravos decorrentes das condições de trabalho. Esse conjunto de ações abrange:

a) Estruturação e cumprimento legal dos Programas de Prevenção de Riscos Ambientais (PPRA) e de Controle Médico da Saúde Ocupacional (PCMSO);

b) Monitoramento dos acidentes de trabalho (AT) e de doenças ou agravos à saúde relacionadas com o trabalho ou a ocupação;

c) Assistência ao trabalhador, vítima de acidente de trabalho (AT) ou portador de doença profissional (DP) e do trabalho. Todos os casos de AT notificados são atendidos por médico e/ou enfermeiro do trabalho, sendo emitida a Comunicação de Acidente de Trabalho (CAT), da qual uma via é encaminhada à CIPA, para análise do AT, subsidiando correções ambientais, da organização do trabalho, além de orientações, reciclagens e programas continuados de prevenção de acidentes. As DP são diagnosticadas

7 *Relatório de Gestão* do InCor (2010) disponível na íntegra em: <http://www.incor.usp.br/sites/incor2013/docs/relatorios_pngs/Relatorio-PNGS-2010.pdf>. Acesso em: dez. 2016. Neste livro, foi mantido o texto original do relatório; ou seja, não houve quaisquer intervenções.

pelo médico do trabalho e, após análise profissiográfica e do posto de trabalho, caracterizando-se nexo de relação causal, é emitido CAT e o caso é objeto de seguimento pela Equipe Transdisciplinar de Saúde e Segurança (ETSS);

d) Participação nos estudos, pesquisas, avaliação, implantação e controle dos riscos e de agravos potenciais à saúde, existentes no processo de trabalho, equipamentos e produtos utilizados, incluindo assessoria técnica junto a CIPA – Comissão Interna de Prevenção de Acidentes;

e) Monitoramento de exposição à radiação;

f) Identificação de situações de risco, definição dos equipamentos de proteção mais adequados, coletivo ou individual, e monitoramento de utilização;

g) Ações educativas de promoção à saúde e prevenção de doenças por meio dos Programas de Integração Institucional, SIPAT, dentre outros de capacitação;

h) Realização de pesquisas de clima organizacional e participação em programas de ações integradas que respondam às necessidades mais emergentes voltadas a motivação e integração da força de trabalho com a instituição.

A CIPA visa ao cumprimento legal referente à segurança no trabalho. É composta de funcionários indicados pela instituição e funcionários eleitos com mandato de um ano. Suas ações estão voltadas para a prevenção de acidentes e das doenças decorrentes do trabalho, promoção da saúde do trabalhador, na busca de um ambiente com qualidade de vida.

Entre as atribuições, podem ser citadas: elaboração e acompanhamento do mapa de risco nas áreas, com a participação dos funcionários destas; implementação de ações; e avaliação dos resultados. Os dados dos Mapas de Risco são ou não validados tecnicamente pelos Técnicos de Segurança e em caso positivo são agregados ao PPRA, que é a ferramenta habilitada e competente para embasar programas preventivos.

A CIPA tem reuniões mensais sistemáticas, com atas e listas de frequência, para discussão e análise das medidas implementadas e avaliação dos trabalhos obtidos. Dentro do hospital, ainda, são realizadas campanhas que visam manter a limpeza e ordem no ambiente de trabalho por meio do Plano de Ações de Limpeza, Controle de Infecção e Organização (PALCO) coordenado e implementado pela CCIH nas áreas fim.

B) Identificação dos fatores que afetam o bem-estar, a satisfação e a motivação das pessoas

A identificação e o atendimento às necessidades, relativas ao bem-estar, satisfação e motivação das pessoas, são concretizadas por ações específicas e sistematizadas coordenadas pela área de Desenvolvimento Profissional e Organizacional; outras promovidas pelo SESMT Corporativo – Gestão da qualidade de vida no trabalho.

C) Tratamento dos fatores que afetam o bem-estar, a satisfação e o comprometimento das pessoas

A organização no atendimento à legislação vigente e preocupada com a qualidade de vida de sua força de trabalho concede os seguintes benefícios: Vale Transporte, Cesta Básica, Cartão Alimentação, Auxílio Creche, Uniformes e Auxílio Funeral. Aqueles concedidos por liberalidade são: Seguro de Vida em Grupo e Plano de Previdência Privada.

A Cooperativa de Economia e Crédito Mútuo dos Funcionários da FZ – CoopInCor – segue as normas do Banco Central, e tem como objetivo fornecer empréstimos aos cooperados com taxas de juros inferiores às de mercado, além de, eventualmente, proporcionar vantagens, por meio de convênios. Anualmente é realizada assembleia para prestação de contas.

D) Melhoria da qualidade de vida da força de trabalho

A força de trabalho conta com um Grêmio Recreativo dos Funcionários da Fundação Zerbini/InCor – que visa promover várias atividades de lazer, esporte, social e cultural. Destacam-se atividades que motivam e integram os colaboradores, estimulando-os a desenvolver os seus talentos, elevando a sua autoestima e divulgando a marca InCor.

E) Avaliação da satisfação das pessoas

A Pesquisa de Clima Organizacional InCor, realizada a cada dois anos, é o trabalho voltado para a satisfação do cliente interno e visa mensurar aspectos de saúde física, mental e de clima organizacional. Esta prática é coordenada por uma Comissão denominada "Time do Clima Organizacional", que está vinculada à Superintendência do Hospital das Clínicas.

Considerando o resultado do mapeamento da situação motivacional da força de trabalho, detectada por meio de diferentes ferramentas gerenciais, tais como pesquisa de clima e retorno dos colaboradores às áreas competentes, a Diretoria Executiva, em parceria com as áreas responsáveis pela qualidade de vida e de processos de trabalho, desenvolve Programas por meio das "Ações Integradas e de Humanização". O objetivo é fazer emergir ações que revelem talentos dos colaboradores, agregando valor e fortalecendo o sentimento de pertencer à instituição.

ATIVIDADES TEÓRICAS

1. Responda:

1.1 Quais são as principais metas dos proprietários de organizações?

1.2 O que os consumidores valorizam nas mercadorias, produtos e serviços?

1.3 O que uma organização precisa fazer para ser competitiva?

1.4 Quais são as duas metas que devem fazer parte da cultura de todas as organizações?

1.5 Qual é a melhor política para reduzir custos com compras de materiais?

1.6 Cite duas providências que podem ser tomadas pelas organizações industriais para reduzir custos de fabricação.

1.7 Cite três ações que as organizações devem adotar para buscar a qualidade de seus produtos e serviços.

1.8 O que é necessário em uma organização hospitalar para que o serviço de saúde seja um serviço de alta qualidade?

1.9 Quais são as principais fontes geradoras de especificações de qualidade de produtos e serviços?

1.10 O que as organizações costumam exigir de seus fornecedores como requisito importante para a assinatura de contratos de compras?

1.11 De que forma as organizações homologam os processos de qualidade de seus fornecedores?

1.12 Por que as organizações exigem que os padrões de qualidade e a situação de solvência de seus fornecedores sejam homologados por elas?

1.13 Por que as organizações mantêm uma equipe de auditores internos em trabalho constante examinando seus próprios processos produtivos?

1.14 O que significa a sigla ISO?

1.15 Quais são os objetivos das normas ISO?

1.16 Qual é a responsabilidade da Associação Brasileira de Normas Técnicas (ABNT)?

1.17 Em que consistem as normas ISO da série 9000?

1.18 O que as normas ISO garantem para as organizações que as adotam?

1.19 Qual é a abrangência das normas ISO da série 9000?

1.20 Como é chamada a versão brasileira da norma ISO 9001?

1.21 Qual é o objetivo do certificado emitido pelas organizações-membro da ISO?

1.22 Como as organizações-membro da ISO constatam o cumprimento ou não dos padrões de qualidade para fornecer os respectivos certificados?

2. Julgue se as afirmativas a seguir são falsas (F) ou verdadeiras (V):

2.1 ( ) Lucro é o resultado negativo alcançado pela organização no desenvolvimento de suas atividades.

2.2 ( ) Longevidade é a permanência da organização no mercado por pelo menos um ano.

2.3 ( ) Os clientes valorizam preço, qualidade, pontualidade, serviços pós-venda etc.

2.4 ( ) Sabendo que um dos benefícios que os clientes procuram é o preço baixo, as organizações devem procurar sempre a redução dos seus custos.

2.5 ( ) A redução de custos pode ocorrer nos processos de fabricação, mas não nos processos de prestação de serviço.

2.6 ( ) A redução de custos deve ser uma das preocupações permanentes do gestor organizacional, pois o custo é um dos componentes mais importantes do preço de venda.

2.7 ( ) Para alcançar a máxima qualidade de seus produtos, a organização deve se preocupar somente com a qualidade dos materiais, da mão de obra e dos gastos gerais de fabricação.

2.8 ( ) A qualidade de uma mercadoria, produto ou serviço é o resultado da melhoria da qualidade de infinito número de itens que integram ou não os processos de compras, bem como os processos produtivos de uma organização.

2.9 ( ) As organizações fornecedoras de peças que têm como clientes as montadoras de veículos devem se sujeitar às normas de qualidade exigidas não só pelo governo brasileiro e pelas instituições internacionais como também por elas mesmas e pelas montadoras de veículos, suas clientes.

2.10 ( ) A equipe de auditoria interna permanente examina os processos produtivos com a finalidade de detectar falhas e oferecer ações preventivas e corretivas.

2.11 ( ) No vocabulário da ISO, a palavra “produto” é utilizada para significar objetos físicos (mercadorias comercializadas pelas organizações comerciais ou produtos fabricados por organizações industriais), serviços ou *softwares*.

2.12 ( ) No Brasil, a Associação Brasileira de Normas Técnicas (ABNT) é a organização representante da ISO.

2.13 ( ) A ISO 10011 trata das diretrizes para a auditoria de sistemas da qualidade e a ISO 14000 trata da gestão ambiental.

2.14 ( ) A adoção de normas ISO é obrigatória em todo território brasileiro.

2.15 ( ) Para possibilitar a identificação da versão da norma, convencionou-se acrescentar o ano de sua versão ao seu título.

capítulo 15

FIXAÇÃO DO PREÇO DE VENDA

OBJETIVOS

Lendo este capítulo, você:

- entenderá como são compostos os preços de vendas de mercadorias, produtos e serviços;
- estará apto a calcular o preço de venda de mercadorias, produtos e serviços;
- compreenderá o que é, como se apura e qual é a finalidade da taxa de marcação (*markup*);
- conhecerá a ficha técnica utilizada como instrumento para a fixação do preço de venda de mercadorias, produtos e serviços.

15.1 INTRODUÇÃO

Vimos até agora que empresas são entidades econômicas que visam ao lucro. E também que o lucro almejado por uma organização é a diferença positiva apurada no confronto entre o total das receitas realizadas em um determinado período e o total dos custos e despesas incorridos também no mesmo período. Portanto, para que haja lucro, é preciso que o montante arrecadado pela empresa em determinado período com as receitas supere o montante de custos e despesas incorridos também no mesmo período.

Vimos também que as receitas auferidas pelas empresas, em geral, podem decorrer tanto da atividade principal que caracteriza o seu negócio como de outras atividades esporádicas ou regulares, porém estranhas à atividade principal.

Nas organizações hospitalares, foco deste livro, as receitas derivadas da atividade principal são aquelas geradas em decorrência da prestação de serviços de saúde, enquanto as demais receitas podem decorrer de aluguéis ou arrendamentos de bens móveis ou imóveis, da cobrança de juros, da obtenção de descontos, da participação no capital de outras sociedades, de aplicações financeiras etc.

Assim, no fechamento de cada período, para apurar o resultado global, a organização confrontará o total das receitas, tanto as decorrentes da atividade principal quanto as demais, com os custos e as despesas incorridos no período.

Portanto, o lucro apurado pela organização hospitalar no final de um exercício social será influenciado tanto pelas receitas recebidas pela prestação de serviços de saúde como pelas receitas derivadas de outras fontes.

No entanto, o ideal é que as receitas decorrentes da atividade principal da organização hospitalar sejam suficientes para cobrir os custos e as despesas totais, pois o hospital não deve contar, em seu planejamento operacional, com receitas estranhas ao seu negócio, embora elas tenham sua importância e devam ser exploradas. O dinheiro que permanece ocioso no caixa, aguardando datas para pagamento, deve ser aplicado; bens em desuso devem ser locados ou alienados etc. Porém, o planejamento operacional da organização deve estar calcado sempre nas receitas derivadas da sua atividade principal.

Assim, nas organizações hospitalares, os estudos visando à fixação dos preços de venda dos serviços devem desprezar as demais receitas e trabalhar apenas com a hipótese de que o montante das receitas seja formado somente pelas receitas auferidas na prestação de serviços de saúde.

Então, quando a organização hospitalar elabora planejamentos de venda de seus serviços de saúde, ela espera que as receitas auferidas com as vendas de seus serviços sejam suficientes para cobrir os custos e as despesas totais e ainda proporcionar a formação do lucro, sem que precise contar para isso com receitas de outras naturezas.

A partir dessas considerações iniciais, podemos depreender que, ao fixar o preço de venda de um produto ou serviço, o empresário prevê, na receita de cada unidade de produto a ser produzida e vendida, bem como em cada unidade de serviço a ser prestada e vendida, a recuperação dos custos[1] e das despesas necessárias à fabricação, prestação e venda do produto ou serviço, além de uma parcela que possa contribuir para a cobertura de parte dos custos e das despesas fixas e com a formação do lucro.

Podemos concluir, então, que:

Preço de venda = custos + despesas + lucro

Portanto, para fixar o preço de venda de um produto ou de um serviço, é preciso conhecer:

1. o custo de fabricação ou de prestação do referido produto e serviço (se variável ou se total);
2. as despesas que serão geradas pela venda do respectivo produto ou serviço;
3. o montante das despesas necessárias para administrar e financiar;
4. a margem de lucro desejada.

Caso a organização tenha optado por considerar como custo de fabricação ou de prestação dos serviços somente o variável (custeio variável), os custos fixos deverão ser tratados de forma semelhante às despesas fixas.

15.2 COMPOSIÇÃO DO PREÇO DE VENDA

15.2.1 CUSTOS

Conforme vimos, **custos** são os gastos incorridos na fabricação dos produtos e na prestação dos serviços; eles podem ser diretos e indiretos.

O levantamento dos custos diretos ou variáveis de cada produto e serviço não gera dificuldades, uma vez que a empresa deve encontrar meios para identificá-los em relação a cada produto fabricado ou a cada serviço prestado. Assim, na ficha técnica (Seção 15.5) própria para a apuração do preço de venda de cada produto, esses custos devem ser anotados sem embaraços.

Por outro lado, a identificação dos custos indiretos em relação a cada unidade de produto ou serviço não é tarefa simples, conforme vimos nos Capítulos 5 e 6.

---

[1] Estamos considerando somente os variáveis como custos de fabricação e de prestação de serviços. Veja detalhes no Capítulo 6.

O ideal, visando à composição do preço de venda, é que cada unidade de produto e de serviço possa ser levada para a ficha técnica de apuração do preço de venda com seus custos diretos e indiretos devidamente calculados.

No entanto, é preciso relevar que, após o fechamento de um período, quando são conhecidos todos os custos diretos e indiretos, bem como as quantidades de produtos fabricados e de serviços prestados no respectivo período, fica menos complicada a alocação dos custos indiretos de fabricação (CIF), uma vez que o período já está encerrado e todos os custos são conhecidos.

Ocorre, porém, que o preço de venda deve ser calculado antes de iniciada a produção, para que se possa orçar aos clientes, no caso das fabricações por encomenda, ou mesmo nas produções normais, para que a empresa possa fazer seus planejamentos rotineiros.

Além disso, é sempre importante lembrar que, ainda que se conheçam os valores reais dos CIFs, a alocação aos produtos e serviços sempre causará dificuldades, especialmente porque, sendo custos que beneficiam a fabricação de todos os produtos e a prestação de todos os serviços ao mesmo tempo, os produtos e serviços que tiverem maior volume de produção receberão carga maior desses custos que aqueles com volume menor.

Diante disso, o procedimento que tem sido utilizado com resultados satisfatórios é a adoção do custeio variável. Nesse caso, consideram-se como custo de fabricação e de prestação de serviços somente os custos variáveis, sendo os custos fixos tratados de forma semelhante às despesas fixas.

Assim, atribui-se um percentual sobre o preço de venda que seja suficiente para cobrir os custos fixos. Esse percentual será diferente em cada tipo de empresa industrial e de prestação de serviços, uma vez que cada processo de fabricação e de prestação de serviços possui características próprias.

A solução encontrada, então, é estimar, no primeiro período de fabricação e de prestação de serviços, um percentual sobre o preço de venda e frequentemente acompanhar e ajustar esse percentual, conforme a realidade vivida pela organização em cada momento.

15.2.2 DESPESAS

Conforme vimos anteriormente, as **despesas** podem ser fixas ou variáveis. São variáveis aquelas que decorrem da venda dos produtos e dos serviços, tanto nas empresas industriais como nas prestadoras de serviços hospitalares. Por exemplo:

- comissões a serem pagas a vendedores, fretes e seguros para entrega de produtos (organizações industriais);
- material de acondicionamento e embalagem (organizações industriais);
- taxas cobradas pelas empresas administradoras de cartões de crédito sobre as vendas feitas por meio destes e taxas de franquia cobradas pelas franqueadoras;
- taxas de financiamento, quando se tratar de vendas a prazo;
- tributo incidente sobre a movimentação financeira da venda;
- tributos que incidirão sobre as vendas de produtos e serviços (ICMS, IPI, PIS, COFINS, ISS etc.);
- tributos incidentes sobre o lucro líquido (Imposto de Renda – IR – e Contribuição Social – CS) etc.

Os percentuais de participação dessas despesas em relação ao preço de venda geralmente não causam embaraços para serem definidos. As comissões a vendedores, por exemplo, são fixadas pela organização; os tributos que guardam proporções com o preço de venda e de prestação de serviços também têm suas alíquotas fixadas pelo governo; as parcelas das vendas a serem repassadas para as administradoras de cartões de crédito, bem como para as detentoras das franquias, são fixadas nos contratos firmados especificamente para essas operações. Resta, então, estimar percentuais para poucas despesas, como fretes, material de embalagem, entre outras.

Incluídas as despesas financeiras, também se deve estimar um percentual sobre o preço de venda que seja suficiente para cobrir as despesas fixas que ocorrem nas áreas administrativa e comercial.

Consideram-se fixas as despesas que independem do volume da produção, da prestação de serviços e das vendas e se repetem em todos os meses do ano. É evidente que essas despesas, conforme vimos, podem sofrer variações.

No entanto, pode-se calcular o percentual do seu montante em relação à receita bruta de vendas total e atribuí-lo para cada unidade de produto fabricada e de serviço prestada. Também nesse caso é conveniente acompanhar frequentemente os percentuais em relação à receita de vendas para fazer os ajustes necessários.

15.2.3 MARGEM DE LUCRO

O **lucro** ou **margem de lucro** é a parcela da receita da venda de produtos e de serviços que supera o montante dos custos e das despesas. Em geral, a empresa fixa um percentual sobre o preço de venda que corresponderá à margem de lucro desejada.

A margem de lucro deve ser suficiente para proporcionar aos proprietários tanto o retorno do capital investido quanto a remuneração desse capital em proporções iguais ou melhores que os juros praticados no mercado.

Geralmente, ao aplicar volumosas importâncias na composição do capital de uma empresa, o investidor almeja obter, além de ganhos com juros, o retorno desse montante dentro de um prazo que pode ser de cinco, dez ou mais anos. Esse prazo pode variar em função do valor investido e das próprias características que envolvem o ramo de atividade da empresa ou do momento econômico por que passa o país.

Sabemos que do resultado do exercício, após a tributação (IR e CS), antes de serem distribuídos aos sócios, algumas parcelas ainda são retidas visando às participações de funcionários, administradores, debenturistas etc., bem como para a formação de reservas. Assim, todos esses valores, embora não guardem proporção com o preço de venda, podem estar previstos na formação do preço de venda de cada produto.

15.3 CÁLCULO DO PREÇO DE VENDA

Vimos que o **preço de venda** de um produto ou de um serviço é composto por custo, despesa e lucro. Ou seja:

Preço de venda = custos + despesas + lucro

Desses três elementos, antes de iniciado o processo de fabricação ou de prestação de serviço, o montante do custo variável unitário pode ser previsto em valor monetário, com segurança, enquanto os custos fixos, as despesas fixas e variáveis e a margem de lucro unitário somente podem ser previstos na forma de percentuais sobre o preço de venda, o qual, até então, também não é conhecido.

Lembramos, mais uma vez, que, para o cálculo do preço de venda, pode-se partir do custo variável unitário (custeio variável) ou do custo total unitário (custeio por absorção).

Assim, podemos desdobrar a fórmula para apuração do preço de venda, como segue:

$$PVU = CVU + CFU + DVU + DFU + MLU$$

Em que:

PVU = Preço de venda unitário

CVU = Custo variável unitário

CFU = Custo fixo unitário

DVU = Despesa variável unitária

DFU = Despesa fixa unitária

MLU = Margem de lucro unitária

É importante salientar mais uma vez que, no cálculo do preço de venda, o custo variável unitário é o único dos elementos conhecido em valor monetário, uma vez que os demais são estimados em percentuais em relação ao preço de venda.

Portanto, ao fixar o preço de venda, a organização deve partir sempre do custo variável unitário e adicionar a ele os valores necessários à recuperação dos custos fixos, das despesas fixas e variáveis, bem como para a formação da margem de lucro.

Esse montante, composto de custos fixos, despesas fixas e variáveis e margem de lucro, que deve ser adicionado ao custo de fabricação ou de prestação de serviço para obter o preço de venda, é conhecido como "*markup*", palavra inglesa cujo significado pode ser traduzido como a diferença entre o custo total de produção de um produto ou de prestação de um serviço (estamos adotando aqui o custo variável somente) e seu preço de venda.

Vamos então supor que uma empresa industrial tenha, com base no seu controle interno, definido os seguintes valores para compor o preço de venda de uma unidade do produto X:

- Custos variáveis, por unidade:
  - matéria-prima: R$ 10,00;
  - materiais secundários: R$ 3,00;
  - material de acondicionamento e embalagem: R$ 1,00;
  - mão de obra direta: R$ 6,00;
  - CVU total: R$ 20,00.
- Comissões a vendedores: 3% s/PV.

- Tributos incidentes sobre vendas e sobre o lucro: 22% s/PV.
- Custos fixos: 13% s/PV.
- Despesas fixas: 7% s/PV.
- Margem de lucro desejada: 15% s/PV.

Uma vez conhecido o custo unitário variável e fixados os percentuais relativos às despesas variáveis, aos custos e às despesas fixas, bem como à margem de lucro desejada, veja como é fácil chegar ao preço de venda unitário:

PVU = R$ 20,00 + (3% + 22% + 13% + 7% + 15%)

PVU = R$ 20,00 + 60%

Como o PVU é igual a 100%, temos que:

100% = R$ 20,00 + 60%

Em que:

R$ 20,00 = 100% - 60%

R$ 20,00 = 40%

Se encontramos que R$ 20,00 corresponde a 40% do preço de venda, podemos encontrar o preço de venda que corresponde a 100%, por meio da regra de três. Veja:

R$ 20,00 = 40%

x = 100%

Em que:

x = 100 x 20 / 40 = R$ 50,00

Portanto, o preço de venda unitário será igual a R$ 50,00.

Há uma maneira mais técnica para encontrar o preço de venda, multiplicando-se ou dividindo-se o custo de fabricação por um indicador conhecido como "*markup* multiplicador" ou "*markup* divisor". Veja na seção a seguir.

15.4 TAXA DE MARCAÇÃO (*MARKUP* MULTIPLICADOR OU *MARKUP* DIVISOR)

Denomina-se **taxa de marcação** (***markup*** **multiplicador** ou ***markup*** **divisor**) o indicador que, aplicado sobre o custo unitário de fabricação de um produto ou de prestação de um serviço, resulta no preço de venda do referido produto ou serviço.

Para calcular a taxa de marcação, deve-se incluir tudo o que se pretenda cobrar no preço de venda, exceto o próprio custo de fabricação do produto ou de prestação do serviço.

Portanto, devem integrar o cálculo da taxa de marcação as despesas variáveis, as despesas e os custos fixos, bem como a margem de lucro. É sempre conveniente lembrar que estamos sugerindo que o custo de fabricação ou de prestação de serviço corresponda somente aos custos variáveis, pelas razões já expostas; porém, pode-se utilizar o custo unitário total, caso em que, no cálculo da taxa de marcação, não serão incluídos os custos fixos.

Para o cálculo da taxa de marcação, os itens que se pretende incluir no preço de venda devem ser apresentados em percentuais em relação ao próprio preço de venda. Existem duas modalidades de taxa de marcação: *markup* multiplicador ou *markup* divisor. Ambas chegam ao mesmo resultado.

15.4.1 EXEMPLO PRÁTICO DA TAXA DE MARCAÇÃO

Retomemos os mesmos dados apresentados na Seção 15.3. Inicialmente, calcularemos a taxa de marcação pela modalidade *markup* multiplicador utilizando a seguinte fórmula:

Markup multiplicador = 100/(100 – %DV + %CF + %DF + %ML)

Os passos para o desenvolvimento da fórmula são:

1. Somar os percentuais de participação no preço de venda de cada elemento, conforme interesse da empresa.

   Comissões a vendedores: 3%

   (+) Tributos incidentes sobre vendas e sobre o lucro: 22%

   (+) Custos fixos: 13%

   (+) Despesas fixas: 7%

   (+) Margem de lucro: 15%

   = Total 60%

2. Subtrair de 100% o somatório dos percentuais apurado no passo 1.

   100% – 60% = 40%.

3. Dividir 100 pelo resultado apurado no cálculo no passo 2.

   100%/40% = 2,5

   Esse resultado apurado de 2,5 é o *markup* multiplicador.

4. Multiplicar o custo unitário pelo *markup* multiplicador para encontrar o preço de venda unitário.

   R$ 20,00 x 2,5 = R$ 50,00

   Logo, o preço de venda unitário será de R$ 50,00.

Veja, agora, a apuração do preço de venda pelo *markup* divisor, que segue a seguinte fórmula:

Markup divisor = 1 – (%DV + %CF + %DF + %ML/100)

Os passos para o desenvolvimento da fórmula são:

1. Somar os percentuais de participação no preço de venda de cada elemento, conforme interesse da empresa. É o mesmo somatório apurado no passo 1 do cálculo do *markup* multiplicador: 60%.

2. Dividir o somatório dos percentuais por 100.

   60%/100 = 0,60

3. Subtrair de "1" o resultado apurado no cálculo no passo 2.

   1 – 0,60 = 0,40

   O resultado obtido por essa operação, que foi 0,40, denomina-se *markup* divisor.

4. Dividir o custo unitário pelo *markup* divisor para encontrar o preço de venda unitário.

   R$ 20,00/0,40 = R$ 50,00.

   Logo, R$ 50,00 será o preço de venda unitário.

nota

Quando se tratar de empresa comercial, os critérios para a fixação do preço de venda das mercadorias são os mesmos tratados neste capítulo. Nesse caso, em substituição ao custo de fabricação, o valor a ser multiplicado ou dividido pela taxa de marcação *markup* multiplicador ou *markup* divisor será o custo da compra da referida mercadoria. O custo da compra corresponde ao valor pago ou devido ao fornecedor das mercadorias, influenciado pelos fatos que alteram o valor da compra (fretes, seguros etc.).

Para evitar surpresas e sempre que o mercado permitir, o ideal será partir do custo de reposição e, quando as vendas forem efetuadas a prazo, será necessário incluir no cálculo da taxa de marcação a taxa de inflação prevista, bem como o preço do uso do dinheiro, para compensar a organização durante o tempo de espera para receber o valor da venda.

15.5 FICHA TÉCNICA

As empresas industriais que trabalham por encomenda, especificamente aquelas que atuam no ramo de confecções, pela grande variedade de produtos que fabricam, rotineiramente elaboram **fichas técnicas** com informações que facilitam o cálculo do preço de venda.

Veja a seguir um modelo de ficha técnica que pode ser utilizado para qualquer tipo de produto ou serviço, desde que sejam feitas as devidas adaptações para cada caso em particular.

Para exemplificar, o modelo de ficha técnica a seguir está devidamente preenchido com os dados utilizados nos exemplos práticos das Seções 15.3 e 15.4:

FICHA TÉCNICA	
PRODUTO:	CÓDIGO:
ESTAMPA:	COR:
TAMANHO:	
1. CUSTOS VARIÁVEIS	
Matéria-prima	R$ 10,00
(+) Materiais secundários	R$ 3,00
(+) Materiais de acondicionamento e embalagem	R$ 1,00
(+) Mão de obra direta	R$ 6,00
= CVU total	R$ 20,00
2. Custos fixos (% s/PV)	13%
3. Despesas fixas (% s/PV)	7%
4. Despesas variáveis	
Comissões a vendedores (% s/PV)	3%
(+) Tributos (s/PV)	22%

5. Margem de lucro desejada (% s/PV)	15%
Total (2 + 3 + 4 + 5)	60%
6. Cálculo do *markup* multiplicador: 100/(100 – Total % s/PV)	
100/40 = 2,5	
7. Preço de venda unitário: R$ 20,00 x 2,5 = R$ 50,00	

nota

A ficha técnica apresentada representa apenas uma sugestão, visando ao cálculo prévio do preço de venda unitário. Esse modelo pode ser ajustado com a inclusão ou a exclusão de dados, para atender as necessidades de cada organização. O modelo em questão pode ser adaptado, também, para permitir o acompanhamento dos custos reais incorridos durante o processo de fabricação ou de prestação de serviços de cada unidade, lote, família ou grupo de produtos ou serviços.

15.6 CONSIDERAÇÕES FINAIS

Vimos que, para fixar o preço de venda, precisamos primeiro conhecer o custo de aquisição da mercadoria e o custo de fabricação do produto ou de prestação do serviço. Para os produtos e serviços, sugerimos a adoção do custeio variável. Você percebeu que é preciso, também, conhecer o montante dos custos fixos, das despesas variáveis, das despesas fixas e da margem de lucro pretendida pela organização.

Mesmo considerando as dificuldades encontradas no levantamento desses dados, a atribuição do preço de venda às mercadorias, aos produtos e aos serviços parece constituir tarefa relativamente simples. Seria realmente uma tarefa simples se o mercado reagisse de forma positiva, aceitando os limites impostos, conforme as necessidades e os interesses da organização.

Não restam dúvidas de que o primeiro passo para a fixação do preço de venda é fundamentá-lo nas ocorrências internas, ou seja, olhando primeiro para dentro da entidade, com o intuito de chegar a um valor que cubra os custos pagos a terceiros pela compra de materiais e que compense os esforços despendidos pela organização na fabricação, na prestação do serviço e na venda da mercadoria, produto ou serviço.

O preço de venda de uma mercadoria nunca deve ser inferior aos custos incorridos na sua aquisição. Da mesma forma, o preço de venda de um produto ou de um serviço nunca deve ser inferior aos custos incorridos na fabricação ou na prestação do serviço. Se isso ocorrer com uma ou com várias unidades de mercadorias, produtos ou serviços, deve-se decidir pela descontinuidade de seus processos de compra, de fabricação ou de prestação de serviços.

Há que se levar em conta os casos em que, por razões mercadológicas, a empresa decide comprar, fabricar, prestar o serviço e vender mercadorias, produtos ou serviços com pequena ou nenhuma margem de lucro, apenas para garantir a comercialização de outras mercadorias ou de outros produtos e serviços considerados mais rentáveis.

Não basta a organização desejar e lançar um produto ou disponibilizar um serviço no mercado com um preço formado para atender somente aos interesses internos. É preciso considerar as influências externas, como a demanda, a concorrência, a inflação, o momento econômico pelo qual passa o país, além de muitos outros fatores sazonais ou não que podem influenciar nas decisões estratégicas da organização.

No entanto, ainda que se considere a existência de fatores externos, a empresa precisa primeiro fazer os levantamentos internos, com base no custo e nas despesas previstas, fixar a margem de lucro e, a partir desse dado, estudar o mercado. As técnicas empregadas para isso não serão abordadas neste livro, uma vez que integram o conteúdo programático de outras disciplinas.

ATIVIDADES TEÓRICAS

1. Responda:

1.1 O que as organizações hospitalares esperam ao elaborar seus planejamentos de vendas dos serviços de saúde?

1.2 Ao fixar o preço de venda de um produto ou serviço, o que o empresário estará almejando?

1.3 Como é composto o preço de venda de um serviço?

1.4 O que é necessário conhecer para ser capaz de fixar o preço de venda de um produto ou de um serviço?

1.5 Para fins do cálculo do preço de venda de determinada mercadoria, como é composto o custo da compra dessa mercadoria?

1.6 Para fins do cálculo do preço de venda de uma unidade de determinado produto, como é composto o custo de fabricação dessa unidade de produto?

1.7 Para fins do cálculo do preço de venda de uma unidade de determinado serviço, como é composto o custo de prestação dessa unidade de serviço?

1.8 Para fins de fixação do preço de venda de um produto ou serviço, o que são custos fixos e variáveis?

1.9 Para fins de fixação do preço de vendas de produtos e serviços, o que são despesas variáveis?

1.10 Cite dois exemplos de despesas variáveis comuns nas empresas industriais e dois comuns nas organizações hospitalares.

1.11 O que são despesas fixas?

1.12 Cite dois exemplos de despesas fixas comuns às organizações industriais e hospitalares.

1.13 O que é margem de lucro?

1.14 O que é margem de lucro ideal?

1.15 O que é *markup*?

1.16 O que é taxa de marcação?

1.17 No cálculo da taxa de marcação, o que deve ser incluído?

1.18 Quantas e quais são as modalidades de taxa de marcação utilizada na fixação dos preços de vendas de mercadorias, produtos e serviços?

1.19 Qual é a fórmula para o cálculo do *markup* multiplicador?

1.20 Qual é a fórmula para o cálculo do *markup* divisor?

1.21 Como é composta a ficha técnica utilizada para o cálculo do preço de venda de mercadorias, produtos e serviços?

2. Julgue se as afirmativas a seguir são falsas (F) ou verdadeiras (V):

2.1 ( ) Quando a organização opta por considerar como custo de fabricação ou de prestação dos serviços somente o variável (custeio variável), os custos fixos deverão ser tratados de forma semelhante às despesas fixas.

2.2 ( ) Na composição do preço de vendas de um serviço, integram o referido preço os custos diretos e indiretos, a margem de lucro desejada e as despesas variáveis, pois as fixas já integraram os custos fixos.

2.3 ( ) O preço de venda de um produto ou serviço é composto por custo + despesas + margem de lucro. Desses três elementos, o único que pode ser previsto em moeda antes de iniciada a produção ou prestação de serviço é o custo variável unitário.

2.4 ( ) Para determinação do preço de venda, antes de iniciado o processo de fabricação ou de prestação de serviços, os custos fixos, as despesas fixas e variáveis e a margem de lucro unitários somente podem ser previstos na forma de percentuais sobre o preço de venda, o qual, até então, também não é conhecido.

2.5 ( ) Para o cálculo do preço de venda, pode-se partir do custo variável unitário (custeio variável) ou do custo total unitário (custeio por absorção).

2.6 ( ) Existem duas modalidades de taxa de marcação: *markup* multiplicador e *markup* divisor, cada uma com finalidade diferente.

REFERÊNCIAS

ALBERT EINSTEIN. Página oficial do hospital. Disponível em: <www.einstein.br>. Acesso em: 29 nov. 2016.

ATKINSON, Anthony A.; BANKER, Rajiv D.; KAPLAN, Robert S.; YOUNG, S. Mark. *Contabilidade gerencial*. 2. ed. Trad. André Olímpio Du Chenoy Castro. São Paulo: Atlas, 2008.

BALANCED SCORECARD INSTITUTE. Disponível em: <http://www.balancedscorecard.org>. Acesso em: dez. 2016.

BRASIL. *Constituição federal de 1988*. Promulgada em 5 de outubro de 1998. Disponível em: <http://www.planalto.gov.br/ccivil_03/constituicao/constituicaocompilado.htm>. Acesso em: 2 dez. 2016.

BOWDITCH, James L.; BUONO, Anthony F. Elementos de comportamento organizacional. São Paulo: Cengage Learning, 1992.

BOWERFOX, Donald J.; CLOSS, David J. Logística empresarial: o processo de integração da cadeia de suprimentos. São Paulo: Atlas, 2007.

CHIAVENATO, Idalberto. *Gestão de pessoas*. 3. ed. Rio de Janeiro: Elsevier, 2010.

CONSELHO FEDERAL DE CONTABILIDADE. *Normas Brasileiras de Contabilidade*. Disponível em: <http://portalcfc.org.br/wordpress/wp-content/uploads/2013/04/NBC_TG_COMPLETAS03.2013.pdf>. Acesso em: dez. 2016.

CREPALDI, Silvio Aparecido. Contabilidade gerencial – teoria e prática. 4. ed. São Paulo: Atlas, 2008.

FERREIRA, Aurélio Buarque de Holanda. *Novo Aurélio Século XXI*: o dicionário da Língua Portuguesa. Rio de Janeiro: Nova Fronteira, 1999.

GONÇALVES, Ernesto L. (org.). *Gestão hospitalar*: administrando o hospital moderno. São Paulo: Saraiva, 2006.

IBGE. *Pesquisa de Assistência Médico-Sanitária*. Rio de Janeiro: IBGE, 2009. Disponível em: <http://www.ibge.gov.br/english/estatistica/populacao/condicaodevida/ams/2009/ams2009.pdf>. Acesso em: dez. 2016.

INSTITUTO DO CORAÇÃO (INCOR). *Relatório de Gestão*, 2010. Disponível em: <http://www.incor.usp.br/sites/incor2013/docs/relatorios_pngs/Relatorio-PNGS-2009.pdf>. Acesso em: 27 nov. 2016.

INSTITUTO NACIONAL DE METROLOGIA, QUALIDADE E TECNOLOGIA (INMETRO). *O que significa a ABNT NBR ISO 9001 para quem compra?* Disponível em: <http://www.inmetro.gov.br/qualidade/pdf/CB25docorient.pdf>. Acesso em: dez. 2016.

MARION, José Carlos; RIBEIRO, Osni Moura. *Introdução à contabilidade gerencial*. 2. ed. São Paulo: Saraiva, 2014.

MARTINS, Petrônio Garcia; ALT, Paulo Renato Campos. *Administração de materiais e recursos patrimoniais*. 3. ed. São Paulo: Saraiva, 2011.

RIBEIRO, Osni Moura. *Contabilidade básica fácil*. 29. ed. São Paulo: Saraiva, 2014a.

_______. *Contabilidade de custos*. 4. ed. São Paulo: Saraiva, 2016.

_______. *Contabilidade de custos fácil*. 9. ed. São Paulo: Saraiva, 2015a.

_______. *Contabilidade fundamental*. 4. ed. São Paulo: Saraiva, 2013.

_______. *Contabilidade intermediária*. 4. ed. São Paulo: Saraiva, 2014b.

_______. *Estrutura e análise de balanços fácil*. 10. ed. São Paulo: Saraiva, 2015b.

_______. *Introdução à contabilidade gerencial*. 2. ed. São Paulo: Saraiva, 2015c.

SPECTOR, Paul E. *Psicologia nas organizações*. 3. ed. São Paulo: Saraiva, 2012.